プチナース

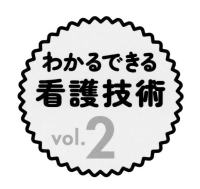

わかるできる
看護技術
vol.2

根拠から**わかる！** **実習で実践**できる！
臨床看護技術

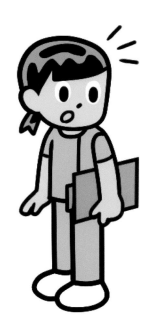

著

中村充浩
東京有明医療大学看護学部・講師

北島泰子
東京有明医療大学看護学部・准教授

照林社

著者紹介

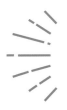 中村充浩

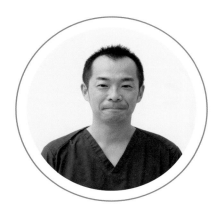

東京有明医療大学看護学部看護学科・講師
長野県看護大学看護学部卒業後、諏訪中央病院訪問看護ステーション、内科病棟、ICU病棟に勤務。2009年長野県看護大学を経て、2010年より東京有明医療大学看護学部。2006年長野県看護大学大学院博士課程前期課程修了。修士（看護学）。看護師、保健師、アマチュア無線技士。好きな食べ物はとり肉料理全般。

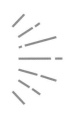 北島泰子

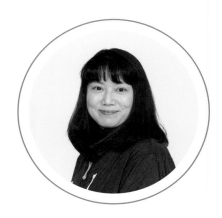

東京有明医療大学看護学部看護学科・准教授
国保松戸市立病院附属看護専門学校卒業後、臨床経験を経て大学教育に携わる。おもな担当科目は、成人看護学、フィジカルアセスメント。アマチュア無線技士。

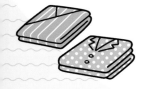

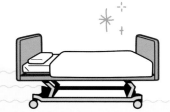

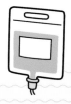

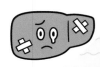

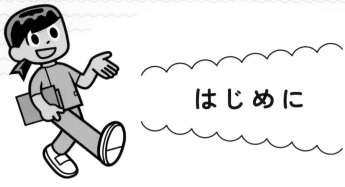

はじめに

　この書籍は、2013年から2021年にプチナースに掲載された看護技術の記事のうち、診療の補助にかかわるものをまとめました。診療の補助に関する看護技術は広範にわたるため、本書は看護学生として必要な知識や技術を中心とした内容としています。まず本書で概要や留意点など網羅的に学習し、さらに専門書などを用いてより焦点を絞った学習ステップに進んでいただければと思います。

　近年、看護の現場でも効率化が進み、根拠など考えなくても看護を提供できるマニュアルや手順書が多く存在します。マニュアル等にはまったく同じ手順を誰でも提供できるというメリットがある反面、看護師が「考える」機会を奪ってしまうというデメリットがあります。考えることは手間も時間もかかり、なにより面倒です。しかも、よく考えて行動しても失敗がゼロになることはありません。しかし、看護を提供する相手は患者さんで、患者さんに看護や医療を提供する上で苦痛や生命への影響は必ず存在します。そのような状況では、その時々の最善の看護や医療を提供する努力や、失敗をゼロにしようとする努力は絶対に必要で、そのために「考える」ことが求められるのです。本書の至る所に記述されている「根拠」を学ぶことで、その時々の最善を「考える」ための力となるはずです。そのような意図で、本書では可能な限り多くの「根拠」を盛り込みました。

　本書は、たくさんの方のお力添えをいただき完成しました。機器や写真素材などを提供していただいたみなさまはもとより、リアルな患者を追求して創意工夫していただいたモデルさんやカメラマンさん、著者の細かな要求に応じるだけでなく、学生さん目線で原稿を確認しわかりやすさを追求してアドバイスをくださった照林社プチナース編集部のみなさま、教育書籍編集部のみなさまに心より感謝申し上げます。

　本書が、患者さんによい看護を提供しようと頑張るすべての人に役立ちますように。

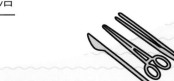

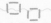

2022年11月

中村充浩

本書の使い方

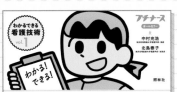

vol.1の目次はP. XI 参照

わかるできる看護技術 vol.1

根拠からわかる！ 実習で実践できる！

基礎看護技術

豊富な写真とイラストで、看護技術の**手順と根拠**が細かいところまでよくわかる

清潔ケア、食事介助、排泄ケア、移乗・移送など…日常生活援助技術をすべて掲載

わかるできる看護技術 vol.2

根拠からわかる！ 実習で実践できる！

臨床看護技術

豊富な写真とイラストで、看護技術の**手順と根拠**が細かいところまでよくわかる

酸素療法、吸引、褥瘡予防、ドレーン管理、注射・点滴、採血など…臨床で出合う看護技術をすべて掲載

わかるできる看護技術シリーズは、「**わかる**」→「**できる**」をキーワードに、看護学生が看護技術を**ビジュアルで視覚的に理解**できるように、カラー写真・イラスト・図表を中心に、**技術の理解や実践に欠かせない根拠や注意点**などを踏まえて、くわしく解説した書籍シリーズです。

● シリーズvol.2『根拠からわかる！ 実習で実践できる！ 臨床看護技術』では、「看護師等養成所の運営に関する指導ガイドライン」に準拠した**看護技術を25種類**取り上げています（指導ガイドラインと収載内容の対照表はP.XIIを参照ください）。

● 看護技術の「コツ」をつかむために、根拠、注意点、確認ポイントなどを詳細に記していますので、**演習だけでなく実習でしっかり実践できる**ようになっています。

● 写真・イラストを豊富に使い手順を細部まで記していますので、**知りたい技術の手順だけを確認することも可能**です。資料として実習メモに貼れるサイズで簡略化した手順も巻末に掲載しています。ご自身に合った方法で活用してください。

本書の特徴

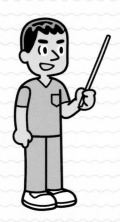

1 看護技術の「基礎知識」や「手順」がビジュアルでわかる

2 技術の理解や実践に欠かせない「根拠」や「注意点」がわかりやすい

3 教科書ではわからない「コツ」が多く載っているので、実習でしっかり実践できる

4 実習で役立つ「観察ポイント」を身につけられる

本書の構成

看護技術を「わかる」➡「できる」にするために、「概要ページ」「基礎知識」「観察ポイント」「基本技術」の4つに分けて構成しています。

● 概要ページ

技術の「目的」「注意事項」などの概要を1〜2ページにまとめ、見やすく掲載しています。

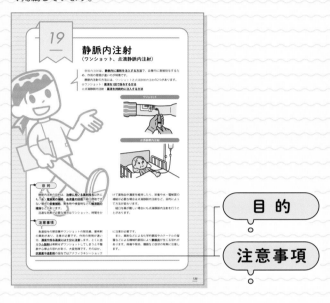

> **目 的**
>
> **注意事項**

● 基本技術

技術の手順を写真やイラストを使って詳細にまとめています。技術の理解や実践に欠かせない「根拠マーク」「注意マーク」「確認ポイントマーク」を使用しわかりやすく表示しています。

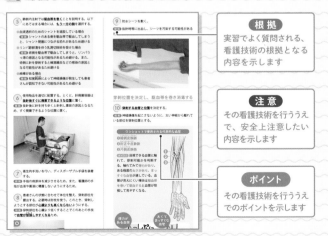

> **根 拠**
>
> 実習でよく質問される、看護技術の根拠となる内容を示します

> **注 意**
>
> その看護技術を行ううえで、安全上注意したい内容を示します

> **ポイント**
>
> その看護技術を行ううえでのポイントを示します

● 基礎知識

技術を実践するのに必要な原理や原則、分類や物品の種類などの「基礎知識」をビジュアルにまとめています。

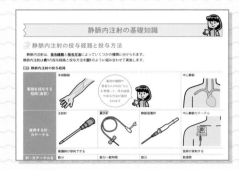

● 観察ポイント

技術の実践前後で注意すべき患者さんの「観察ポイント」を解説しています。

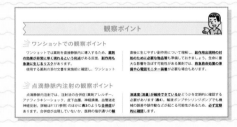

● 物品・手順早見表

巻末には、本書で扱った看護技術の手順書を掲載しており、確認に便利です。コピーして実習中のメモ帳に貼れば、実施前の物品の確認や手順の確認ができます。

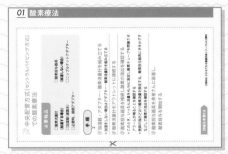

● 本書で紹介している手技・ケア等は、著者が臨床例をもとに展開しています。実践により得られた方法を普遍化すべく努力しておりますが、万一、本書の記載内容によって不測の事態等が起こった場合、著者、出版社はその責を負いかねますことをご了承ください。

● 人体や看護技術に関する数値・検査値は、成書を参考に汎用されている数値に基づいています。

● 検査基準値は測定法によっても異なり、各施設でそれぞれ設定されているものも多くあります。本書を活用する際には、あくまでも参考になる値としてご利用ください。

CONTENTS

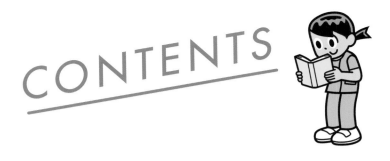

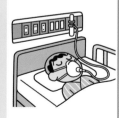

呼吸・循環を整える技術

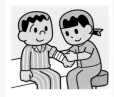

与薬の技術

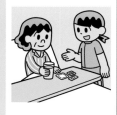

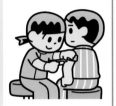

症状・生体機能管理技術

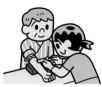

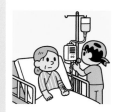

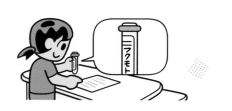

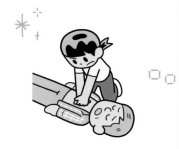

［ カバー・表紙イラスト ］コルシカ
［ 　　　装　　丁　　　］山崎平太（ヘイタデザイン）
［ 　　本文デザイン　　 ］山崎平太（ヘイタデザイン）
［ 　　　Ｄ　Ｔ　Ｐ　　　］すずきひろし
［ 　　本文イラスト　　 ］コルシカ、今﨑和広、村上寛人、
　　　　　　　　　　　　　まつむらあきひろ、日の友太、中村知史
［ 　　　写　　真　　　 ］中込浩一郎、kuma

vol.1 基礎看護技術の収載内容

「指導ガイドライン」と収載内容の対照表

看護師等養成所の運営に関する指導ガイドラインの別表「看護師教育の技術項目と卒業時の到達度」と本シリーズ（vol.1 基礎看護技術、vol.2 臨床看護技術、vol.3 フィジカル | アセスメント＜2023年刊行予定＞）の収載内容の対象表です。学習・教育内容と収載内容を参照する際にお使いください。

指導ガイドラインの内容			卒業時の到達度*		本シリーズ収載の内容	
項目		技術の種類	演習	実習	巻	章名（収載箇所）
1. 環境調整技術	1	快適な療養環境の整備	I	I	基礎	06 環境整備
	2	臥床患者のリネン交換	I	II	基礎	07 ベッドメーキング・リネン交換
2. 食事の援助技術	3	食事介助（嚥下障害のある患者を除く）	I	I	基礎	08 食事介助
	4	食事指導	II	II	基礎	09 食事指導
	5	経管栄養法による流動食の注入	I	II	基礎	10 経管栄養法
	6	経鼻胃チューブの挿入	I	III	基礎	
3.　排泄援助技術	7	排泄援助（床上、ポータブルトイレ、オムツ等）	I	II	基礎	11 排泄援助 12 失禁のケア、おむつ交換
	8	膀胱留置カテーテルの管理	I	III	基礎	14 導尿：膀胱留置カテーテルの管理・抜去
	9	導尿又は膀胱留置カテーテルの挿入	II	III	基礎	13 導尿：膀胱留置カテーテルの挿入
	10	浣腸	I	III	基礎	15 浣腸・摘便
	11	摘便	I	III	基礎	15 浣腸・摘便
	12	ストーマ管理	II	III	臨床	05 ストーマケア
4. 活動・休息 援助技術	13	車椅子での移送	I	I	基礎	17 移乗・移送
	14	歩行・移動介助	I	I	基礎	17 移乗・移送 18 歩行介助
	15	移乗介助	I	II	基礎	17 移乗・移送
	16	体位変換・保持	I	I	基礎	16 体位変換
	17	自動・他動運動の援助	I	II	基礎	19 関節可動域訓練
	18	ストレッチャー移送	I	II	基礎	17 移乗・移送
5. 清潔・衣生活 援助技術	19	足浴・手浴	I	I	基礎	21 手浴・足浴
	20	整容	I	I	基礎	26 整容
	21	点滴・ドレーン等を留置していない患者の寝衣交換	I	I	基礎	25 寝衣交換
	22	入浴・シャワー浴の介助	I	II	基礎	27 入浴・シャワー浴
	23	陰部の保清	I	II	基礎	23 陰部洗浄
	24	清拭	I	II	基礎	20 清拭
	25	洗髪	I	II	基礎	22 洗髪
	26	口腔ケア	I	II	基礎	24 口腔ケア
	27	点滴・ドレーン等を留置している患者の寝衣交換	I	II	基礎	25 寝衣交換
	28	新生児の沐浴・清拭	I	III	—	
6. 呼吸・循環を 整える技術	29	体温調節の援助	I	I	基礎	28 罨法・体温調節
	30	酸素吸入療法の実施	I	II	臨床	01 酸素療法
	31	ネブライザーを用いた気道内加湿	I	II	臨床	03 気道内加湿
	32	口腔内・鼻腔内吸引	II	III	臨床	04 吸引
	33	気管内吸引	II	III	臨床	04 吸引
	34	体位ドレナージ	I	III	臨床	02 排痰援助

指導ガイドラインの内容			卒業時の到達度※		本シリーズ収載の内容	
項目		技術の種類			収載箇所	
			演習	実習	巻	章名
7. 創傷管理技術	35	褥瘡予防ケア	II	II	臨床	06 褥瘡のリスク アセスメント、予防
	36	創傷処置（創洗浄、創保護、包帯法）	II	II	臨床	07 創部の洗浄と保護
	37	ドレーン類の挿入部の処置	II	III	臨床	09 ドレーン管理の基本 10 胸腔ドレナージの管理 11 脳室ドレナージの管理
8. 与薬の技術	38	経口薬（バッカル錠、内服薬、舌下錠）の投与	II	II	臨床	13 経口与薬・口腔内与薬 14 吸入
	39	経皮・外用薬の投与	I	II	臨床	15 経皮与薬
	40	坐薬の投与	II	II	臨床	16 直腸内与薬
	41	皮下注射	II	III	臨床	
	42	筋肉内注射	II	III	臨床	17 注射法の基本 18 皮下注射、筋肉内注射 19 静脈内注射
	43	静脈路確保・点滴静脈内注射	II	III	臨床	
	44	点滴静脈内注射の管理	II	II	臨床	
	45	薬剤等の管理（毒薬、劇薬、麻薬、血液製剤、 抗悪性腫瘍薬を含む）	II	III	臨床	12 安全な与薬（6Rの確認）
	46	輸血の管理	II	III	臨床	資料　輸血の管理
9. 救命救急処置技術	47	緊急時の応援要請	I	I	臨床	23 一次救命処置（BLS）
	48	一次救命処置（Basic Life Support：BLS）	I	I	臨床	23 一次救命処置（BLS）
	49	止血法の実施	I	III	臨床	08 包帯法
10. 症状・生体機能 管理技術	50	バイタルサインの測定	I	I	＊vol.3 フィジカルアセスメントに収載予定	
	51	身体計測	I	I	基礎	05 身体測定
	52	フィジカルアセスメント	I	II	＊vol.3 フィジカルアセスメントに収載予定	
	53	検体（尿、血液等）の取扱い	I	II	臨床	20 臨床検査
	54	簡易血糖測定	II	II	臨床	22 血糖自己測定
	55	静脈血採血	II	III	臨床	21 静脈血採血
	56	検査の介助	I	II	臨床	20 臨床検査
11. 感染予防技術	57	スタンダード・プリコーション（標準予防策）に 基づく手洗い	I	I	基礎	01 感染予防
	58	必要な防護用具（手袋、ゴーグル、ガウン等）の 選択・着脱	I	I	基礎	01 感染予防
	59	使用した器具の感染防止の取扱い	I	I	基礎	02 医療器材の処理
	60	感染性廃棄物の取扱い	I	I	基礎	01 感染予防
	61	無菌操作	I	I	基礎	03 無菌操作
	62	針刺し事故の防止・事故後の対応	I	II	基礎	04 事故防止
12. 安全管理の技術	63	インシデント・アクシデント発生時の速やかな 報告	I	I	基礎	04 事故防止
	64	患者の誤認防止策の実施	I	I	基礎	04 事故防止
	65	安全な療養環境の整備（転倒・転落・外傷予防）	I	II	基礎	06 環境整備 17 移乗・移送 18 歩行介助
	66	放射線の被ばく防止策の実施	I	I	臨床	20 臨床検査
	67	人体へのリスクの大きい薬剤のばく露予防策の 実施	II	III	臨床	12 安全な与薬（6Rの確認）
	68	医療機器（輸液ポンプ、シリンジポンプ、 心電図モニター、酸素ボンベ、人工呼吸器等） の操作・管理	II	III	臨床	01 酸素療法　20 臨床検査 24 輸液ポンプ・シリンジポンプ 25 人工呼吸器：NPPV
13. 安楽確保の技術	69	安楽な体位の調整	I	II	基礎	16 体位変換
	70	安楽の促進・苦痛の緩和のためのケア	I	II	基礎	28 罨法・体温調節
	71	精神的安寧を保つためのケア	I	II	―	全体に収載

※卒業時の到達レベル
＜演習＞ I：モデル人形もしくは学生間で単独で実施できる II：モデル人形もしくは学生間で指導の下で実施できる
＜実習＞ I：単独で実施できる II：指導の下で実施できる III：実施が困難な場合は見学する

資料　感染予防の基本

患者さんに看護技術を行う場合には、**標準予防策**（スタンダードプリコーション）に則り、感染を予防します。

標準予防策にはさまざまな感染対策の方法が含まれていますが、とくに重要なのは「**手指衛生**」と「**個人防護用具の装着**」です。

手指衛生とは？

手指衛生は、看護師の手を清潔に保つことで看護師の手を介した感染を予防します。標準予防策の基本です。手指衛生の方法にはいくつかの種類がありますが、患者さんの**ケアや処置の前後**では**衛生的手洗い**を行います。

衛生的手洗いはどうやるの？

衛生的手洗いには、**表1**のように2種類の方法があります。2つの方法を条件によって使い分けます。

表1 衛生的手洗いの方法と使い分けの条件

速乾性擦式アルコール手指消毒薬による手指消毒		石けんと流水による手洗い	
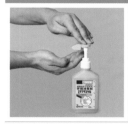	●目で見える汚染がない場合に選択する 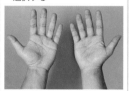	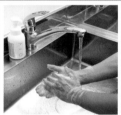	●目で見える汚染がある場合に選択する 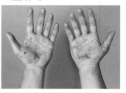

いつ衛生的手洗いを行うの？[1]

感染を予防するためには、以下のタイミングで忘れずに衛生的手洗いを行うことが重要です。

表2 衛生的手洗いを行うタイミング

1. 患者さんに接触する前
2. 清潔・無菌操作の前
3. 患者さんの体液に曝露した後、または曝露した可能性が生じたとき
4. 患者さんに接触した後
5. 患者さんの周辺の物品に触れた後

個人防護用具の装着とは？

個人防護用具とは、病原体が含まれる血液などに看護師が曝露しないように装着するディスポーザブル手袋やマスクなどの総称です。必要に応じて個人防護用具を装着して、感染を予防しましょう。

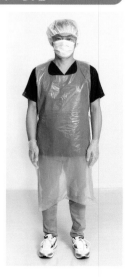

〈参考文献〉
1. 縣智香子:【最新トピックス満載！　注目！　ここが変わってきている感染対策】臨床ナースが知っておきたい！ベッドサイドで「いま再チェックしたいこと」. エキスパートナース2012；28(9)：44-50.

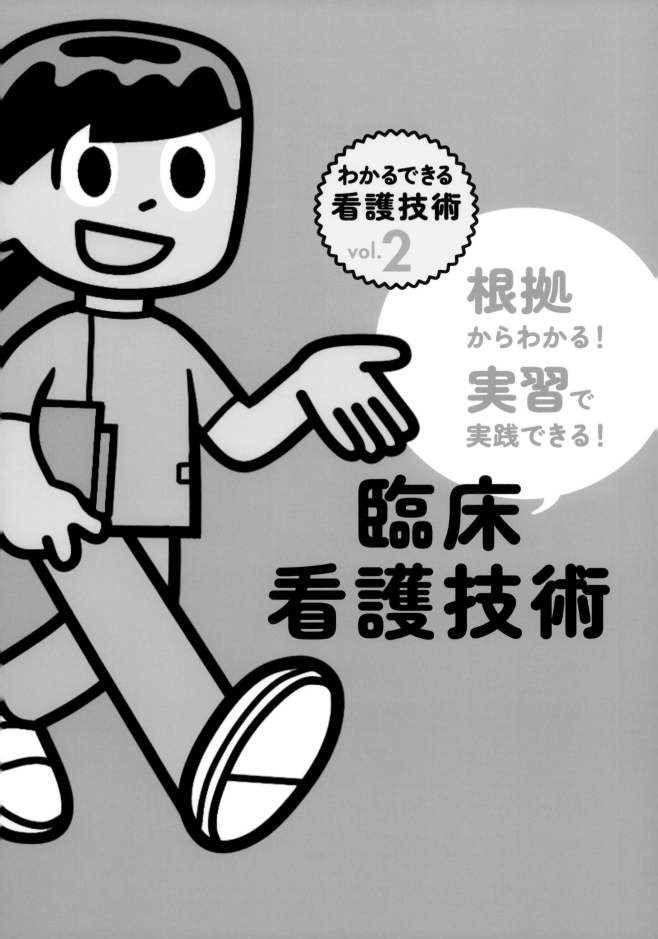

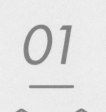

01

酸素療法（酸素吸入療法）

私たちが普段吸っている空気に含まれる酸素の濃度は約21%です。酸素療法（酸素吸入療法）は、**空気よりも高濃度の酸素を吸入することで低酸素血症の改善などを図る治療法**のことをいいます。

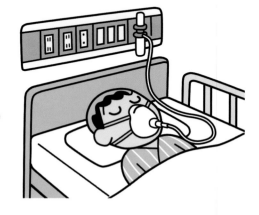

目的

酸素療法の目的は、**吸入する酸素の濃度を上昇させ組織への酸素供給を改善させる**ことです。酸素療法が適応となるのは、室内の空気を吸入している状態で**PaO_2**[*1]が**60Torr**[*2]**以下**、あるいは、**SaO_2**[*3]**が90%以**下となる低酸素血症（動脈血の低酸素状態）と低酸素症（組織の低酸素状態）です。そのほかに、低酸素症が疑われる状態、重症の外傷、急性心筋梗塞、外科の手術中や麻酔後の回復期なども適応となります[1]。

*1【PaO_2】arterial O_2 pressure：動脈血酸素分圧
*2【Torr】1Torr＝1mmHg
*3【SaO_2】arterial O_2 saturation：動脈血酸素飽和度。SaO_2の値はSpO_2（パルスオキシメーターで経皮的に測定した動脈血酸素飽和度）に近似する。

注意事項

酸素療法中は、会話や食事、移動などの日常生活が制限されるため、適切に酸素療法を行いながら、**制限を最小限に**できるように援助しましょう。

表1のような副作用が生じる可能性があるため、酸素療法中は継続的な観察が重要です。

表1 酸素吸入による副作用

CO_2ナルコーシス	酸素中毒	無気肺	未熟児網膜症
●通常呼吸は血中の二酸化炭素分圧で調節されているが、COPD[*4]などの疾患で二酸化炭素分圧が高い状態が続いている患者さんでは、呼吸の調整は酸素分圧によって支配されている。 ●呼吸が酸素分圧によって調節されている場合に高濃度の酸素を投与すると、呼吸抑制が起こり、呼吸が停止することがある。これをCO_2ナルコーシスという。	●高濃度の酸素を長時間吸入すると、肺障害を起こす原因となる活性酸素が増加して炎症性の肺障害を起こすことがある。これを酸素中毒という。 ●呼吸困難などの呼吸障害のほかに、胸骨下の不快感、悪心・嘔吐、四肢の知覚麻痺、疲労などが出現する。	●空気中に約78%含まれている窒素には肺胞の虚脱を予防するはたらきがある。 ●高濃度の酸素療法によって吸入する窒素の量が減少すると、肺胞虚脱を促進してしまい無気肺を生じることがある。	●高濃度の酸素を未熟児に投与すると網膜の血管の発達が妨げられ、網膜剥離が起こる。これにより、成長過程で斜視、弱視や近視、最悪の場合には失明に至る。

*4【COPD】chronic obstructive pulmonary disease：慢性閉塞性肺疾患

酸素療法の基礎知識

酸素療法には、酸素供給システム、酸素流量計、加湿器、酸素投与器具の4つが必要です。また、これらの装置が組み合わされて一体型になった器具もあります。

酸素供給システム

酸素供給システムとは**酸素の供給源**のことで、「中央配管方式（セントラルパイピング方式）」と「酸素ボンベ方式」があります。

表2 酸素供給システムの種類と特徴

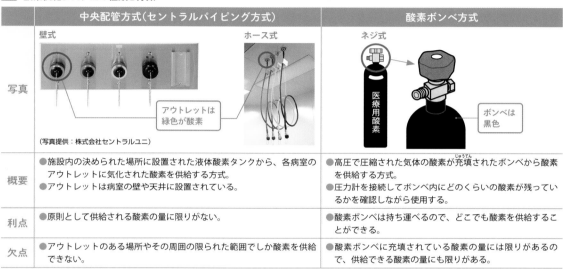

	中央配管方式（セントラルパイピング方式）	酸素ボンベ方式
写真	壁式　　　　　　　　　　　　　　　　ホース式　アウトレットは緑色が酸素（写真提供：株式会社セントラルユニ）	ネジ式　医療用酸素　ボンベは黒色
概要	●施設内の決められた場所に設置された液体酸素タンクから、各病室のアウトレットに気化された酸素を供給する方式。●アウトレットは病室の壁や天井に設置されている。	●高圧で圧縮された気体の酸素が充填されたボンベから酸素を供給する方式。●圧力計を接続してボンベ内にどのくらいの酸素が残っているかを確認しながら使用する。
利点	●原則として供給される酸素の量に限りがない。	●酸素ボンベは持ち運べるので、どこでも酸素を供給することができる。
欠点	●アウトレットのある場所やその周囲の限られた範囲でしか酸素を供給できない。	●酸素ボンベに充填されている酸素の量には限りがあるので、供給できる酸素の量にも限りがある。

酸素流量計

アウトレットや酸素ボンベの圧力計に接続して酸素の流量を調整する器具を酸素流量計といいます。酸素の流量は**1分**間に流出する酸素の量で示し、例えば1分間に1リットルの流量であれば「1L/分（まいふんいちりっとる）」と表記します。

表3 酸素流量計の種類

通常の酸素流量計		微量酸素流量計
大気圧式	恒圧式	●2L/分以下の流量で使用する流量計。●1目盛りが0.1L/分で、通常の酸素流量計よりも目盛りが細かく区切られている。●酸素流量を細かく調整する必要がある場合に使用する。
●流量計内部の圧力が大気圧（0.1MPa）と等しいため、大気圧式と呼ぶ。●低流量器具でのみ使用する。**根拠** 高流量器具で使用すると酸素流量計に高流量器具からの抵抗圧がかかり、フロートが下がり正確な流量が得られなくなるため。	●流量計内部の圧力が中央配管から酸素が送られる圧力と等しい（0.35〜0.45MPa）ため、恒圧式と呼ぶ。●低流量器具、高流量器具の両方で使用できる。●使用後はアウトレットから外しておく必要がある。**根拠** アウトレットに接続したままにすると、流量計に高い圧力（0.35〜0.45MPa）がかかったままとなり、流量計が損傷する可能性があるため。　恒圧式の酸素流量計には0.4MPaと表示されています　0.4MPa	

大気圧式と恒圧式の酸素流量計では、上記の注意点に沿って使用しましょう

酸素流量計の流量の合わせ方

流量を調整する方法には、**フロート式**と**ダイアル式**があります。フロート式では**フロートと目線の高さを合わせて**指示された流量に設定します。ボール型ではボールの真ん中、コマ型ではコマの上端の位置の目盛りを読みます。

表4 酸素流量計の流量の合わせ方

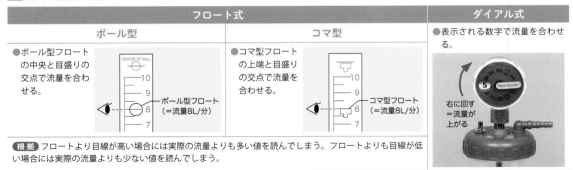

フロート式		ダイアル式
ボール型	コマ型	●表示される数字で流量を合わせる。
●ボール型フロートの中央と目盛りの交点で流量を合わせる。	●コマ型フロートの上端と目盛りの交点で流量を合わせる。	右に回す＝流量が上がる

CENTER OF BALL　ボール型フロート（＝流量8L/分）
コマ型フロート（＝流量8L/分）

根拠 フロートより目線が高い場合には実際の流量よりも多い値を読んでしまう。フロートよりも目線が低い場合には実際の流量よりも少ない値を読んでしまう。

加湿器

中央配管方式でも酸素ボンベ方式でも流れ出てくる**酸素の湿度は0%**です。湿度が十分でない気体を吸い込むと**気道表面の水分が奪われてしまい**、痰などの気道内分泌物の粘稠度が増すことによる喀出困難や、気道表面の乾燥によって**気道内損傷**を起こす可能性があります。これを防ぐために**加湿器によって加湿**を行います。加湿には滅菌蒸留水または専用の加湿ボトルを使用します。

鼻カニューレでは**3L/分まで**、ベンチュリーマスクでは酸素流量に関係なく**酸素濃度40%まで**はあえて酸素を**加湿する必要はない**[2]とされていますが、口腔や鼻腔、咽頭の乾燥や乾燥による不快感の感じ方には個人差があるため、患者さんの訴えに合わせて加湿を検討します。

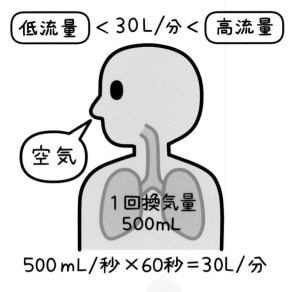

3L/分まで　O₂濃度40%まで

加湿不要！

酸素投与器具

酸素投与器具には**低流量器具**と**高流量器具**があります。成人の場合、1回換気量（1回の呼吸で肺に出入りする空気の量）は約500mLです。吸気時間は約1秒ですので、**1秒間で500mL**吸おうとすると**1分間では30Lの流量**が必要となります。この30L/分を目安に、「低流量」または「高流量」と分類しています。

酸素供給システムから供給される酸素の濃度は**約100%**ですが、**実際に患者さんが吸入する気体の酸素濃度**（F_IO_2[*5]）は状況に応じて大きく変化しています。これは、患者さんが鼻や口から吸い込もうとする際、酸素投与器具から流れ出てくる酸素（100%酸素）以外に**室内の空気（21%酸素）**をいっしょに吸い込む場合があるために起こる変化です。

酸素投与器具から流れ出てくる気体が患者さんの1回換気量よりも大きい場合にはF_IO_2の低下はありませんが、酸素投与器具から流れ出てくる気体が患者さんの1回換気量よりも少ない場合にはF_IO_2は低下します。**患者さんの1回換気量よりも多くの流量を供給できる高流量器具ではF_IO_2が低下しにくく**、より安定した濃度の酸素が供給できます。

*5【F_IO_2】fraction of inspired oxygen：吸入気酸素濃度

低流量 ＜ 30L/分 ＜ 高流量

空気

1回換気量500mL

500mL/秒×60秒＝30L/分

1分間

表5 低流量器具と高流量器具

😊：酸素（O₂ 100%）　😑：室内空気（O₂ 21%）

低流量器具	高流量器具
●供給される酸素流量が患者さんの**1回換気量より少ないため**、患者さんの1回換気量が減少すると吸入する酸素の濃度（F_IO_2）は上昇し、患者さんの1回換気量が増加するとF_IO_2は低下する。 ●F_IO_2が患者さんの1回換気量に左右されるため、**酸素濃度をそれほど正確に管理する必要がない患者さん**に使用する。	●ベンチュリー効果を利用して患者さんの**1回換気量よりも流量の大きい**ガスを供給できる。 ●低流量器具に比べて、患者さんの1回換気量に影響されにくく、**より安定した濃度の酸素が供給される**。

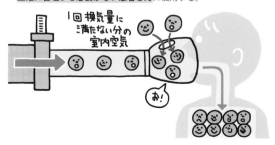

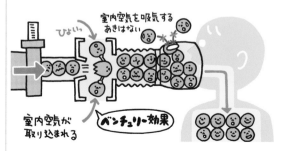

患者さんの1回換気量が少ない場合 ●室内の空気を取り込む量が少ないのでF_IO_2は上昇する。	**患者さんの1回換気量が少ない場合** ●酸素投与器具から供給されるガスが1回換気量よりも多いので、室内の空気は取り込まれない。よって、F_IO_2は変化しない。

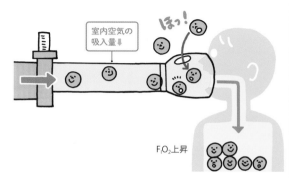

F₁O₂上昇

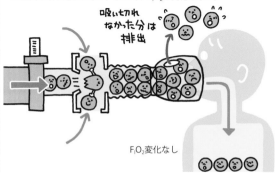

F₁O₂変化なし

患者さんの1回換気量が多い場合 ●室内の空気を取り込む量が増加するのでF_IO_2は低下する。	**患者さんの1回換気量が多い場合** ●1回換気量が多くなっても、酸素投与器具から供給されるガスが1回換気量よりも多い場合にはF_IO_2は変化しない。

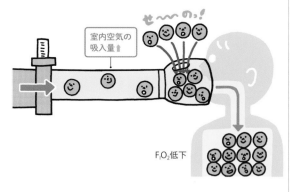

F₁O₂低下

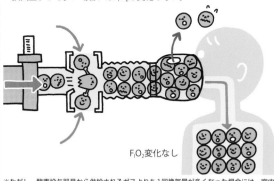

F₁O₂変化なし

※ただし、酸素投与器具から供給されるガスよりも1回換気量が多くなった場合には、室内の空気が取り込まれるので、F_IO_2は低下する。

医療情報科学研究所 編：看護がみえる vol.2　臨床看護技術. メディックメディア, 東京, 2018：208-209. より一部改変して転載

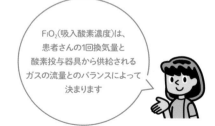

F_IO_2（吸入酸素濃度）は、患者さんの1回換気量と酸素投与器具から供給されるガスの流量とのバランスによって決まります

表6 酸素投与器具（低流量器具）の種類と特徴

分類	低流量器具			
名称	鼻カニューレ	酸素マスク	オープンフェースマスク	リザーバー付き酸素マスク
写真	 アトムメディカル社製 アトム酸素鼻腔カニューラ Respiall OX-20	 アトムメディカル社製 Respiall 酸素フェースマスク	 マスクに大きな開口部がある アトムメディカル社製 Respiall オープンフェースマスク	 リザーバー アトムメディカル社製 Respiall オープンフェースマスク（リザーバーバッグ付）
特徴	●カニューレの先端を鼻腔口に挿入して、カニューレを両耳にかけて使用する ●装着中も会話や飲食が可能 ●鼻汁などで鼻腔が閉塞している場合は酸素を吸入できない ●口呼吸の場合は酸素を吸入できない ●鼻腔が乾燥しやすい	●マスクで鼻と口を覆うようにしてゴムバンドなどで顔面に固定して使用する ●口呼吸でも鼻呼吸でも酸素の吸入ができる ●マスクで顔が覆われるために不快感や閉塞感を感じる場合がある ●装着した患者さんの声が聞き取りにくくなる場合がある ●飲食の妨げになる	●マスクで顔が覆われるが、マスクに大きな開口部があるために不快感や閉塞感を感じにくい ●マスクに大きな開口部があるために、呼気の二酸化炭素の再吸入量が酸素マスクに比べて少ない	●酸素がリザーバーと呼ばれる袋にたまり、これを吸入することで高濃度の酸素を吸入することができる ●マスクで顔が覆われるために不快感や閉塞感を感じる場合がある ●装着した患者さんの声が聞き取りにくくなる場合がある
酸素濃度範囲[3]	24～40%（患者さんの1回換気量に依存して増減する）	35～50%（患者さんの1回換気量に依存して増減する）	―	60～80%（患者さんの1回換気量に依存して増減する）
酸素流量範囲[3]	6L/分以下	5～10L/分	1～10L/分（アトムメディカル社資料による）	10L/分以上

表7 酸素投与器具（高流量器具）の種類と特徴

分類	高流量器具	
名称	ベンチュリーマスク （日本メディカルネクスト社製 Inspiron オキシジェンマスク アキュロックス型）	ネブライザー機能付きベンチュリー装置 （日本メディカルネクスト社製 インスピロン イージーウォーター ネブライザーシステム）
写真	 余分なガスを排出するために大きな穴が空いている ダイリューター	 酸素濃度設定ダイアル （写真提供：日本メディカルネクスト社）
特徴	●マスクで鼻と口を覆うようにしてゴムバンドなどで顔面に固定して使用する ●ダイリューターと呼ばれるコマを変えることで、酸素濃度を設定することができる ●ベンチュリー効果を利用した器具のため音が大きい	●酸素濃度設定ダイアルで酸素濃度を設定することができる
酸素濃度範囲	24、28、31、35、40、50% （ダイリューターによって設定する）	酸素濃度設定ダイアルで設定する

酸素投与器具の添付文書をよく読んで、器具を適切に使用しましょう

観察ポイント

表8 酸素療法中の観察ポイント

酸素療法開始前から観察する

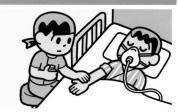

●患者さんの呼吸状態や全身状態は、酸素療法中だけでなく酸素療法開始前にも観察する。

（根拠）酸素療法開始前と酸素療法中の状態を比較することで酸素療法の効果をアセスメントできるため。

バイタルサインなど

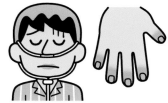

●バイタルサイン、SpO_2[*6]、呼吸パターン（呼吸回数、呼吸のリズム、呼吸の深さ）、呼吸音、チアノーゼの有無、動脈血ガス分析のデータなどを観察する。

酸素吸入による副作用
（P.2表1も参照）

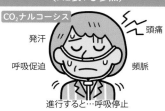

CO_2ナルコーシス　発汗　頭痛　呼吸促迫　頻脈　進行すると…呼吸停止

●CO_2ナルコーシス、酸素中毒、無気肺、未熟児網膜症などの有無を観察する。

（根拠）酸素療法で使用する酸素は薬剤であり副作用があるため。

指示された酸素流量が供給されているか

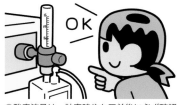

OK

●酸素流量は、訪室時やケア前後に必ず確認する。

（根拠）何らかの原因で酸素流量計のつまみが動いてしまうと、流量が変わってしまうため。

（ケア）酸素流量計と酸素チューブの接続部が確実に接続されているか、ゆるみはないかを確認する。鼻カニューレや酸素マスクに手をかざし、酸素が流れていることを確認する。さらに、指示された酸素流量とフロートの示している酸素流量が一致しているかを確認する。

チューブの屈曲や閉塞はないか

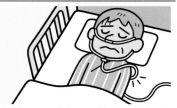

●酸素チューブが何かに挟まって閉塞したり、患者さんの体の下になって押しつぶされていないかを確認する。

（根拠）チューブは柔らかい素材でできており、つぶれたり屈曲すると閉塞してしまう。チューブが閉塞すると酸素が患者さんに供給されないため。

加湿ボトルの水量は適切か

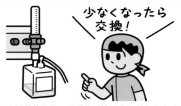

少なくなったら交換！

●滅菌蒸留水の量が適正範囲内かどうかを確認する。水の量が少ない場合でも追加注入しない。

（根拠）水の量が少ないと十分な加湿が得られない。水を追加注入すると微生物などの混入により感染の原因となることがある。

（ケア）加湿ボトルを使用している場合は新しい加湿ボトルに適正量の滅菌蒸留水を入れて使用する。使用した加湿ボトルは消毒・乾燥させておく。閉鎖式ボトルを使用している場合は新しい閉鎖式ボトルに交換する。同一の加湿ボトルや閉鎖式ボトルを使い続けることによって感染の原因となることもあるため定期的に交換する。

酸素投与器具の圧迫による皮膚障害は起こっていないか

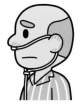

●マスクやチューブが接触している耳介や鼻腔の皮膚の状態を観察する。

（根拠）耳介や鼻腔では、マスクの固定用ゴムバンドやチューブの接触や圧迫による皮膚障害が起こりやすいため。

（ケア）固定用ゴムバンドを幅の広いものに交換したり、接触・圧迫部位に厚みのあるドレッシング材を使用する。

酸素投与器具は清潔か

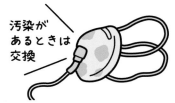

汚染があるときは交換

●喀痰や鼻汁などによる汚染がみられたら酸素投与器具を交換する。

（根拠）喀痰や鼻汁が付着している場合には感染の原因となる。特に酸素投与器具は口や鼻に接触して汚染しやすいため。

（酸素ボンベ使用中）酸素の残量は十分か

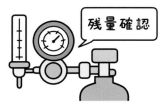

残量確認

●酸素ボンベ使用開始前には酸素ボンベの残量が十分かを確認する。酸素ボンベ使用中も定期的に残量確認をする。

（根拠）酸素流量の変更や、想定よりも使用時間が長くなった場合には酸素の供給が止まってしまう恐れがあるため。

＊6【SpO_2】saturation of percutaneous oxygen：経皮的動脈血酸素飽和度

中央配管方式（セントラルパイピング方式）での酸素療法

❶酸素流量計

＜加湿する場合＞

❷-1ヒューミディファイヤー接続アダプター

❷-2滅菌蒸留水入り加湿ボトル：ステリO₂ヒューミディファイヤー
（スミスメディカル社製）

＜加湿しない場合＞

❸ニップルナットアダプター

❹酸素投与器具（鼻カニューレや酸素マスクなど）

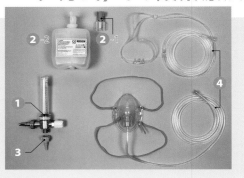

手 順

加湿する場合

加湿ボトル・アダプター・流量計を組み立てる

（1）加湿ボトルにヒューミディファイヤー接続アダプターをねじ込んで取り付ける。このとき、**強く締めすぎないようにする。**

根拠 強く締めすぎると加湿ボトルのねじ山が破損し、加湿ボトルから酸素が漏れ出す場合がある。

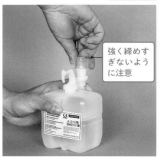

強く締めすぎないように注意

（2）ヒューミディファイヤー接続アダプターに酸素流量計をねじ込んで取り付ける。このとき、**酸素流量計の流量設定が0または閉じていることを確認する。**

根拠 酸素流量計が閉じていないと、酸素流量計をアウトレットに接続した際に急激な酸素の流入が起こり機器が破損する場合がある。

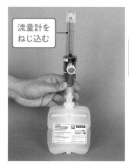

流量計をねじ込む

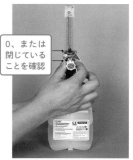

0、または閉じていることを確認

（3）加湿器ボトル上部のトリガーに正面から指をかけ、手前のほうへ半円を描くように引き上げて容器本体より切り離し、酸素出口が開口したことを確認する。このとき、**トリガーをねじり回して切り離さない。また、酸素出口に指が触れないように注意する。**

根拠 トリガーをねじり回すと酸素出口が閉塞（へいそく）したり、十分に開口しない場合がある。また、酸素出口に指が触れると、加湿ボトル内の滅菌蒸留水が汚染されてしまう。

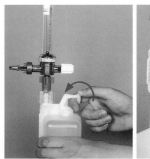

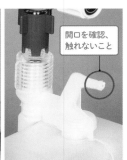

開口を確認、触れないこと

酸素流量計をアウトレットに接続する

（4）**酸素流量計は垂直になるように設置する。**

根拠 酸素流量計が垂直になっていない場合、フロートが正確な酸素流量を指し示さない。さらに、加湿ボトルから酸素投与器具に滅菌蒸留水が流れ出る場合がある。

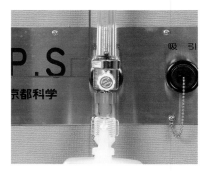

酸素投与器具を接続し酸素の流出を確認する

⑤ 酸素投与器具を酸素出口に確実に接続する。このとき、**接続部に指が触れないように**注意する。

根拠 酸素出口や接続部に指が触れると、加湿ボトル内の滅菌蒸留水が汚染されてしまう。

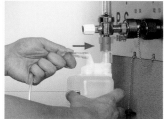

⑥ 酸素流量を4L/分に設定して酸素投与器具のチューブなどを閉塞させ、**アラーム（笛のような高い音）が鳴ることを確認する。**アラームが鳴らない場合は、器具を交換する。

根拠 アラームは酸素投与器具の閉塞などの異常を知らせるためのもので、アラームが鳴らない場合には器具の不良が考えられる。

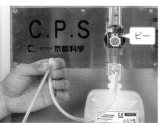

⑦ 医師の指示を確認し、酸素流量計のつまみを回して**酸素流量を設定する**（流量の合わせ方はP.4を参照）。

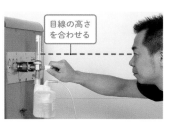

目線の高さを合わせる

⑧ 酸素投与器具に**手をかざして酸素の流出を確認する。**または、酸素投与器具のチューブを**一時的に屈曲させてから開放し、「プシュッ」と音が鳴ることを確認する。**

根拠 患者さんに供給するための酸素が器具から確実に流出していることを確かめるため。

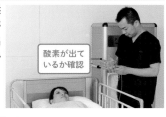

酸素が出ているか確認

酸素投与を開始する

⑨ 酸素投与器具を患者さんに装着する。

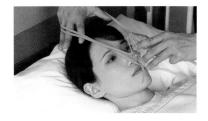

加湿しない場合

アダプター・流量計を組み立てる

① 酸素流量計にニップルナットアダプターを接続する。

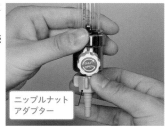

ニップルナットアダプター

酸素流量計をアウトレットに接続する

② 酸素流量計の流量設定が0または閉じていることを確認し、酸素流量計をアウトレットに接続する。

根拠 酸素流量計が閉じていないと、酸素流量計をアウトレットに接続した際に急激な酸素の流入が起こり機器が破損する場合がある。

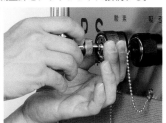

③ 酸素流量計は垂直になるように設置する。

根拠 酸素流量計が垂直になっていない場合、フロートが正確な酸素流量を指し示さない。

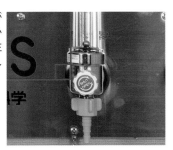

酸素投与器具を接続し酸素の流出を確認する

④ 酸素投与器具を酸素流量計に確実に接続する。

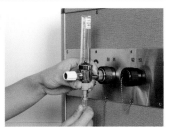

⑤ 医師の指示を確認し、酸素流量計のつまみを回して酸素流量を設定する。

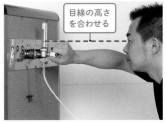

目線の高さを合わせる

⑥ 酸素投与器具に**手をかざして酸素の流出を確認する。**または、酸素投与器具のチューブを**一時的に屈曲させてから開放し、「プシュッ」と音が鳴ることを確認する。**

根拠 患者さんに供給するための酸素が器具から確実に流出していることを確かめるため。

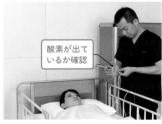

酸素が出ているか確認

酸素投与を開始する

⑦ 酸素投与器具を患者さんに装着する。

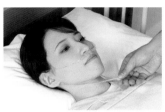

酸素療法終了時の手技

❶ 呼吸状態や全身状態を観察し、異常がないことを確認する。

❷ 患者さんから酸素投与器具を外す。

❸ 酸素流量計のつまみを回して酸素を止める。

❹ 酸素療法終了後にも呼吸状態や全身状態の変化を観察し、異常がないことを確認する。

❺ 酸素療法を終了した時間と呼吸状態、全身状態について記録する。

❻ 酸素療法終了後に呼吸状態や全身状態に異常がないことを確認できたら、器具を片づける。酸素流量計はアルコールで清拭（せいしき）し、使い捨ての酸素投与器具などは所定の方法で廃棄（はいき）する。

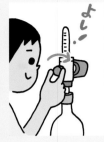

よし！

酸素ボンベ方式での酸素療法

必要物品

❶ 酸素ボンベ
❷ 架台（かだい）
❸ 圧力計付き酸素流量計
❹ ニップルナットアダプター
❺ 酸素投与器具（鼻カニューレや酸素マスクなど）

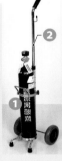

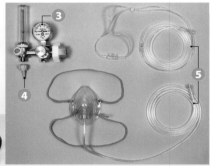

手 順

圧力計付き酸素流量計を取り付ける

① 酸素ボンベの口金付近に**ゴミがないことを確認する。**

根拠 ゴミがある状態で急激な圧力上昇が起こると、発火や爆発の恐れがあるため。

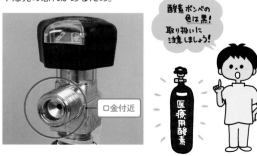

口金付近

酸素ボンベの色は黒！取り扱いに注意しましょう！

医療用酸素

② 圧力計付き酸素流量計の**流量設定が0または閉じていることを確認**する。ニップルナットアダプターを接続した圧力計付き酸素流量計を酸素ボンベに取り付ける。酸素流量計は**垂直に取り付ける。**

根拠 酸素流量計が閉じていないと、酸素流量計を酸素ボンベに接続した際に急激な酸素の流入が起こり機器が破損する場合がある。酸素流量計が垂直になっていない場合、フロートが正確な酸素流量を指し示さない。

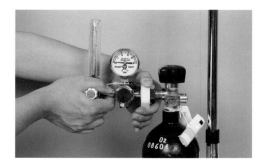

③ 圧力計付き酸素流量計を締め付け、確実に固定する。

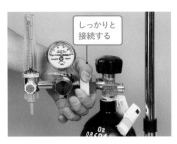
しっかりと接続する

バルブを開け残量を確認する

④ 圧力計の方向に人がいないことを確認し、酸素ボンベのバルブを**静かにゆっくりと開ける。**

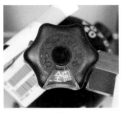
全開

根拠 圧力計の接続が不十分な場合、ガスの噴出等の影響が生じないようにするため。
バルブを急に全開にすると急激な圧力の上昇によって発火や爆発の恐れがあるため。

⑤ 酸素の漏れる音がないことを確認し、圧力計の数字から酸素の残量と使用可能時間を計算する。使用予定時間に満たない酸素ボンベは使用せず、新しい酸素ボンベを選択する。

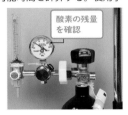
酸素の残量を確認

根拠 酸素ボンベ内の酸素量には限りがあるので、使用前に残量を確認して酸素療法の中断を防ぐ。

酸素ボンベの残量計算方法

●**圧力計の表示がMPaの場合**
酸素ボンベの内容積(L)×圧力計の数値×10×0.8(安全係数[※])=ボンベ内の酸素残量(L)
●**圧力計の表示がkgf/cm²の場合**
酸素ボンベの内容積(L)×圧力計の数値×0.8(安全係数[※])=ボンベ内の酸素残量(L)

酸素ボンベの使用可能時間の計算方法

ボンベ内の酸素残量(L)÷指示された酸素の流量(L/分)=使用可能時間(分)

※安全係数を掛けないで計算する場合もあります。

酸素流量を設定し酸素の流出を確認する

⑥ 医師の指示を確認し、酸素流量計のつまみを回して酸素流量を設定する。

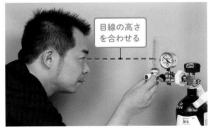
目線の高さを合わせる

⑦ 酸素流量計の噴出口から酸素が流出していることを確認する。

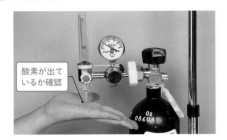
酸素が出ているか確認

酸素投与器具を接続し酸素投与を開始する

⑧ 酸素投与器具(酸素チューブ)を酸素流量計に確実に接続する。酸素投与器具を患者さんに装着し、酸素投与を開始する。

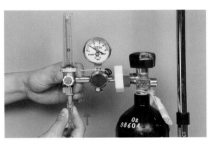

酸素療法終了時の手技

①呼吸状態や全身状態を観察し、異常がないことを確認する。
②患者さんから酸素投与器具を外す。
③酸素流量計は閉じずに、酸素ボンベのバルブを閉じる。
④酸素流量計を閉じる。
根拠 上記③と④を逆の順番で行った場合(酸素流量計を閉じてから酸素ボンベのバルブを閉じた場合)、酸素ボンベのバルブが閉じているにもかかわらず圧力計の表示が0とならないために、次回使用時に「圧力計が0ではないので、酸素のバルブは開いているはず」と思い込んで酸素投与を開始してしまう恐れがある。その結果、圧力計や流量計内に残ったわずかな酸素が流出するのみで酸素の供給が止まってしまい、患者さんに必要な酸素が供給されなくなってしまう。
⑤酸素ボンベを所定の位置に戻す。
⑥酸素ボンベを使用した時間と呼吸状態、全身状態について記録する。

酸素ボンベ保管時の注意点

●周囲に火気、もしくは引火の可能性のある場所を酸素ボンベの保存場所に選ばない。
●高温な場所は避け、40℃以下の場所で保管する。
●倒れないように架台に立てて固定する。

酸素ボンベの持ち運び方[5]

架台がある場合

●架台に酸素ボンベをしっかり固定し、架台は斜めにして保持者の進行方向側で保持し、進路に危険な箇所がないか安全確認をしながら、ゆっくりと押して進む。

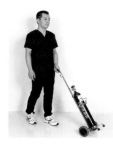

架台がない場合

●架台がない場合には酸素ボンベを直接持って運ぶ。このとき酸素ボンベのバルブを持ったり、圧力計や酸素流量

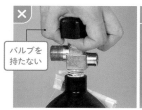

バルブを持たない

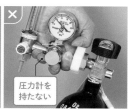

圧力計を持たない

計に手をかけて運ぶとバルブや圧力計、酸素流量計に不要な力が加わり破損などの原因となるので、酸素ボンベの口金部分より下の部分を把持するようにする。

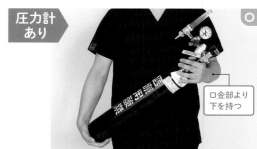

圧力計あり

口金部より下を持つ

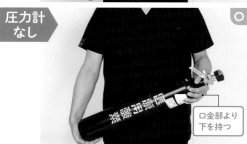

圧力計なし

口金部より下を持つ

酸素投与器具の装着方法と皮膚トラブルへの対処法

　酸素投与器具は患者さんが**適切に酸素を吸入できるように正しく装着する**必要があります。装着方法を誤ると酸素を吸入できず重大なトラブルになるので注意が必要です。また、酸素療法を受ける患者さんは酸素投与器具を**24時間装着**し

続けなければなりません。そのため、酸素投与器具と皮膚の接触面では**皮膚トラブル**が起こりやすくなります。

　ここでは、酸素投与器具の正しい装着方法と、皮膚トラブルの好発部位、皮膚トラブルの対処法について解説します。

手　順

鼻カニューレの装着方法

アトム酸素鼻腔カニューラ OX-20の場合
（アトムメディカル株式会社）

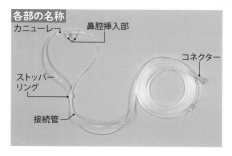

各部の名称
カニューレ
鼻腔挿入部
コネクター
ストッパーリング
接続管

コネクターを接続する

① コネクターを酸素が流れ出ている酸素流量計に接続する。接続する際にはコネクター部分を持って接続する。

チューブを挿入し固定する

② カニューレの鼻腔挿入部の裏表を確認し、鼻腔挿入部が患者さんの鼻腔内に軽く入る位置で保持する。このとき、鼻腔挿入部が鼻中隔や鼻腔内壁に接触しないように注意する。

（根拠）鼻腔挿入部が鼻中隔や鼻腔内壁に接触すると皮膚損傷の原因となる。

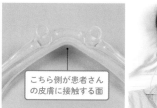

こちら側が患者さんの皮膚に接触する面

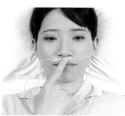

③ チューブを両耳にかけ、チューブを頬から顎に這わせるようにする。

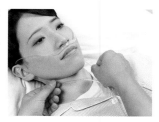

④ ストッパーリングを移動させ、チューブが耳から外れないように固定を調整する。このとき、鼻腔挿入部が鼻部に強く接触していないか、チューブによる耳部への過度な圧迫がないかを確認する（装着後の写真はP.6を参照）。

根拠 鼻腔挿入部の鼻部への接触やチューブによる耳部への過度な圧迫は皮膚トラブルの原因となるため。

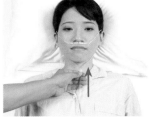

皮膚トラブルの好発部位

カニューレやチューブの接触する鼻の下や両耳の上部分に起こりやすい。

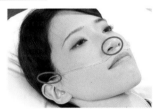

鼻カニューレによる皮膚トラブルへの

対処法

カニューレの接触部位に発赤などの皮膚トラブルがみられた場合には、厚みのある**皮膚保護材を使用**して接触や圧迫を防ぐ。

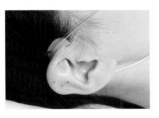

酸素マスクの装着方法

Respiall 酸素フェースマスクの場合
（アトムメディカル株式会社）

各部の名称

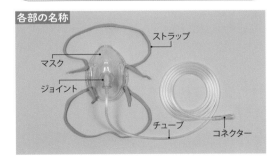

ストラップ
マスク
ジョイント
チューブ
コネクター

マスクのサイズを確認する

① マスクのサイズが患者さんに合っているかどうかを確認する。患者さんの顎がマスクの顎部にフィットするように当てる。このとき、マスクの上端が患者さんの両目の目頭を結んだ線上にあればサイズが合っている。

両目の目頭を結んだ線上にマスクの上端がくる

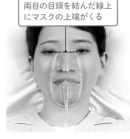

コネクターを接続する

② コネクターを酸素が流れ出ている酸素流量計に接続する。接続する際にはコネクター部分を持って接続する。

マスクを合わせ固定する

③ マスクを顔に当て、患者さんの顎とマスクの顎部がぴったり合うようにする。

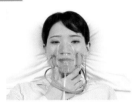

④ ストラップを後頭部にかけ、マスクの縁と患者さんの皮膚との間に隙間がないかを確認する（装着後の写真はP.6を参照）。

根拠 マスクの縁と患者さんの皮膚との間に隙間があると、室内の空気を取り込む量が増えてしまうため。

隙間がないようにする

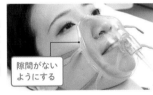

皮膚トラブルの好発部位

鼻根部やマスク周囲の接触部分、両耳の上部分に起こりやすい。

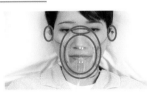

酸素マスクによる皮膚トラブルへの対処法

マスクの接触部位に発赤などの皮膚トラブルがみられた場合には厚みのある皮膚保護材を使用して圧迫を防ぐ。ストラップが当たっている耳部に発赤などの皮膚トラブルがみられた場合には、耳部にストラップが当たらないようにしたり、ストラップの代わりに弾性包帯などの面積が広く圧のかかりにくい素材のものを使用する。

＜参考文献＞
1. 日本呼吸器学会肺生理専門委員会，日本呼吸管理学会酸素療法ガイドライン作成委員会編：酸素療法ガイドライン．メディカルレビュー社，東京，2006：12.
2. 日本呼吸器学会肺生理専門委員会，日本呼吸管理学会酸素療法ガイドライン作成委員会編：酸素療法ガイドライン．メディカルレビュー社，東京，2006：27.
3. 石井宣大：低流量システム 経鼻カニューレ，単純酸素マスク，リザーバーマスク．呼吸器ケア2013；11(8)：814-824.
4. 尾崎孝平：誌面講義 知ってナットク！ 医療ガス取り扱いの「お作法」(Lecture7)ボンベ開栓のお作法：ハンドルはどこまで回して使用する？．呼吸器ケア2014；12(1)：4-7.
5. 尾崎孝平：誌面講義 知ってナットク！ 医療ガス取り扱いの「お作法」(Lecture2)ボンベの運搬とボンベの取り扱い．呼吸器ケア2013；11(8)：851-855.

02

排痰援助
（体位ドレナージ・ハフィング）

排痰援助とは、痰などの**気道内分泌物を体外に排出する**ための援助のことで、体位ドレナージやネブライザーによる気道内加湿、吸引（口腔内吸引、鼻腔内吸引、気道内吸引）などの技術が含まれます。

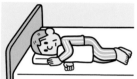 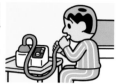 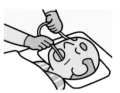

目 的

排痰援助の目的は、痰などの気道内分泌物を体外に排出したり、排出しやすくして、**気道内分泌物貯留による弊害（表1）を予防する**ことです。

表1 気道内分泌物貯留による弊害[1]

気道抵抗の上昇	窒息	無気肺	ガス交換障害	肺炎
●気道内分泌物が咽頭から気管分岐部に貯留すると、呼吸時の気道抵抗が上昇する ●気道抵抗の上昇は、呼吸運動のためのエネルギー必要量を増加させ、呼吸困難が増強する原因となる	●咽頭から気管分岐部までの間を気道内分泌物が塞いでしまうと、窒息が生じる	●気道内分泌物が気管分岐部より末梢の気管支を塞ぐと、閉塞部位より末梢側の肺胞が虚脱し無気肺が生じる	●気道内分泌物が気道を塞ぐと、閉塞部位より末梢側に空気が送られず、肺胞でのガス交換ができなくなる	●気道内分泌物内や無気肺の部位で細菌が繁殖すると、肺炎が生じる

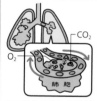 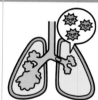

注意事項

排痰援助が必要な患者さんは、痰などの気道内分泌物を患者さんが自分自身で排出できないため、最悪の場合は**窒息を起こす可能性**があります。そのため、こまめに呼吸状態を観察して、いつ、どのような排痰援助が必要なのかをアセスメントする必要があります。

また、窒息が起こった場合は吸引が必要となります。**吸引に必要な器具はあらかじめベッドサイドに準備**しておき、すぐに使用できるようにしておきます。

排痰援助の基礎知識

気道内分泌物とは[2, 3]

空気の通り道である気道には、気道粘膜から分泌される粘液によって異物を捉え、線毛運動によって体外に排出しようとするはたらき（気道の自浄作用）が備わっています。この粘液が気道内分泌物です。咽頭まで移動した気道内分泌物は嚥下されたり、咳嗽によって痰として体外に排出されたりします（図1）。

気道粘膜から分泌される粘液は1日に50〜100mLで、その大部分は気道壁から吸収されたり蒸発したりします。何らかの異常によって気道内分泌物が増えると痰として排出されますが、排出できない場合には気道内分泌物貯留による弊害が生じます（表1）。

図1 気道内分泌物にかかわる部位と線毛運動のしくみ

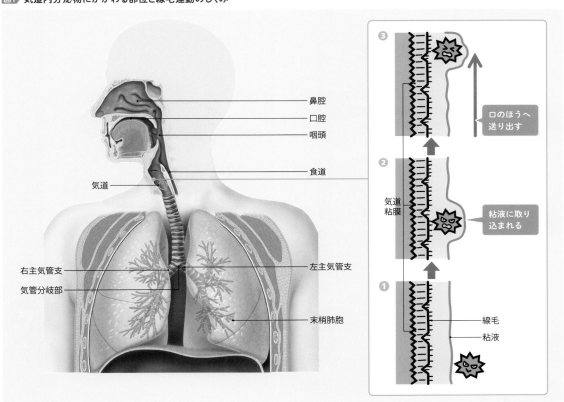

気道内分泌物除去のポイント

健康な人であれば、気道内分泌物は自分で体外に排出することができます。これを自己喀出といいます。

気道内分泌物を自己喀出できない場合には、次の3つの視点で自己喀出を促す援助を選択します（表2）。

表2 気道内分泌物の自己喀出を促す援助

気道内分泌物の粘性を適度に保つ	重力を活用する	痰を喀出できるような咳嗽を促す
●気道内分泌物の粘稠度（粘り具合）が高くなると、気道内分泌物が移動しにくくなる ●気道内分泌物の粘稠度を下げれば喀出しやすくなる	●気道内分泌物は重力の影響によって地面に近い方向へ移動しようとする ●重力を活用して中枢気道まで気道内分泌物を移動させれば喀出しやすくなる	●疼痛や筋力低下によって効果的な咳嗽ができないと気道内分泌物が喀出しにくくなる ●咳嗽の阻害要因を取り除いたり、咳嗽を他動的に介助することで気道内分泌物を喀出しやすくなる
【具体策】 ●吸入による気道内分泌物の加湿 ●脱水の改善　など	【具体策】 ●体位ドレナージ　など	【具体策】 ●ハフィング ●スクイージング　など

15

体位ドレナージとは

体位ドレナージは、痰などの気道内分泌物を自分で出すことが困難な患者さんに行う排痰援助の1つで、体位排痰法とも呼ばれます。体位ドレナージを行うことで、肺の奥にたまっている痰などの気道内分泌物を、**排出口となる口腔により近い位置まで移動させる**ことができます。

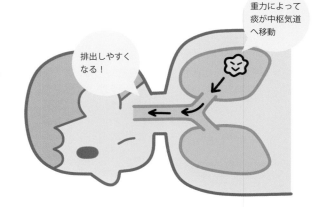

排出しやすくなる！

重力によって痰が中枢気道へ移動

ハフィングとは

ハフィングは、体位ドレナージによって中枢気道まで上がってきた痰などの気道内分泌物を、**最終的に体外に吐き出す方法**で、排痰法の1つです。ハフィングの手技のなかには、患者さんの深呼吸が含まれており、呼吸法の1つでもあります。

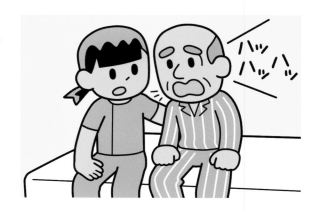

ハッハッハッ

観察ポイント

体位ドレナージ・ハフィングの観察ポイント

体位ドレナージやハフィングでは、**実施前後それぞれの観察**が重要です。実施前は気道内分泌物によってどんな症状がどの程度あったのか、実施後はそれらの症状がどのように変化・改善したのかを中心に観察し、記録しましょう。

表3 体位ドレナージ・ハフィングの実施前後の観察ポイント

● 呼吸困難の有無
● 呼吸状態（呼吸回数、呼吸のリズム、呼吸の深さ、喘鳴の有無など）
● SpO₂
● 呼吸音（副雑音の有無や種類）
● 顔色
● チアノーゼの有無
● 末梢冷感の有無
● 喀出された気道内分泌物の量と性状（色や粘稠度、においなど）

排痰援助の基本技術

体位ドレナージ

必要物品

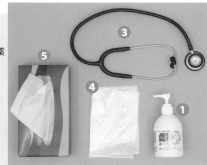
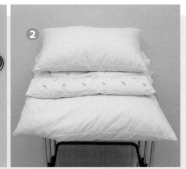

❶速乾性擦式アルコール手指消毒薬
❷安楽枕
❸聴診器
❹ビニール袋（ゴミ袋）
❺ティッシュペーパー

※気道内分泌物を自己喀出できない場合には、
　吸引（P.27参照）も準備する。

手 順

呼吸音の聴取

呼吸音を聴取し、気道内分泌物が

貯留している部位をアセスメントする

① 患者さんに呼吸音の聴診をすることを伝え、同意を得る。

根拠 体位ドレナージは気道内分泌物の貯留位置によってとる体位が変わるため、まずは呼吸音の聴診を行う。

② 衛生的手洗いを行う。

根拠 手指の病原体を減少させるため。

③ 呼吸音の聴診を行い、気道内分泌物が貯留している位置を特定する。

呼吸音の聴診のポイント

●**呼気と吸気両方の音を1サイクル**として聴診する。
　根拠 吸気や呼気のみで生じる副雑音もあるため。

●**左右対称に**聴診する。
　根拠 正常であれば左右同じ音が聴こえるはずなので、左右対称に聴診すると異常を発見しやすくなるため。

●前面（胸部）だけでなく**背面も聴取**する。
　根拠 臥床している患者さんの場合、背面から聴診しやすい下葉に異常が生じやすいため。

呼吸音の聴診は
前面（胸部）だけでなく
背面からも実施
しましょう

呼吸音の聴取部位：前面

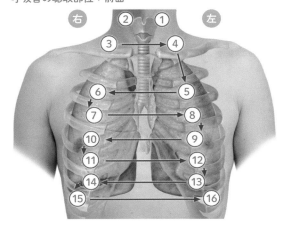

呼吸音の聴取部位：背面

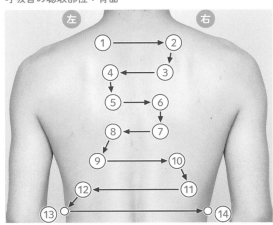

体位ドレナージの実施

気道内分泌物の貯留部位によって適切な体位に整える

アセスメントの結果から体位を決定します。頭低位など無理な体位ドレナージは行わないよう注意しましょう

① 痰の貯留部位によって、体位を選択する（**図2**）。

図2 体位ドレナージ

肺区域

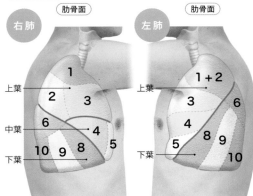

〔肋骨面〕　〔肋骨面〕

右肺　左肺

上葉　中葉　下葉

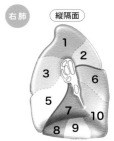

〔縦隔面〕　〔縦隔面〕

右肺　左肺

身体の中心から外側に向かって右肺を見た図　身体の中心から外側に向かって左肺を見た図

右肺

上葉 ┌ S¹ ……肺尖区
　　 ├ S² ……後上葉区
　　 └ S³ ……前上葉区
中葉 ┌ S⁴ ……外側中葉区
　　 └ S⁵ ……内側中葉区
下葉 ┌ S⁶ ……上－下葉区
　　 ├ S⁷ ……内側肺底区
　　 ├ S⁸ ……前肺底区
　　 ├ S⁹ ……外側肺底区
　　 └ S¹⁰……後肺底区

左肺

上葉 ┌ S¹⁺² ……肺尖後区
　　 ├ S³ ……前上葉区
　　 ├ S⁴ ……上舌区
　　 └ S⁵ ……下舌区
下葉 ┌ S⁶ ……上－下葉区
　　 ├ S* ……上枝上－下葉区
　　 ├ S⁸ ……前肺底区
　　 ├ S⁹ ……外側肺底区
　　 └ S¹⁰ ……後肺底区

＊左肺には区域7がない場合が多い。

背臥位（仰臥位） ●肺尖区（S¹）、前上葉区（S³）、前肺底区（S⁸）

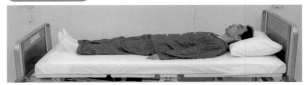

腹臥位 ●上－下葉区（S⁶）、後肺底区（S¹⁰）

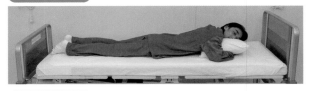

側臥位 ●外側肺底区（S⁹）、患側上の肺野

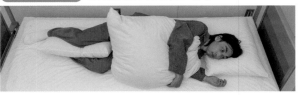

45度前方へ傾けた側臥位 ●後上葉区（S²）、〔上－下葉区（S⁶）、後肺底区（S¹⁰）〕

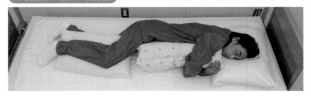

45度後方へ傾けた側臥位 ●中葉区・舌区（S⁴、S⁵）

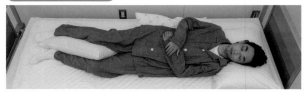

〈参考〉宮川哲夫：体位排痰法の効果. 看護技術1999：8：30.

② 患者さんに体位を変えることを説明し、同意を得る。

③ 安楽枕などを用いて適切な体位をとる。

援助のポイント

- 1回約15分程度、1日2〜6回程度をめやすに実施する。
- 食後は避け、**食後2時間以上経過**しているか確認して行う。
- 体位ドレナージ中は呼吸状態が変化する可能性があるため、ベッドサイドで**呼吸状態や表情などの観察**を続ける。
- 体位ドレナージ中は**パルスオキシメーター**を装着し、経皮的動脈血酸素飽和度をモニターすることも検討する。
- 体位ドレナージ中も痰を自己喀出できるように、**ティッシュペーパーを手元**に置いておく。痰を自己喀出できない場合は**吸引を行**う。

体位ドレナージの終了

体位を戻し自己喀出を促す

① 体位を戻し、衣服を整える。

② 痰を自己喀出する場合には、ティッシュペーパーを渡す。

体位ドレナージの最中でも痰の自己喀出ができるように、ティッシュペーパーは患者さんの手元に準備しておきましょう

呼吸音を聴診し記録する

③ 呼吸音の聴診を行う。

（根拠） 体位ドレナージの効果を判断するため再度呼吸音の聴診を行う。

④ 患者さんに体位ドレナージが終わったことを告げる。

⑤ 体位ドレナージ終了後も患者さんの呼吸状態を継続して観察する。

（根拠） 体位ドレナージ後も気道内分泌物によって患者さんの呼吸状態が変わることがあるため。

⑥ 呼吸音の聴診結果、観察内容や体位ドレナージの体位、時間などを記録する。

ハフィング

　ハフィングは排痰法の1つです。**息を意図的に大きく、早く、何度も吐き出す**ことで、気道内分泌物を体外に排出します。患者さんだけで実施することができる簡便な排痰法ですが、**他の排痰援助と組み合わせるとより効果的**に排痰を促す

ことができます。

　例えば、痰の粘稠度が高い場合は、ネブライザーによる気道内加湿を行って痰の粘稠度を下げてからハフィングを行うと痰の排出がしやすくなります。

図3 ハフィング

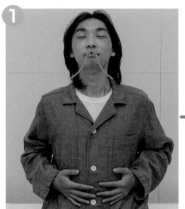

数回、深呼吸をする。鼻からゆっくりと大きめに息を吸い込む

これを2〜3回繰り返すことで、気道内分泌物を中枢気道に移動させる

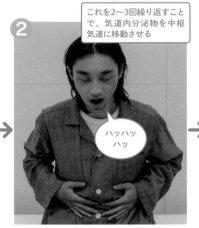

ハッハッハッ

一度息をとめてから、声を出さずに「ハッ、ハッ、ハッ」と強く、速く息を吐き出す

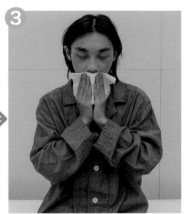

喉元に痰が移動してきたら、咳をして、ティッシュペーパーなどに痰を吐き出す

〈引用文献〉
1. 医療情報科学研究所 編：看護がみえる vol.2 臨床看護技術. メディックメディア，東京，2018：175.
2. 北島泰子，中村充浩：写真でわかる！ 臨床実習で出合う教科書には載っていない看護技術 術後の排痰援助・呼吸援助　全身麻酔による手術後の患者さんへの排痰援助法と呼吸援助法. プチナース 2018：23(4)：14-19.
3. 任和子 著者代表：基礎看護学[3]基礎看護技術Ⅱ 第17版. 医学書院，東京，2017：221.

03

ネブライザーによる気道内加湿

気道内加湿とは、**気道内を加湿**することです。

通常、鼻や口から吸い込んだ空気は、**上気道**と呼ばれる咽頭や喉頭、気管を通過するあいだに**気道粘膜から加温・加湿**されて、気管分岐部付近で**湿度は100%**になります。

体内に吸い込まれた空気の加湿が十分でないと、さまざまな障害が起こります（**表1**）。これらの障害によって、痰などで**気道が閉塞**して**窒息**してしまうこともあります。

表1 加湿が不十分な場合に起こりうる呼吸器系の障害[1]

- ●気道粘膜の線毛運動の低下、障害
- ●気道粘膜の乾燥、損傷
- ●痰の乾燥、固形化
- ●気道、気管チューブの痰による閉塞
- ●無気肺
- ●肺炎

目 的

気道内加湿の目的は、気道内を加湿して上気道の**加湿が不十分な場合に起こる障害（表1）を防ぐ**ことです。痰などの気道内分泌物の粘稠度が高い場合は、患者さんが痰を**自己喀出できない**ことがあります。このようなときに気道内加湿を行うことで、痰の粘稠度を下げて**気道粘膜の線毛運動を回復**し、気道内分泌物の自己喀出を促すことができます。

気道内加湿にはいくつかの方法がありますが、ここではネブライザーによる気道内加湿を取り上げます。

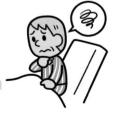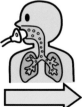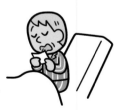

●痰の粘稠度が低下し
自己喀出しやすくなる

注意事項

感染予防

ネブライザーによる気道内加湿で使用するネブライザーは、適切に管理しないと微生物が繁殖して**感染の原因となることがある**ため、**つねに清潔に保つ必要**があります。

使用後は毎回、**残った薬剤槽の薬剤と作用槽の水道水を捨てて洗浄と消毒**を行います。さらに、ネブライザーはほかの患者さんと共有せず、**1人1台**とします。

ネブライザーによる気道内加湿の効果

ネブライザーによる気道内加湿にかかる時間は、最大でも数十分程度であり、その**効果は一時的**です。そのため、気道内分泌物の粘稠度を下げる目的で用いる場合には、ネブライザーによる気道内加湿だけでなく、**水分摂取量を増やす**など、ネブライザー以外の援助も併用する必要があります。

ネブライザーの基礎知識

ネブライザーの種類と原理・構造

ネブライザーは吸入療法に使われる器具です（P.102参照）。ネブライザーは、生理食塩水やその他の薬剤などを、上気道や気管支、肺胞まで到達させるために**数μm程度のエアロゾル**（気体に浮遊する微粒子）に変えます。

ネブライザーには、エアロゾルの発生方法や吸入デバイスに種類があります（**表2、表3、図1**）。

加湿を目的とする場合は、**生理食塩水**が多く用いられます。また、加湿と同時に去痰薬や気管支拡張薬などを使用して薬物療法を行う場合もあります。

表2 ネブライザーの種類と特徴

ジェット式（コンプレッサー式）ネブライザー	超音波式ネブライザー
製品例：オムロンコンプレッサー式ネブライザ NE-C29	製品例：オムロン超音波式ネブライザ NE-U780
 画像提供： オムロン ヘルスケア株式会社	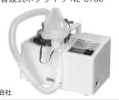 協力： オムロン ヘルスケア株式会社
エアロゾル発生のしくみ（ジェット式ネブライザー）[2] 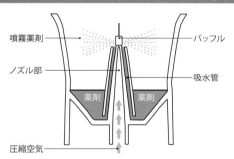	**エアロゾル発生のしくみ（超音波式ネブライザー）[2]** 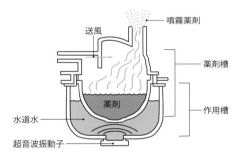
●圧縮空気のジェット気流で薬剤をエアロゾル化する	●超音波振動子の振動が作用槽内の水道水を通して薬剤をエアロゾル化する
特徴 ●超音波式ネブライザーに比べて音が大きい ●超音波式ネブライザーと比較してエアロゾル粒子が大きい ●マウスピースの薬剤槽をなるべく水平に保たなければならないため、臥位での使用には不向き	**特徴** ●ジェット式ネブライザーに比べて音が小さい ●ジェット式ネブライザーと比較してエアロゾル粒子が小さい ●体位を問わずに使用できる

ジェット式図の部位名：噴霧薬剤、ノズル部、薬剤、圧縮空気、バッフル、吸水管

超音波式図の部位名：送風、水道水、超音波振動子、噴霧薬剤、薬剤槽、薬剤、作用槽

※構造図は、環境再生保全機構 ERCA（エルカ）「吸入器の特徴と注意点 ネブライザーについて」（https://www.erca.go.jp/yobou/zensoku/basic/adult/control/inhalers/feature03.html）をもとに編集部作成

表3 吸入デバイスの種類

マウスピース （上：超音波式、下：ジェット式）	吸入マスク （上：超音波式、下：ジェット式）
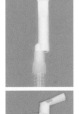 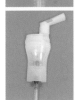	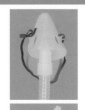 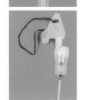

図1 超音波式ネブライザーの部位名称

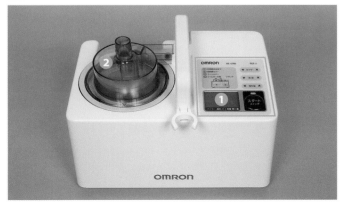

❶表示部
❷作用槽および薬剤槽

観察ポイント

ネブライザーによる気道内加湿の観察ポイント

　ネブライザーによる気道内加湿の実施前は、気道内加湿が十分でないことによって呼吸に障害が生じる可能性があります。さらに、ネブライザーによる気道内加湿をすると**気道内分泌物が増加**して、呼吸状態が変化する可能性があります。

　吸入の実施中だけでなく、**実施前から終了後まで患者さんの呼吸状態を観察する**必要があります（**図2**）。

ネブライザーによる
気道内加湿の実施前から
終了後までパルスオキシメーター
を継続して装着すると、
SpO₂の変化が観察でき、
呼吸状態の変化を
捉えやすくなります

図2 ネブライザーによる気道内加湿の観察ポイント

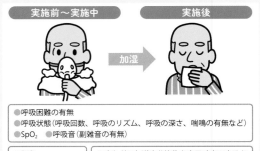

実施前〜実施中　→　加湿　→　実施後

- 呼吸困難の有無
- 呼吸状態（呼吸回数、呼吸のリズム、呼吸の深さ、喘鳴の有無など）
- SpO_2
- 呼吸音（副雑音の有無）

- 顔色
- チアノーゼの有無
- 四肢末梢の冷感

- 痰などの気道内分泌物を自己喀出できるか
- 喀出された気道内分泌物の量と性状（色、粘稠度、においなど）

ネブライザーによる気道内加湿の基本技術

ネブライザーによる気道内加湿

必要物品

❶指示書
❷ネブライザー
　（オムロン ヘルスケア株式会社　超音波式ネブライザ NE-U780）
❸フェイスタオル
❹ディスポーザブル手袋
❺ディスポーザブルエプロン
❻マスク
❼ティッシュペーパー
❽速乾性擦式アルコール手指消毒薬
❾トレー
❿薬剤（生理食塩水）

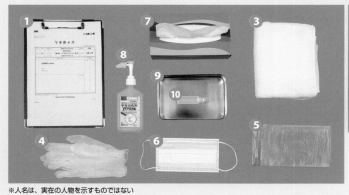

蛇腹管

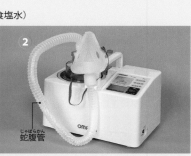

薬剤の誤薬は
患者さんの生命にかかわる
事故になる場合があります。
事故防止のために6Rの
確認は必ず実施します
（P.88参照）

※人名は、実在の人物を示すものではない

図3 ネブライザーによる気道内加湿の手技の概要

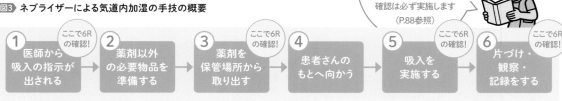

① 医師から吸入の指示が出される　→ ここで6Rの確認！ → ② 薬剤以外の必要物品を準備する → ③ 薬剤を保管場所から取り出す　ここで6Rの確認！ → ④ 患者さんのもとへ向かう → ⑤ 吸入を実施する　ここで6Rの確認！ → ⑥ 片づけ・観察・記録をする　ここで6Rの確認！

手順

薬剤以外の物品の準備

① 薬剤以外の必要物品を準備する。

② ネブライザーを使用できるように組み立てる。

③ ネブライザーの**作用槽に水道水**を入れる。

根拠 作用槽には振動子の劣化を防ぐために**使用するごとに新しい水道水を入れる**。

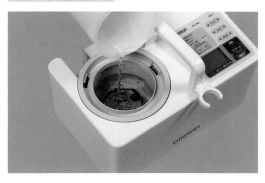

薬剤の準備

① 「『薬剤を準備する前』の6Rの確認」（P.91参照）を行う。

② 衛生的手洗いを行う。

根拠 手指の病原体を減少させるため。

③ 「『薬剤を取り出すとき』『薬剤を準備するとき』の6Rの確認」（P.92参照）を行う。

④ 確認した薬剤はトレーに入れる。**1患者1トレー**とする。

根拠 1患者1トレーとすることで、ほかの患者さんの薬剤との取り違えを防ぐことができるため。

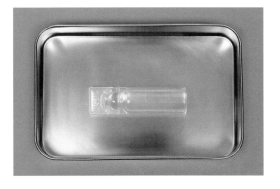

気道内加湿の実施

患者さんの同意を得てネブライザーを設置する

① トレーに準備した薬剤とそのほかの必要物品を持ちベッドサイドに向かう。

② これからネブライザーによる気道内加湿を行うことを説明し、同意を得る。

③ 衛生的手洗いを行う。

根拠 手指の病原体を減少させるため。

④ ネブライザーを使用できるように設置する。

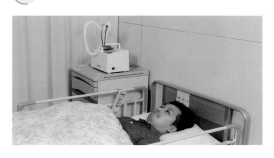

患者さんの体位を整え、看護師の準備を行う

⑤ 衛生的手洗いを行う。

根拠 手指の病原体を減少させるため。

⑥ 患者さんの体位を整える（P.24**図4**）。

ポイント **座位またはファウラー位**にすると横隔膜が重力の影響で下がりやすくなり、呼吸がしやすくなる。

⑦ 衛生的手洗いを行い、ディスポーザブルエプロン、マスク、ディスポーザブル手袋を装着する。

根拠 エアロゾル化された薬剤が看護師の手指や衣服に付着するのを防ぐため。

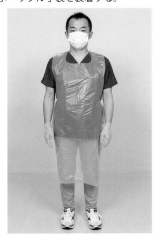

図4 吸入時の体位

	超音波式ネブライザーの場合	ジェット式ネブライザーの場合
臥位		薬剤槽 ●薬剤槽から薬剤がこぼれてしまうため、臥位では実施できない
ファウラー位		
座位		

薬剤を入れてネブライザーの電源を入れる

⑧ 「『薬剤投与の直前にベッドサイドで』の6Rの確認」
（P.93参照）を行う。

⑨ 薬剤をネブライザー
の**薬剤槽**に入れる。

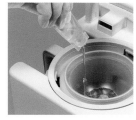

⑩ ネブライザーの電源を入れ、**噴霧時間や霧化量など
を設定**する。

ポイント 霧化量が多い
と患者さんがむせてし
まうことがあるため、
ネブライザー開始後に
適宜調整する。

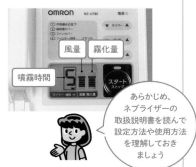

あらかじめ、
ネブライザーの
取扱説明書を読んで
設定方法や使用方法
を理解しておき
ましょう

患者さんの首元をタオルで覆い、
ティッシュペーパーを置く

⑪ 患者さんの首元をフェイスタオルで覆う。

根拠 エアロゾルによって衣服が濡れることを防ぐため。

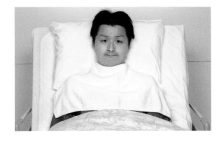

⑫ 患者さんの手元にティッシュペーパーを置く。

根拠 気道内加湿によって痰などが出やすくなるため、あ
らかじめ手元にティッシュペーパーを準備しておく。

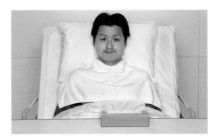

吸入デバイスを患者さんに渡し、吸入を開始する

⑬ 吸入デバイスを患者さんに渡す。

⑭ **蛇腹管の屈曲・つぶれがない**ことなどを観察する。

根拠 蛇腹管が屈曲したりつぶれていると、エアロゾルが
患者さんまで届かなくなるため。

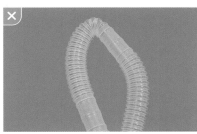

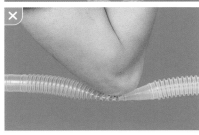

⑮ スタートボタンを押し、吸入を開始する。エアロゾ
ルが出たら、**ゆっくり呼吸**するように伝える。

根拠 ゆっくりと呼吸をすることでエアロゾルが深部まで
到達しやすくなるため。

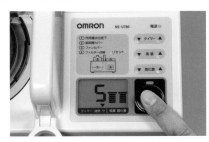

吸入中は呼吸状態を観察する

⑯ 吸入中は患者さんの呼吸状態を観察する。

根拠 吸入中は気道内分泌物によって呼吸状態が変化する
ことがあるため、継続して患者さんを観察する。

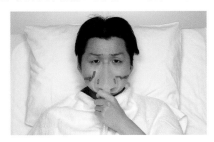

吸入を終了する

17 吸入が完了したら吸入デバイスを外し、ティッシュペーパーで口元を拭く。
根拠 口元に付着したエアロゾルを拭き取るため。

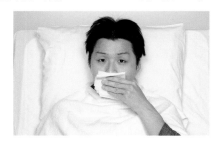

18 フェイスタオルを外し、患者さんの体位を整える。

19 患者さんが**ナースコールを使用できる位置**にあることを確認する。
根拠 吸入終了後も呼吸状態が変化する可能性があるため、いつでもナースコールが使用できるように準備しておく。

20 ネブライザーによる気道内加湿が終わったことを患者さんに告げる。

あと片づけ

1 「『薬剤投与のあと』の6Rの確認」（P.94参照）を行う。

2 ネブライザーの薬剤槽の薬剤と作用槽の水道水を捨てる。
根拠 振動子が汚れて**霧化作用低下の原因となる**ため、作用槽の水道水は毎回捨てる。

3 ネブライザーの各部品は病院や施設のルールに沿って洗浄、消毒する。
根拠 毎回機器を洗浄、消毒しないと**微生物が繁殖し、感染の原因となる**ため。

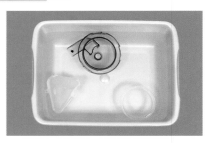

4 ディスポーザブル手袋、ディスポーザブルエプロン、マスクを外し、衛生的手洗いを行う。

5 吸入終了後も患者さんの呼吸状態を継続して観察する。
根拠 吸入後も気道内分泌物によって患者さんの呼吸状態が変わることがあるため、患者さんの観察を継続する。

痰などの気道内分泌物を自己喀出できない患者さんの場合、口腔内吸引や鼻腔内吸引ができるように吸引の準備をしておきます

6 吸入した時間や使用薬剤、患者さんの反応などを記録する。

気道内加湿での工夫

ネブライザーによる気道内加湿は、**数分の短時間で実施する場合**や、**24時間持続して実施する場合**があります。長時間実施する場合は、気道内が潤う時間が長くなる反面、細菌繁殖に適切な湿度や温度が長時間続くことによって**機器が汚染されやすくなる**といったデメリットがあります。

このような場合は、ネブライザーという機器に頼るだけでなく、**病室環境の湿度**を確認し、調整することも考慮します。また、患者さんに**サージカルマスク**を着用していただくと、呼気に含まれる湿度がマスク内面に付着し、乾燥した外気を吸入する際にその湿度によって加湿されるため、気道内の湿度を保つのに役立ちます。

〈引用文献〉
1. 磨田裕：加温加湿と気道管理　人工気道での加温加湿をめぐる諸問題．人工呼吸 2010；27（1）：57-63.
2. 環境再生保全機構 ERCA（エルカ）ホームページ. https://www.erca.go.jp/yobou/zensoku/basic/adult/control/inhalers/feature03.html（2022.10.17アクセス）

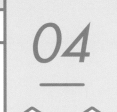

04

吸引

吸引とは、何らかの原因で体内に貯留した**分泌物などを体外に排出する方法**で、一時的吸引法と持続的吸引法があります。

一般的に看護では、一時的吸引法で**口腔や鼻腔、気道内の分泌物を除去する**ことを吸引と呼びます（**図1**）[1]。

図1 吸引の種類

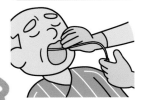

口腔内・鼻腔内吸引

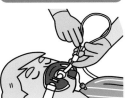

気管内吸引

ここでは口腔内・鼻腔内吸引を中心に解説します

目的

吸引の目的は、気道内分泌物を除去して、P.14**表1**のような**気道内分泌物貯留**（「02 排痰援助」参照）**による弊害を予防する**ことです[1]。

注意事項

患者さんが自分自身で気道内分泌物を喀出できない場合には、すでに気道内分泌物貯留に起因する**呼吸困難**が生じています。そのような状態の患者さんに吸引を行えば、カテーテル挿入による痛みや反射的に生じる嘔気、吸引によるさらに強い呼吸困難などが生じます（**表1**）。

このように、吸引は**患者さんへの侵襲が大きい**ため、吸引による**苦痛が最小限になるように援助する**ことが重要です。

表1 吸引によって生じる患者さんの苦痛

呼吸困難	嘔気・嘔吐	カテーテルによる疼痛・出血
●気道内分泌物の貯留によって呼吸困難が生じているが、吸引によって呼吸が阻害されてさらに呼吸困難が増強する	●カテーテルを鼻腔や口腔、咽頭に挿入することで、嘔気や嘔吐が生じる	●鼻腔や口腔内壁にカテーテルが当たることで疼痛や出血が生じる
【対策】	【対策】	【対策】
●吸引の回数を少なくする	●食事のあとの吸引は避ける	●吸引の回数を少なくする
●吸引の時間を可能な限り短くする	●吸引の回数を少なくする	●吸引の時間を可能な限り短くする
	●吸引の時間を可能な限り短くする	●カテーテルが鼻腔や口腔内壁に強く当たらないような挿入角度とする

吸引の基礎知識

吸引で使用する器具

吸引器

窒息が起こったらすぐに吸引が必要となるため、リスクのある患者さんには、**すぐに使用できるように吸引器を準備**しておきます。近年は感染防止の観点から、ディスポーザブルタイプの機器もあります。

吸引器は**黒のアウトレット**(吸引)に接続します(右写真参照)。

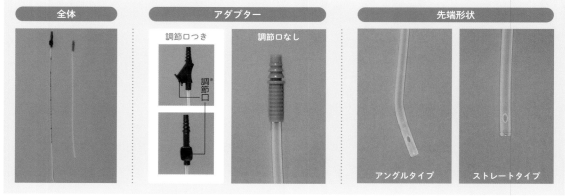

圧力計　吸引停止ノブ　圧力調整ノブ

吸引用アウトレット（黒）

接続アダプタ

排液ボトル

吸引カテーテル

吸引カテーテルは滅菌されており、先端の形状などによって種類があります(**図2**)。成人の吸引では、**12〜14Fr**の太さのものを使用します。

図2 吸引カテーテルのアダプターと先端の種類

全体	アダプター		先端形状	
	調節口つき	調節口なし	アングルタイプ	ストレートタイプ
	調節口※			

※吸引圧の調節ができる口。そのままでは吸引圧はかからず、塞ぐと吸引圧がかかる

観察ポイント

吸引の観察ポイント

吸引では、**実施前から実施後まで継続的な観察**が必要です(**表2**)。

表2 吸引での観察項目とアセスメントの視点

	吸引前	吸引中	吸引後
観察項目	●呼吸困難の有無　●呼吸(呼吸数、呼吸の深さなど)　●意識レベル　●SpO$_2$　●痰の量と性状(粘稠度、色、においなど)	●努力呼吸の有無　●チアノーゼの有無　●呼吸音(副雑音の有無と部位)	
アセスメントの視点	●吸引が必要かどうか　●侵襲性の低い、ほかの援助で対応できないか	●吸引の回数や時間は適切か	●吸引によって呼吸状態が改善しているか、悪化していないか

吸引の基本技術

口腔・鼻腔内吸引

必要物品

① 吸引器
② 吸引カテーテル
③ 水道水の入った
　カップ
④ 速乾性擦式アルコ
　ール手指消毒薬
⑤ ディスポーザブル
　手袋
⑥ ディスポーザブル
　エプロン
⑦ マスク
⑧ ゴーグル
⑨ ビニール袋(ゴミ袋)
⑩ 聴診器
⑪ パルスオキシメー
　ター

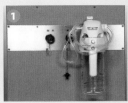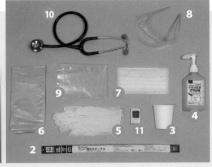

手順

物品の準備

使用物品をベッドサイドに準備しておく

①　吸引が必要な患者さんの場合、あらかじめ使用物品をベッドサイドに準備しておく。

根拠 気道内分泌物貯留による弊害は**急に出現する場合**もあり、窒息などが生じた場合にはすぐに吸引する必要があるため。

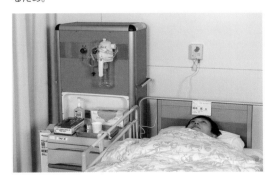

吸引が必要かアセスメントし、

実施する場合は同意を得る

②　吸引が必要かどうかを、聴診器やパルスオキシメーターを使用して観察・アセスメントする。

> 吸引が必要な患者さんは呼吸困難が生じているため、これらの手順は手早く行いましょう

根拠 吸引は患者さんに対して侵襲の大きい援助であり、吸引以外の方法で気道内分泌物を除去できるのであれば、**侵襲の小さい方法を優先したほうがよい**ため。

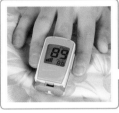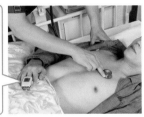

③　患者さんに吸引を実施することを伝え、同意を得る。

衛生的手洗いを行い、個人防護用具を

装着する

④　衛生的手洗いを行い、ディスポーザブルエプロン、ディスポーザブル手袋、ゴーグルを装着する。

根拠 吸引中は**咳嗽が生じやすく**、咳嗽によって飛散した**気道内分泌物の看護師への曝露を防ぐ**ため。

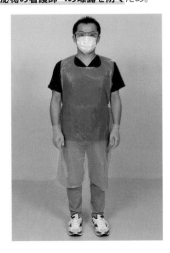

吸引の準備・実施

吸引圧を調節し吸引カテーテルを接続する

① 吸引停止ノブを開き、チューブの閉塞・開放を繰り返しながら吸引圧が**20kPa（150mmHg）**になるように吸引圧を調節する。

根拠 吸引圧が20kPa（150mmHg）を超えると**粘膜損傷のリスクが高くなる**ため。

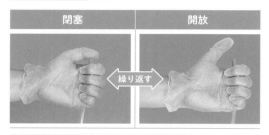

閉塞	開放

←繰り返す→

●最終的に吸引圧が20kPaになるよう調整する。

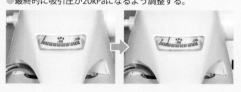

② 開封口から吸引カテーテルを開封し、吸引カテーテルのアダプターとチューブを接続する。

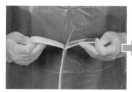 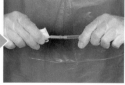

③ 吸引カテーテルのアダプターを屈曲させて**吸引圧がかからないように**しながら、包装から吸引カテーテルを取り出す。

根拠 吸引圧をかけたままカテーテルを取り出すと、カテーテル先端に包装が吸いついてしまうため。

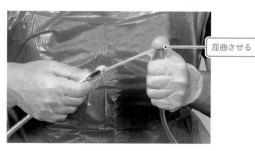

屈曲させる

カテーテルを挿入し吸引する

④ 患者さんにカテーテルを口または鼻に挿入することを告げ、口を開けてもらう。

⑤ 吸引すべき気道内分泌物が目視できる場合は、吸引圧をかけたまま**カテーテル先端を気道内分泌物の位置に移動**させ、吸引する。吸引すべき気道内分泌物が目視できない場合は、吸引圧をかけずに**カテーテル先端を最深部まで移動**させてから、吸引圧をかけて吸引する（**表3**）。

根拠 吸引圧をかけたままの状態ではカテーテルが口腔粘膜などに貼りついてしまい、目的とする位置にカテーテル先端を移動させにくくなってしまうため。

ポイント 呼吸への影響を最小限とするため、**吸引圧をかけるのは10秒以内**で、**カテーテル挿入から抜去までは15秒以内**で行う。

注意 気道粘膜損傷の原因となるため、**吸引カテーテルは出し入れしない**。

目視できる場合	目視できない場合
吸引圧をかけたまま、気道分泌物の位置にカテーテル先端を移動させる	吸引圧をかけずにカテーテル先端を最深部に移動させる

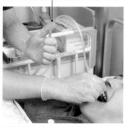 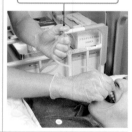

表3 吸引カテーテル挿入の長さのめやす[2]

口腔内吸引	鼻腔内吸引

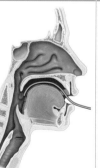 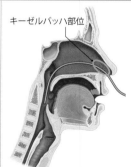

キーゼルバッハ部位

●口腔内吸引の場合：7〜10cm

●鼻腔内吸引の場合：15cm程度
※キーゼルバッハ部位には豊富な毛細血管があり出血しやすいため、カテーテル挿入の向きに注意する。

〈引用文献〉
1．和田攻，南裕子，小峰光博 編：看護大事典 第2版．医学書院，東京，2010：713-714．
2．任和子 著者代表：基礎看護学[3] 基礎看護技術II 第17版．医学書院，東京，2017：229．

吸引後に呼吸状態をアセスメントする

⑥ 吸引による呼吸状態の変化を観察、アセスメントする。

（根拠）吸引の効果を判断するため。

カテーテルやチューブ内を洗浄し、接続を外す

⑦ 吸引カテーテルでカップの水道水を少量ずつ数回吸引し、**カテーテル内やチューブ内の気道内分泌物を排液ボトル内に移動**させる。

（根拠）チューブ内に溜まった気道内分泌物が流れ出てくるのを防ぐため。

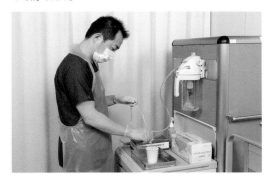

⑧ 吸引カテーテル先端を把持していたほうの手で、吸引カテーテルを握り込むようにする。

（根拠）この後の手順で吸引チューブを廃棄しやすくするため。

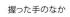
握った手のなか

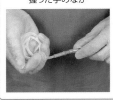
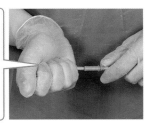

⑨ **吸引カテーテルを握り込んだ手で吸引チューブを引っ張るように**して、アダプターとチューブの接続を外す。

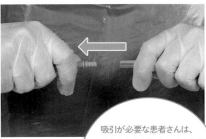

吸引が必要な患者さんは、吸引前から吸引後まで呼吸状態が大きく変化するリスクがあります。ベッドサイドにいるあいだはつねに患者さんの呼吸状態に注意を向けましょう

カテーテルを廃棄し、吸引を停止する

⑩ **吸引カテーテルを握り込んだほうの手袋表面をもう片方の手でつかみ**、手袋を裏返すようにして外し、廃棄する。

（根拠）病原体を看護師の皮膚に付着させないため、手袋表面をつかむ。汚染物質を飛散させないため、手袋を裏返す。

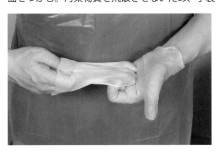

⑪ もう片方の手袋も外し、衛生的手洗いを行う。

⑫ 吸引停止ノブを閉じる。

気道内分泌物が付着した使用後のカテーテル等は、感染性廃棄物です。施設のルールにしたがって処理しましょう

吸引の終了〜あと片づけ

① ディスポーザブルエプロン、ゴーグル、マスクを外し、衛生的手洗いを行う。

② 患者さんの呼吸状態の変化を観察、アセスメントする。

（根拠）吸引の効果を判断するため。

③ 患者さんがナースコールを使用できる位置にあることを確認する。

（根拠）吸引終了後も呼吸状態が変化する可能性があるため、いつでもナースコールが使用できるように準備しておく。

④ 吸引が終わったことを患者さんに告げる。

⑤ 吸引に関する情報（**吸引された気道内分泌物の量や性状、患者さんの呼吸状態の変化**など）を記録する。

吸引は患者さんにとって苦痛の大きな援助です。吸引後はねぎらいの言葉をかけるなど、患者さんへの心理面への援助も検討しましょう

05 ストーマケア

　ストーマとは、**尿や便を排出する目的で人工的にあけられた排泄口**のことです。ストーマには、便を排出する消化管ストーマと、尿を排出する尿路ストーマがあります。
　ストーマケアとは、**ストーマの排泄機能を適切に維持するためのケア**のことです。ストーマケアには、ストーマ造設によるボディイメージや排泄方法の変化の受容、ストーマの自己管理（排泄物の処理やストーマの観察、皮膚トラブルへの対処など）、患者さん自身がストーマを自己管理できるようになるための援助も含まれます。

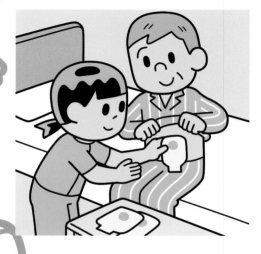

目 的

　ストーマケアは、**排泄物が適切に体外に排出される**だけでなく、**排泄物を排出するのに必要なストーマの機能を維持する**ことを目的に行います。

注意事項

　排泄物が流出するストーマやその周囲は皮膚トラブルを起こしやすい環境にあります。ストーマやその周囲の**皮膚を定期的に観察**して、皮膚トラブルが生じていないか、生じていた場合は、原因はなにかを明らかにし、すぐに対処しましょう。
　退院後も患者さんが**自立してストーマを管理できるように**援助する必要があります。いきなりストーマパウチの交換の指導をするのではなく、ストーマ自体やストーマによる排泄方法を患者さんが受容できること

が重要です。まずはストーマを見てみることからはじめ、次に触れてみるなど、段階的にセルフケアができるように援助しましょう。
　ストーマを造設することによって、患者さんの排泄方法は今までと大きく変化します。これによってボディイメージを受容できないことによる**自尊心の低下やセルフケアの意欲低下**などが生じます。患者さんの表情や言動などを観察し、精神的な面もケアする必要があります。

ストーマの基礎知識

ストーマの分類

ストーマは、造設期間による分類、造設部位による分類、開口部の形態による分類などがあります（**表1・2**）。

表1 消化管ストーマの分類

造設期間による分類	永久的		一時的	
	永久に使用するストーマ		一時的に使用し、いずれ閉鎖するストーマ	
造設部位による分類	結腸ストーマ（コロストミー）		小腸ストーマ（イレオストミー）	
	結腸に造設するストーマ		小腸（回腸）に造設するストーマ	
	横行結腸ストーマ 上行結腸ストーマ 下行結腸ストーマ S状結腸ストーマ		回腸ストーマ	
開口部の形態による分類	単孔式		双孔式	
			係蹄式（ループ式） 二連銃式 分離式	

表2 尿路ストーマ（ウロストミー）の分類

非禁制型・失禁型（常に尿が体外に流出する）		禁制型・非失禁型（尿の漏れがない）
腎瘻	膀胱瘻	コックパウチ
カテーテルを腎臓に留置し、尿を排出する	カテーテルを膀胱に留置し、尿を排出する（カテーテルを留置しない場合もある）	回腸を代用膀胱とする
		インディアナパウチ、マインツパウチ
		回腸、盲腸、上行結腸を代用膀胱とする
尿管皮膚瘻	回腸導管	
左右の尿管を体表に開口させ、尿を排出する	切り離した回腸に尿管をつなぎ、回腸の一方の端は閉じ、もう一方を体表に開口させ、尿を排出する	

排泄援助技術

05 ストーマケア

33

ストーマ装具の種類

　ストーマ管理で使用する器具を**ストーマ装具**といいます。**表3**のような種類があります。

　皮膚に貼り付ける部位を**面板**といい、排泄物を集める袋を**ストーマ袋**といいます。面板とストーマ袋が一体となった装具を**単品系（ワンピース）**、面板とストーマ袋が別々のものを**二品系（ツーピース）**といいます。

表3 **ストーマ装具の種類**

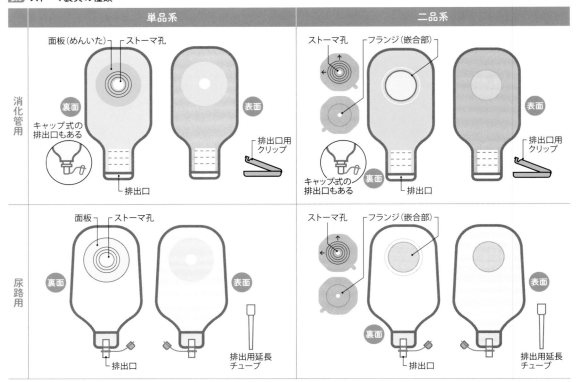

	単品系	二品系
消化管用	面板（めんいた）／ストーマ孔／裏面／キャップ式の排出口もある／排出口／表面／排出口用クリップ	ストーマ孔／フランジ（嵌合部）／表面／キャップ式の排出口もある／裏面／排出口／排出口用クリップ
尿路用	面板／ストーマ孔／裏面／表面／排出口／排出用延長チューブ	ストーマ孔／フランジ（嵌合部）／表面／裏面／排出口／排出用延長チューブ

観察ポイント

ストーマ・ストーマ周囲の観察ポイント

　排泄物の排泄口であるストーマが**正常に機能しているか**は日々観察する必要があります。また、ストーマ周囲は排泄物が触れることによる**皮膚トラブル**のリスクが常にあります。ストーマやストーマ周囲の皮膚は常に観察しましょう。

表4 **ストーマとストーマ周囲の皮膚の観察ポイント**

ストーマの観察ポイント	ストーマ周囲の皮膚の観察ポイント
●ストーマの大きさ	●瘙痒感の有無
●ストーマの色	●発赤の有無
●ストーマの形	●びらんの有無
●ストーマの浮腫の有無や程度	●出血や排膿の有無
●ストーマの高さ	●腫脹の有無
●出血の有無	

ストーマの装具交換

必要物品

❶速乾性擦式アルコール手指
　消毒薬
❷交換用のストーマ装具
❸はさみ
❹ディスポーザブル手袋
❺ディスポーザブルエプロン
❻剝離剤

❼石けん
❽ガーゼ
❾シャワーボトル（微温湯）
❿防水シーツ
⓫フェイスタオル
⓬ビニール袋（ゴミ袋）

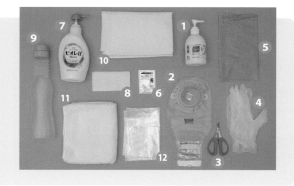

手 順

説明と同意、物品の準備

（1）患者さんにストーマ装具の交換を行うことを説明
　　し、同意を得る。

（2）必要物品を準備する。

新しい装具の準備

（1）衛生的手洗いを行う。

（根拠）手指の病原体を減少させるため。

面板のストーマ孔をカットする

（2）ストーマの大きさに合わせて、はさみで面板のスト
　　ーマ孔をカットする。ストーマ孔はストーマの根元
のサイズより**2～3mm大きめにカット**する。

（根拠）面板のストーマ孔でストーマが傷つかないようにす
るため。

（注意）ストーマのサイズは術後の回復状況や姿勢でも変化
するため、よく観察してカットする。

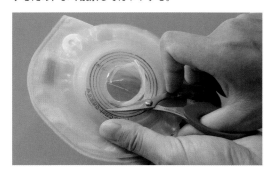

二品系は面板とストーマ袋を接続しておく

（3）二品系の装具を使用する場合は、**あらかじめ面板と
袋を接続しておく。**

（根拠）面板を装着
している最中に排
泄物が流出し、周
囲を汚染してしま
うのを防ぐため。

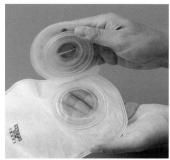

古い装具を外す

（1）衛生的手洗いを行い、ディスポーザブル手袋とディ
　　スポーザブルエプロンを装着する。

（根拠）看護師の手指や衣服に排泄物が付着するのを防ぐた
め。

面板を剝がす

（2）剝離剤を使用しながら、面板と皮膚の間に指を入れ
　　るようにしてゆっくり面板を剝がす。

（根拠）古い装具はしっかりと皮膚に張り付いているため、
皮膚損傷を起こさないようにゆっくりと剝がす。

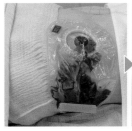
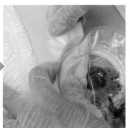

剥がした面板とストーマおよびストーマ周囲の皮膚を観察する

③ 剥がした面板を観察し、排泄物によって**溶けている部位と程度**を記録する。

(根拠) 面板の溶けた部位は、面板と皮膚が正しく密着しているかを判断する指標となるため。

④ **ストーマとストーマ周囲の皮膚**を観察する（「観察ポイント」P.34参照）。

(根拠) ストーマやストーマ周囲の皮膚は、装具がない状態のほうがよく観察できるため。

ストーマ周囲の洗浄

① 防水シーツを敷く。

(根拠) 洗浄時に衣服などが濡れないようにするため。

石けんでやさしく洗浄する

② ガーゼに石けんをよく泡立て、ストーマ周囲の皮膚をやさしく洗浄する。

(根拠) 長時間装具を貼り付ける必要がある皮膚が傷ついてしまうと、新しい面板を貼り付けられなくなったり漏れたりする可能性があるため、やさしく洗浄する。

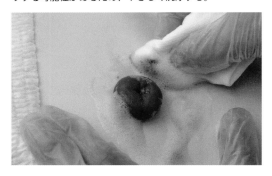

石けん成分を洗い流す

③ 微温湯で石けん成分を十分に洗い流す。

(根拠) 石けん成分が皮膚に残ってしまうと、新しい面板の粘着力が低下してしまうだけでなく、瘙痒感などの皮膚トラブルの原因となるため。

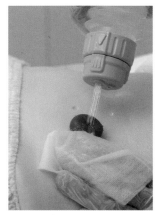

尿路ストーマの場合

尿路ストーマの場合、ストーマから絶えず尿が排出される。そのため、ペーパータオルを小さく畳んで、ストーマに軽く押し当てながら、装具交換を行う。

(根拠) 尿が流出して周囲が汚染してしまうのを防ぐため。

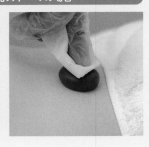

水分を拭き取る

④ フェイスタオルでストーマを包み込むように押さえ、水分を拭き取る。

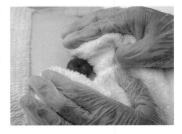

装具の装着

面板の剥離紙を剥がし、装具を貼付する

① 新しい装具の面板の剥離紙を剥がす。

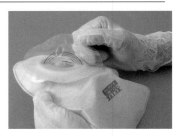

② 腹部のシワを伸ばすようにして、新しい装具を貼り付ける。

(根拠) シワに沿って排泄物が漏れてしまうのを防ぐため。

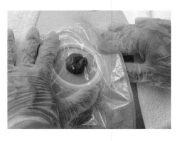

あと片づけ

① 使用した物品を片づけ、衛生的手洗いを行う。

② 患者さんにケアが終わったことを説明する。

06 褥瘡のリスクアセスメント、予防

褥瘡のリスクアセスメントとは、**褥瘡が発生するリスクをアセスメントすること**です。褥瘡のリスクアセスメントには**リスクアセスメントツール**を使用します。リスクアセスメントツールを使うことによって、**リスクが可視化**され、**適切な介入**ができ、さらに**患者さんの状態を他者と共有**することができます。

アセスメントでリスクが明らかになった場合には、適切な介入を行って褥瘡の発生を予防します（**図1**）。

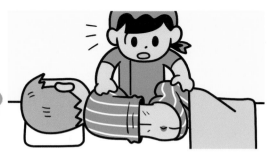

目 的

褥瘡のリスクアセスメントの目的[1]は、患者さんにとって何が褥瘡を発生させる要因となっているのか（P.39**表1**）を特定し、その要因をもとに**効果的な褥瘡予防につなげる**ことです。

注意事項

褥瘡を発生させる要因や好発部位は患者さんそれぞれで異なります。褥瘡のリスクアセスメントをせず、単に体位変換だけをし続けていても褥瘡は予防できません。**何がこの患者さんの褥瘡を発生させる要因とな**っているのか、全身的な要因、局所的な要因、直接的な要因、社会的な要因にわたってアセスメントする必要があります（P.39**図3**）。

図1 褥瘡のリスクアセスメントの意義

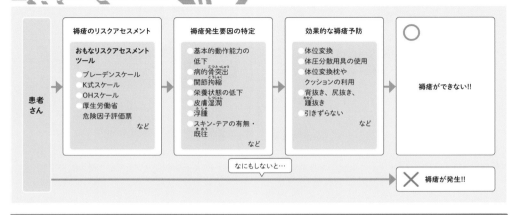

褥瘡の基礎知識

褥瘡とは

褥瘡とは次のように定義されています。「身体に加わった外力は骨と皮膚表層の間の**軟部組織の血流を低下、あるいは停止**させる。この状況が一定時間持続されると組織は**不可逆的な阻血性障害**に陥り褥瘡となる」[4]。

基本的動作能力が自立していない患者さんは、自分の体重によって**同一部位が圧迫**されることになり、これが長時間にわたると骨と皮膚組織の間の軟部組織の血流が低下してしまい褥瘡が発生します。

褥瘡が発生する要因

褥瘡は、組織に圧やずれが加わり組織が障害されることで発生します（**図2**）。ですから、寝返りがうてない、長時間同一体位でいるなど**ADL*の低下**が褥瘡発生の直接的な要因となります。しかし、褥瘡は直接的な要因だけでなく、全身的な要因、局所的な要因、社会的な要因など、**さまざまな要因が相互に影響して発生する**のが特徴です（**図3・表1**）。そのため、褥瘡を予防するためには看護師だけでなくリハビリテーションスタッフやソーシャルワーカーなど**多職種でかかわること**が求められます。

＊【ADL】activities of daily living：日常生活動作

図2 褥瘡発生の病態生理[5]

組織に圧やずれの力が加わると…

毛細血管がつぶれて
組織に血液が流れなくなる

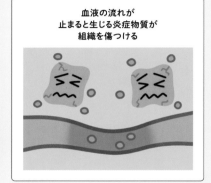

血液の流れが
止まると生じる炎症物質が
組織を傷つける

リンパの流れが悪くなり
組織に老廃物などが蓄積する

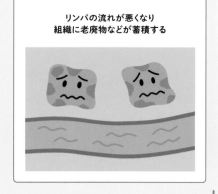

圧やずれの力で
組織自体が変形する

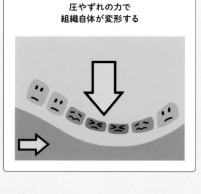

組織が障害され、褥瘡が発生する

Berlowitz DR, Brienza DM：Are all pressure ulcers the result of deep tissue injury？ A review of the literature. *Ostomy Wound Manage*. 2007 Oct；53(10)：34-38. PMID：17978413. を参考に作成

図3 褥瘡発生の要因

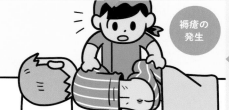

直接的な要因
- 寝返りがうてない　● 長時間同一体位でいる　など

局所的な要因
- 加齢などによって皮膚が弱くなっている
- 尿失禁や便失禁などにより皮膚が湿潤しふやけている
- 皮膚に摩擦やずれが生じている
- 皮膚に炎症や感染が起きている

褥瘡の発生

全身的な要因
- 栄養状態が悪くやせている、低アルブミン血症によって浮腫がある
- 加齢や疾患によってADLが低下している
- 抗がん剤やステロイド剤の使用により易感染状態である
- 創傷治癒が遅延しやすい糖尿病などに罹患している

社会的な要因
- 介護力が不足している
- 介護サービスなどの社会的資源に関する情報が不足している
- 経済的に介護サービスを受けられない

国立循環器病院研究センター：循環器病情報サービス・[98] 床ずれはどう防ぎ、どう手当てするか―褥瘡のケアで大切なこと―. を参考に作成
http://www.jcvrf.jp/general/pdf_arekore/arekore_098.pdf(2022.10.17アクセス)

表1 褥瘡発生のリスク因子[1]

ADLの低下	病的骨突出	皮膚の湿潤	浮腫
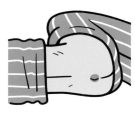	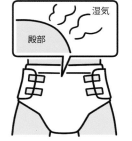	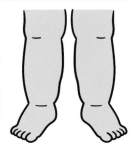湿気　殿部	
● ADLが自立していない場合、適切に体位を変えることができず、同じ部位に長時間圧迫が加わり褥瘡の発生要因となる	● 骨が突出している部位は、皮下組織や筋肉が萎縮しており、血流も乏しく限局的に圧迫もされやすいことから褥瘡の発生要因となる	● 皮膚が湿潤した状態が続くと皮膚の防御機能が低下し褥瘡の発生要因となる	● 浮腫が起こると皮膚が弱くなり、血流障害も伴い褥瘡の発生要因となる

関節拘縮	栄養状態の低下	スキン-テア*の有無・既往
	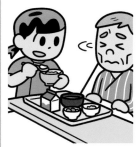	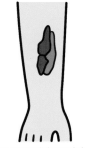
● 関節拘縮により皮膚が重なった状態になると皮膚が湿潤し、褥瘡の発生要因となる ● 関節拘縮した部位は身体が密着しており、患者自身の身体が圧迫の原因となって褥瘡の発生要因となる	● 栄養状態が低下すると筋肉や脂肪組織が減少し褥瘡が発生しやすくなる。また、栄養状態の低下により浮腫が起こると皮膚が弱くなり、血流障害も伴い褥瘡の発生要因となる	● スキン-テアの発生には皮膚が弱くなる疾患や全身状態が関係していることが多い。スキン-テアの有無や既往から褥瘡の発生要因を評価する

褥瘡はなんといっても発生させないことが一番重要です。ほんの小さなことでも褥瘡発生のリスクになりますので、観察とケアを怠らないようにしましょう

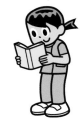

*スキン-テアは、「摩擦・ずれによって、皮膚が裂けて生じる真皮深層までの損傷(部分層損傷)をスキン-テア(皮膚裂傷)とする」[2]と定義される

褥瘡の好発部位

褥瘡の好発部位は、**患者さんの姿勢によって変わります**。褥瘡は「骨と皮膚表層の間の軟部組織の血流の低下、あるいは停止」が起こることによって発生することから、**骨が出っ**張っている部位（骨突出部）は圧迫を受けやすく、皮膚の血流も阻害されやすいといえます。それぞれの体位と圧迫されやすい部位は**図4**のとおりです。

図4 体位と褥瘡好発部位

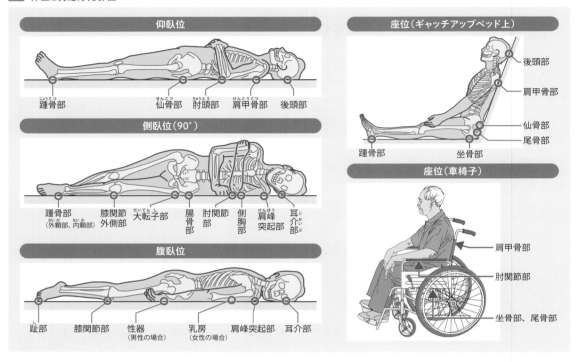

仰臥位
踵骨部　仙骨部　肘頭部　肩甲骨部　後頭部

側臥位（90°）
踵骨部（外顆部、内顆部）　膝関節外側部　大転子部　腸骨部　肘関節部　側胸部　肩峰突起部　耳介部

腹臥位
趾部　膝関節部　性器（男性の場合）　乳房（女性の場合）　肩峰突起部　耳介部

座位（ギャッチアップベッド上）
後頭部　肩甲骨部　仙骨部　尾骨部　踵骨部　坐骨部

座位（車椅子）
肩甲骨部　肘関節部　坐骨部、尾骨部

褥瘡の予防[4]

褥瘡はとにかく**つくらないことが重要**です。褥瘡のリスクがある人は、ひとたび**褥瘡ができてしまうと治癒するのが難しくなる**からです。そのためには予防が何よりも大切です。患者さんに褥瘡が発生するリスクを正しくアセスメントして、褥瘡発生の要因を取り除く必要があります。

また要因を取り除くとともに、日々患者さんの**皮膚の状態を観察**して褥瘡が発生していないかどうかを確認する必要もあります。

● 皮膚の状態の観察

寝衣交換やおむつ交換、清拭のときに患者さんの**皮膚の状態を観察**します。とくに**骨が突出している部分**や、それまでに**圧迫されていた部分**は注意深く観察します。

発赤があった場合は、部位・大きさ、皮膚剥離、皮膚の湿潤があるかなどを詳細に観察し、看護師、医師に報告し記録します。次回観察したときにその発赤が消失していれば一時的な発赤ですが、発赤が持続する場合はそれ以上**悪化させないケア**が必要になります。

残念ながら褥瘡が発生してしまった場合には、深達度分類などを使って継続的な観察を行います（**表2**）。

● 褥瘡発生要因の評価

患者さんの褥瘡発生要因を評価するために、褥瘡のリスクアセスメントツールを活用します（**表3**）。それぞれのツールが何をアセスメントできるのかという**特徴を理解し、適切に使用する**必要があります。

ツールを使うことで、褥瘡発生要因の評価が、単に評価した看護師の主観とならず、チームで看護をする際には**共通の指標**となり、**継続的な予防や観察**が可能となります。

リスクアセスメントツールはおもに**虚弱な高齢者**に対して使用されますが、脊髄損傷の急性期をアセスメントするツールや在宅におけるリスクアセスメントツールなどもあります。

● 圧迫やずれの排除

皮膚の圧迫、とくに**骨が突出している部分の皮膚を圧迫しない**ようにすること、また患者さんの**皮膚にずれる力が加わらない**ようにすることも重要です。

この2つを排除するにはP.43**表7**のような方法があります。

表2 褥瘡の深達度分類[6]

	健康な皮膚	d0	d1	d2	D3	D4	D5	DDTI	DU
DESIGN-R® 2020		皮膚損傷・発赤なし	持続する発赤	真皮までの損傷	皮下組織までの損傷	皮下組織を超える損傷	関節腔、体腔に至る損傷	深部損傷褥瘡(DTI)疑い	壊死組織で覆われ深さの判定が不能
NPUAP ステージ分類			ステージⅠ 通常骨突出部に限局された領域に消退しない発赤を伴う損傷のない皮膚。色素の濃い皮膚には明白な消退は起こらないが、周囲の皮膚と色が異なることがある	ステージⅡ 黄色壊死組織(スラフ)を伴わない、創底が薄赤色の浅い潰瘍として現れる真皮の部分欠損。水疱蓋が破れていないもしくは開放/破裂した、血清で満たされた水疱を呈することもある	ステージⅢ 全層組織欠損。皮下脂肪は確認できるが、骨、腱、筋肉は露出していない。組織欠損の深度がわからなくなるほどではないがスラフが付着していることがある。ポケットや瘻孔が存在することもある	ステージⅣ 骨、腱、筋肉の露出を伴う全層組織欠損。スラフまたはエスカー(黒色壊死組織)が創底に付着していることがある。ポケットや瘻孔を伴うことが多い		深部損傷褥瘡疑い 圧力やせん断力によって生じた皮下軟部組織が損傷に起因する、限局性の紫色または栗色の皮膚変色または血疱	判定不能 創底にスラフ(黄色、黄褐色、灰色、緑色または茶色)やエスカー(黄褐色、茶色または黒色)が付着し、潰瘍の実際の深さがまったくわからなくなっている全層組織欠損

DESIGN-R®2020:日本褥瘡学会 編:褥瘡状態評価スケール 改定DESIGN-R®2020 コンセンサス・ドキュメント. 照林社, 東京, 2020:13. より転載
NPUAPステージ分類:EPUAP(ヨーロッパ褥瘡諮問委員会)/NPUAP(米国褥瘡諮問委員会)著, 宮地良樹, 真田弘美監訳:褥瘡の予防&治療 クイックリファレンスガイド(Pressure Ulcer Prevention& Treatment). より抜粋して引用

表3 おもなリスクアセスメントツールの特徴および利点、欠点[3]

ブレーデンスケール	K式スケール	OHスケール	厚生労働省危険因子評価票
●看護師が介入可能な要因である、①知覚の認知、②湿潤、③活動性、④可動性、⑤栄養状態、⑥摩擦とずれ、からなる	●日本人の体型を考慮してつくられたことから、とくに日本人高齢者に適している	●危険要因4項目(自力体位変換能力、病的骨突出、関節拘縮、浮腫)から褥瘡危険要因を評価する	●日常生活自立度と、基本的動作能力(ベッド上、椅子上)、病的骨突出、栄養、皮膚湿潤、関節拘縮、浮腫、スキン-テアの有無や既往から評価する
利点 リスクを評点化することで客観的に評価できる	**利点** 日本人特有の骨突出を評価できる	**利点** シンプルで介護職員や家族でも使うことができる	**利点** 「ある・なし」「できる・できない」で評価するため簡単である
欠点 褥瘡が発生しない患者にも過度のケアをしてしまうことになる	**欠点** 高齢者以外に使用できるかは不明	**欠点** 患者に関節拘縮があると骨突出の測定に誤差が生じる	**欠点** 評価者によって誤差が生じやすい、また点数化できない

図5 K式スケール(金沢大学式褥瘡発生予測尺度)

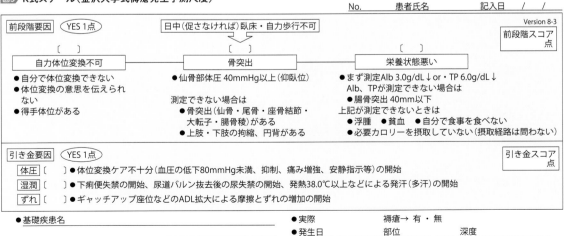

対象:何らかの理由により、床上生活を余儀なくされている患者、また、完全な床上生活でなくても、24時間のなかで床を離れる時間が圧倒的に短い場合
評価:前段階要因1点以上は危険性があり、加えて引き金要因が1つでもあれば褥瘡が発生する

表4 ブレーデンスケール

患者氏名：_____　評価者氏名：_____　評価年月日：_____

	1	2	3	4	
知覚の認知 ●圧迫による不快感に対して適切に対応できる能力	**1. 全く知覚なし** 痛みに対する反応（うめく、避ける、つかむなど）なし。この反応は、意識レベルの低下や鎮静による。あるいは、体のおおよそ全体にわたり痛覚の障害がある。	**2. 重度の障害あり** 痛みにのみ反応する。不快感を伝える時には、うめくことや身の置き場なく動くことしかできない。あるいは、知覚障害があり、体の1/2以上にわたり痛みや不快感の感じ方が完全ではない。	**3. 軽度の障害あり** 呼びかけに反応する。しかし不快感や体位変換のニードを伝えることが、いつもできるとは限らない。あるいは、いくぶん知覚障害があり、四肢の1、2本において痛みや不快感の感じ方が完全ではない部位がある。	**4. 障害なし** 呼びかけに反応する。知覚欠損はなく、痛みや不快感を訴えることができる。	
湿潤 ●皮膚が湿潤にさらされる程度	**1. 常に湿っている** 皮膚は汗や尿などのため、ほとんどいつも湿っている。患者を移動したり、体位変換するごとに湿気が認められる。	**2. たいてい湿っている** 皮膚はいつもではないが、しばしば湿っている。各勤務時間中に少なくとも1回は寝衣寝具を交換しなければならない。	**3. 時々湿っている** 皮膚は時々湿っている。定期的な交換以外に、1日1回程度、寝衣寝具を追加して交換する必要がある。	**4. めったに湿っていない** 皮膚は通常乾燥している。定期的に寝衣寝具を交換すればよい。	
活動性 ●行動の範囲	**1. 臥床** 寝たきりの状態である。	**2. 坐位可能** ほとんど、またはまったく歩けない。自力で体重を支えられなかったり、椅子や車椅子に座るときは、介助が必要であったりする。	**3. 時々歩行可能** 介助の有無にかかわらず、日中時々歩くが、非常に短い距離に限られる。各勤務時間中にほとんどの時間を床上で過ごす。	**4. 歩行可能** 起きている間は少なくとも1日2回は部屋の外を歩く。そして少なくとも2時間に1度は室内を歩く。	
可動性 ●体位を変えたり整えたりできる能力	**1. 全く体動なし** 介助なしでは、体幹または四肢を少しも動かさない。	**2. 非常に限られる** 時々体幹または四肢を少し動かす。しかし、しばしば自力で動かしたり、または有効な（圧迫を除去するような）体動はしない。	**3. やや限られる** 少しの動きではあるが、しばしば自力で体幹または四肢を動かす。	**4. 自由に体動する** 介助なしで頻回にかつ適切な（体位を変えるような）体動をする。	
栄養状態 ●普段の食事摂取状況	**1. 不良** 決して全量摂取しない。めったに出された食事の1/3以上を食べない。タンパク質・乳製品は1日2皿（カップ）分以下の摂取である。水分摂取が不足している。消化態栄養剤（半消化態、経腸栄養剤）の補充はない。あるいは、絶食であったり、透明な流動食（お茶、ジュースなど）なら摂取したりする。または、末梢点滴を5日間以上続けている。	**2. やや不良** めったに全量摂取しない。普段は出された食事の約1/2しか食べない。タンパク質・乳製品は1日3皿（カップ）分の摂取である。時々消化態栄養剤（半消化態、経腸栄養剤）を摂取することもある。あるいは、流動食や経管栄養を受けているが、その量は1日必要摂取量以下である。	**3. 良好** たいていは1日3回以上食事をし、1食につき半分以上は食べる。タンパク質・乳製品を1日4皿（カップ）分摂取する。時々食事を拒否することもあるが、勧めれば通常補食する。あるいは、栄養的におおよそ整った経管栄養や高カロリー輸液を受けている。	**4. 非常に良好** 毎食おおよそ食べる。通常はタンパク質・乳製品を1日4皿（カップ）分以上摂取する。時々間食（おやつ）を食べる。補食する必要はない。	
摩擦とずれ	**1. 問題あり** 移動のためには、中等度から最大限の介助を要する。シーツでこすれずに体を移動することは不可能である。しばしば床上や椅子の上でずり落ち全面介助で何度も元の位置に戻すことが必要となる。痙攣、拘縮、振戦は持続的に摩擦を引き起こす。	**2. 潜在的に問題あり** 弱々しく動く。または、最小限の介助が必要である。移動時皮膚は、ある程度シーツや椅子、抑制帯、補助具などにこすれている可能性がある。たいがいの時間は、椅子や床上で比較的良い体位を保つことができる。	**3. 問題なし** 自力で椅子や床上を動き、移動中十分に体を支える筋肉を備えている。いつでも、椅子や床上で良い体位を保つことができる。		

©Braden and Bergstrom.1988
訳：真田弘美（東京大学大学院医学系研究科）／大岡みち子（North West Community Hospital.IL.U.S.A.）

	Total	

表5 OHスケール

危険要因		点数
自力体位変換 麻痺・安静度、意識状態の低下 （麻酔覚醒、薬剤）	できる	0点
	どちらでもない	1.5点
	できない	3点
病的骨突出 （仙骨部）	なし	0点
	軽度・中等度	1.5点
	高度	3点
浮腫	なし	0点
	あり	3点
関節拘縮	なし	0点
	あり	1点

急性期病院、長期療養施設、在宅から収集され、単変量解析・多変量解析の統計処理による褥瘡危険要因（厚生労働省長寿科学総合研究班（大浦武彦　班長）による調査を基に作成されたスケール）

合計点により軽度（1〜3点）・中等度（4〜6点）・高度レベル（7〜10点）に分類

表6 厚生労働省危険因子評価表

	日常生活自立度 J（1，2）　A（1，2）　B（1，2）　C（1，2）			対処
危険因子の評価	基本的動作能力 （ベッド上　自力体位変換） （イス上　坐位姿勢の保持、除圧）	できる できる	できない できない	「あり」もしくは「できない」が 1つ以上の場合、看護計画を 立案し実施する
	病的骨突出	なし	あり	
	関節拘縮	なし	あり	
	栄養状態低下	なし	あり	
	皮膚湿潤（多汗、尿失禁、便失禁）	なし	あり	
	皮膚の脆弱性（浮腫）	なし	あり	
	皮膚の脆弱性（スキン-テアの保有、既往）	なし	あり	

厚生労働省：基本診療料の施設基準等及びその届出に関する手続きの取扱いについて（保医発0304 第2号 令和4年3月4日）．より引用

表7 皮膚の圧迫やずれの排除方法

体位変換	体圧分散用具の使用	体位変換枕や クッションの使用	背抜き、尻抜き、踵抜き	引きずらない
●2時間ごとに体位 変換を行う[4]	●体圧分散マットを使用する ●エアマットを使用する	●褥瘡好発部位にクッション などを使用する	●体位変換後やギャッチアップ後に 皮膚にかかったずれを解除する	●体位変換の際に引き ずらない

● スキンケア[4]

皮膚を清潔に保ち、皮膚を保護することは褥瘡予防につながります。

おむつをしている患者さんの尿失禁や便失禁をそのままにしておくと、**皮膚がふやけて弱くなります**。失禁がなくても、おむつの長時間着用は不感蒸泄による蒸れを生じさせ皮膚がふやけて弱くなります。弱くなった皮膚は傷つきやすく褥瘡の原因となります。

尿失禁や便失禁を放置せず、おむつ交換時には**陰部洗浄をして、皮膚保護剤を塗布する**ことで皮膚を保護することができます。尿失禁や便失禁がなくても定期的に**おむつを開放して蒸れないようにしたり、皮膚保護材として骨が突出している部分にポリウレタンフィルムドレッシング材を貼付**することも、皮膚を守り褥瘡の予防につながります。

● 栄養管理

褥瘡を予防するために**栄養状態を整える**必要があります。栄養状態が悪くなると、脂肪や筋肉量が低下し、骨突出が著明となり褥瘡が発生しやすくなります。また低栄養による低アルブミン血症は**浮腫**を引き起こし、浮腫によって皮膚が弱くなります。栄養状態が悪い場合、ひとたび褥瘡が発生する**と治癒しにくくなります**。

● リハビリテーション

関節拘縮や筋萎縮があると拘縮部分の**皮膚と皮膚が密着して蒸れが生じ**、骨の突出があるため褥瘡が発生しやすくなります。

そのためリハビリテーションを積極的に行い、関節拘縮や筋萎縮を予防することによって褥瘡を予防します。

● 患者教育

自分で動ける患者さんには、**意識的に体位変換**をするよう説明します。また自力で動けない患者さんには体位変換の必要性を説明し理解してもらい、就寝中も看護師が体位変換をすることに同意してもらいます。

● ポジショニング

褥瘡予防のポジショニングで大切なことは、患者さんの**体位が安定**すること、痛みや疲れがなく**安楽に感じる**こと、そして安全であることです。

どのような姿勢でも身体の**一部に強い圧がかからないように除圧**し、ずれが生じることを防ぐ体位に整える必要があります。

30°の側臥位は、殿筋で体を支えて支持基底面（**図6**）を広くできるため臨床で活用されています。しかし、骨突出の部位や円背の程度などによっては必ずしも30°側臥位が適切とは限りません。側臥位の角度は**患者さんの状態に応じて調整**し、そのなかで**できるだけ支持基底面を広くする工夫**が必要です。

図6 30°側臥位の支持基底面

●腸骨部と仙骨部の
接地している部分
は圧迫されやすい

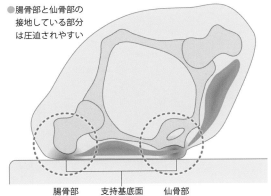

腸骨部　　支持基底面　　仙骨部

田中マキ子 編著：ポジショニングの援助技術．動画でわかる褥瘡予防のためのポジショニング．中山書店，東京，2011：61．より一部改変して引用

観察ポイント

褥瘡の早期発見と観察ポイント

体位変換やおむつ交換のときなどには、患者さんの皮膚を露出して観察します(褥瘡の好発部位については、P.40**図4**を参照)。

発赤があった場合は、その**部位と発赤の大きさ、水疱があるか**(図7)などの皮膚の状態をくわしく観察して報告、記録をします。

図7 水疱がある発赤部位

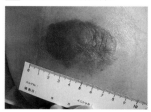

石塚睦子 監修・執筆:実習記録用語 POCKET BOOK. プチナース 2020;29(12)別冊付録:2. より許可を得て転載

異常時の対応

継続的に皮膚の観察をし、これ以上状態が悪くならないように、**体位変換の頻度を増やしたり、徹底的に除圧をしたりする**などの援助を行います。

さらにポリウレタンフィルムドレッシング材の貼付や保湿剤の塗布などで**異常のある箇所の皮膚を保護**したり、患者さんの**栄養状態を確認**し、**適切な栄養が摂取できるような援助**も重要です。

> 褥瘡ができると創部ばかりに注意が向いてしまいがちですが、大切なことは、圧迫やずれ、低栄養状態などの褥瘡を発生させている要因を排除する援助を継続的に行っていくことです

周術期の褥瘡発生予防

自力で体位変換ができない患者さんは褥瘡ができやすいということをここまで説明してきました。日常生活では自力で移動し、会社や学校に通っているような人でも自力で体位変換ができない状態に陥ることがあります。例えば**手術を受けるようなとき**です。

長時間体位変換ができないと、体力があり、栄養状態が悪くなくても褥瘡の発生リスクが高くなります。そのため、**手術中は体圧がかからないようなマットを使用**したり、**定期的に看護師が体圧を取り除くような工夫**をしています。

手術中に体圧を取り除く具体的な方法として、外周りの看護師(間接介助看護師)が**滅菌覆布の清潔部位に触れないように患者さんの身体の下に手を入れます**。そのときに患者さんの皮膚に直接触れて体温を確かめ、**血流が悪くなっていないかも同時に確認**します。血流が悪いと褥瘡の発生リスクが高くなるからです。

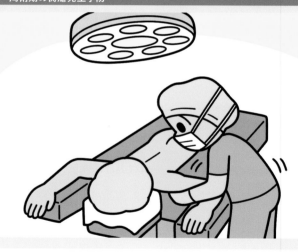

> 手術中はADLの高い患者さんでも動くことができないので看護師による体圧の分散が必要なんだね

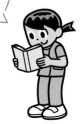

褥瘡予防の基本技術

圧迫やずれを極力避ける仰臥位から側臥位への体位変換

必要物品

❶ワゴン
❷速乾性擦式アルコール手指消毒薬
❸バスタオル
❹クッション（数個）

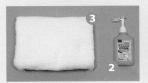

●大型タイプ

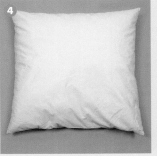

●変形可能タイプ

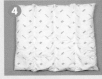

●ソフトタイプ

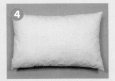

●高密度タイプ

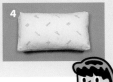

> 体位変換で使用するクッションには、さまざまな形や大きさのものがあります。患者さんの体型と体位から目的に適したものを選びます

手 順

準備

① 患者さんに体位変換をすることを説明し、同意を得る。

② 必要物品を準備する。

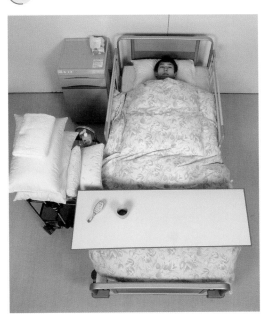

③ 床頭台やオーバーベッドテーブルなどをじゃまにならない位置に移動する。ベッド上の私物は患者さんの許可を得て床頭台やオーバーベッドテーブルに移動する。
（根拠）援助を効率よく行うため。私物を破損しないようにするため。

④ カーテンを閉める。
（根拠）患者さんの羞恥心に配慮するため。
＊見やすくするために、以降の写真ではカーテンを開けている

⑤ ベッドを**援助しやすい高さ**に調整する。
（根拠）ベッドが低すぎると看護師が中腰の姿勢となり、腰を痛めてしまうため。

⑥ 衛生的手洗いを行う。
（根拠）手指の病原体を減少させるため。

⑦ 布団を外し、じゃまにならない場所に置く。
（根拠）援助を効率よく行うため。

> 患者さんをどの体位にするのかによって使用するクッションが変わります。事前にしっかり準備しましょう

仰臥位→右側臥位の体位変換

＊見やすくするために、以降の写真では看護師がいない側のベッド柵も外している

ベッド柵・枕を外し、バスタオルを置く

① ベッド柵を外し2人の看護師がベッドの両サイドに立つ。

根拠 体位変換時に**患者さんを引きずらないよう**、2名で行うため。

注意 できるだけ**身長差のない看護師2名で行う**と、どちらかが腰を痛めてしまうことが少ない。

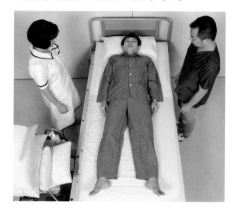

② 枕を外す。

根拠 患者さんをベッド上で移動させるときに妨げとなるため。

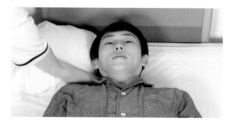

③ バスタオルの**辺の長さの長いほう**を、**半分だけ**内側に丸めておく。

根拠 患者さんの背中に敷くときに短時間でバスタオルを挿入できるようにするため。

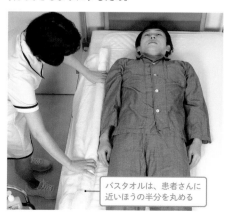

バスタオルは、患者さんに近いほうの半分を丸める

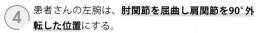

④ 患者さんの左腕は、**肘関節を屈曲し肩関節を90°外転した位置**にする。

根拠 側臥位にした際に腕が体の下に入り込まないようにするため。

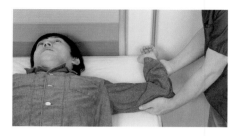

⑤ 患者さんの**右腕は胸の上**に置く。

根拠 側臥位にした際に腕が残ってしまわないようにするため。

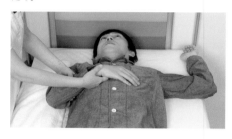

⑥ 患者さんの踵（かかと）ができるだけ殿部（でんぶ）に近づくように**膝を立てる**。

根拠 踵をできるだけ殿部の近くにすると、患者さんの支持基底面が小さくなり患者さんとシーツに生じる摩擦が減り、容易に動かせるようになるため。

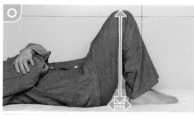

○ 踵を近づけると膝が高くなり、支持基底面が小さくなる

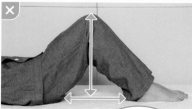

× 踵が遠いと膝が低くなり、支持基底面が大きくなる

患者さんの膝の高さが高くなると、支点から力点までの距離が長くなり、体位を変換する際の看護師の負担が軽減します

患者さんの背中にバスタオルを敷く

7 患者さんの**肩と膝を支え**、**まずは膝**を看護師側に倒し、**体幹が動き始めたら肩**を引き寄せるようにして左側臥位にする。

根拠 膝から先に動かすことで自然と上半身も動き、看護師の力が少なくて済むため。

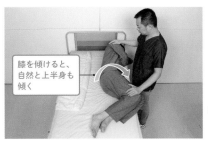

膝を傾けると、自然と上半身も傾く

※以降、見やすくするためにワゴンは**移動**させている

8 患者さんの**背中の下**にバスタオルを敷く。

根拠 患者さんを引きずらず、バスタオルに乗せて水平移動させるため。

注意 バスタオルを敷くときは、移動時に患者さんの頭が落ちないように**頭がバスタオルに乗る**ように敷く。

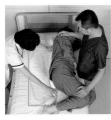
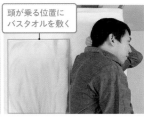

頭が乗る位置にバスタオルを敷く

9 患者さんを**仰臥位**にし、バスタオルを敷き入れた反対側から丸めてあるバスタオルを引き出す。

バスタオルを使用し、患者さんをベッドの左側へ移動する

10 患者さんの両腕を胸の上に置く。

根拠 移動中に患者さんの手が引きずられないようにするため。

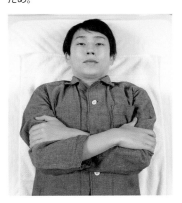

11 患者さんの肩に近い頸部、腰部の下に敷いてあるバスタオルを上からつかむようにし、バスタオルをたぐり寄せて、**できるだけ患者さんの身体に近い位置**でバスタオルを把持する。

根拠 患者さんの身体に近い位置を把持することで、移動に必要な力を小さくすることができるため。

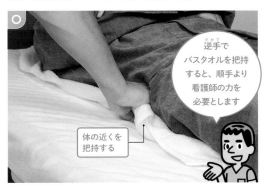

逆手（さかて）でバスタオルを把持すると、順手より看護師の力を必要とします

○ 体の近くを把持する

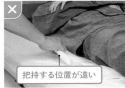
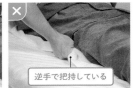

× 把持する位置が遠い

× 逆手で把持している

12 患者さんにこれから移動するため身体が少し浮くことを伝える。このとき**首に力を入れて頭が落ちないように支えてもらう**ことをお願いする。

根拠 身体が持ち上がったときに頸部が後屈（こうくつ）して頭が引きずられることを防ぐため。

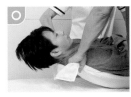
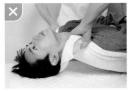

○ ×

13 看護師同士で声をかけ合い、患者さんをベッドに触れない高さに少しだけ持ち上げ、患者さんから見た**ベッドの左側**に移動させる。

根拠 シーツと患者さんの背部が触れたまま移動させると、褥瘡の原因となるずれが生じるため。

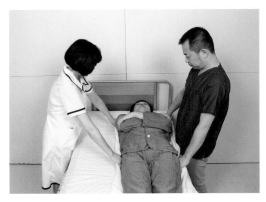

患者さんの背中のバスタオルを外す

14 P.46-47④～⑦の手順で患者さんを**右側臥位**とし、背中の下に敷いてあるバスタオルを丸めて患者さんとシーツの間に軽く押し込む。

根拠 バスタオルを反対側から抜きやすくするため。

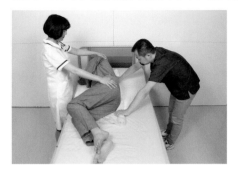

15 患者さんを**仰臥位**にし、背中の下のバスタオルを引き抜く。

根拠 バスタオルの素材は滑りが悪く、バスタオルを敷いたままでいると**摩擦の原因**となるため。また、バスタオルのしわが褥瘡の原因となるため。

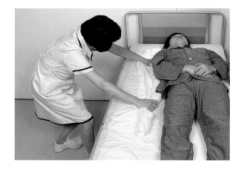

患者さんの体位を整え、右側臥位にする

16 患者さんの右腕は、**肘関節を屈曲し肩関節を90°外転した位置**にする。

根拠 側臥位にした際に腕が体の下に入り込まないようにするため。

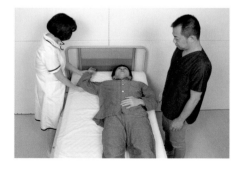

17 患者さんの**左腕は胸の上**に置く。

根拠 側臥位にした際に腕が残ってしまわないようにするため。

18 「手順⑥」（P.46）と同様に、患者さんの**膝を立てる**。

19 患者さんの**肩と膝を支え**、**まず膝**を看護師側に倒し、**体幹が動き始めたら肩を引き寄せるようにして**右側臥位にする。

根拠 膝から先に動かすことで自然と上半身も動き、看護師の力が少なくて済むため。

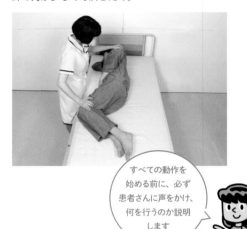

> すべての動作を始める前に、必ず患者さんに声をかけ、何を行うのか説明します

枕を入れ、クッションを使って
安楽な体位に整える

20 患者さんの頭の下に枕を入れる。

根拠 側臥位になったときに首を側屈させないようにするため。

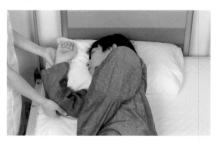

21 患者さんの寝衣、シーツのしわを伸ばし背部にクッションを入れ、**褥瘡好発部位への圧迫を避ける角度**とし、寄りかからせる。

根拠 クッションを入れることで支持基底面が広がり、局所への圧迫を解消できるため。

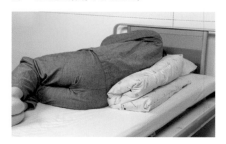

㉒ 右の肩の下に手を入れ、手前に引くようにして肩の位置を整える。

(根拠) 肩峰の骨突出部に過度な圧迫がかかるのを防ぐため。

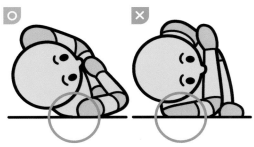

㉓ 左右の足が重ならないように**右膝を曲げ、左足は伸ばす**ようにする。

(根拠) 足同士が重なると圧がかかるため。また**支持基底面を大きくして姿勢を安定させる**ため。

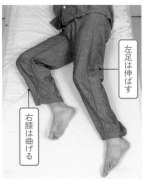

左足は伸ばす

右膝は曲げる

㉔ 左足の下にクッションを入れる。

(根拠) 圧を分散させるため。

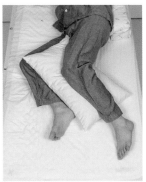

㉕ 患者さんとベッドに隙間ができないようにクッションを入れる(**図8**)。

(根拠) 十分に体圧を分散させるため。四肢や体幹で隙間のできている部分には筋肉に緊張がかかるため。

図8 クッション挿入の一例

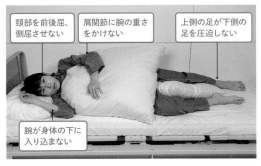

頸部を前後屈、側屈させない

肩関節に腕の重さをかけない

上側の足が下側の足を圧迫しない

腕が身体の下に入り込まない

寝衣やシーツを整え、ベッド柵をし布団をかける

㉖ 寝衣やシーツに残っているしわを伸ばす。

(根拠) 寝衣やシーツにしわがあると褥瘡の原因となるため。

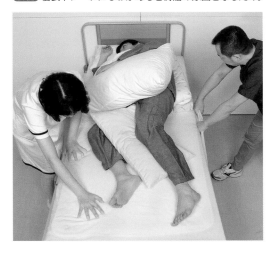

㉗ ベッド柵をし、布団をかける。

あと片づけ

① 床頭台や椅子、オーバーベッドテーブル、患者さんの私物などを元の位置に戻す。

② ベッドの高さを元の高さに戻す。

③ カーテンを開ける。

④ ナースコールを患者さんの手の届くところに置き、患者さんに理解しているかどうかを確認する。

(根拠) いつでもすぐに患者さんが使うことができるようにするため。

⑤ 衛生的手洗いを行う。

(根拠) 手指の病原体を減少させるため。

⑥ 体位変換が終わったことを患者さんに伝える。

仰臥位からギャッチアップしたあとの背抜き、尻抜き、踵抜き

準備

● 準備 (P.45)と同じように準備する。

① 患者さんのギャッチアップ（頭部挙上および膝の屈曲）を行う。

注意 看護師がいない側のベッド柵は安全のため外さないでおく。　※ここでは、見やすくするために柵を外している。

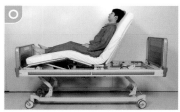

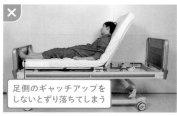

> 足側のギャッチアップをしないとずり落ちてしまう

背抜きの実施

① 患者さんの腋窩に手を差し入れる。患者さんを前傾姿勢とし、頭から背中全体がベッドから離れるようにする。

根拠 背中にかかっているずれの力を解消するため。

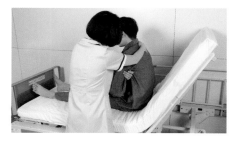

② 背部の下のシーツと寝衣のしわを伸ばすように、背中を2〜3回大きく撫でる。

根拠 シーツや寝衣にしわがあると褥瘡の原因となるため。

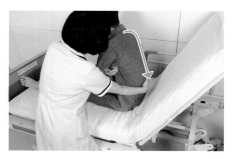

尻抜きの実施

① 患者さんを支えながら、上半身を左に傾け右側の殿部をベッドから浮かせる。　＊左右どちらが先でもよい

根拠 右殿部にかかっているずれの力を解消するため。

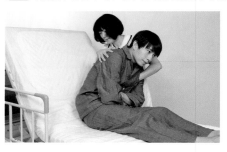

② 殿部の下のシーツと寝衣のしわを伸ばし、患者さんを元の位置に戻す。

根拠 シーツや寝衣にしわがあると褥瘡の原因となるため。

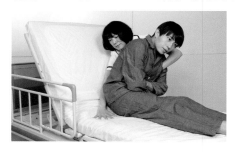

③ 患者さんを支えながら、上半身を右に傾け左側の殿部をベッドから浮かせる。

根拠 左殿部にかかっているずれの力を解消するため。

④ 殿部の下のシーツと寝衣のしわを伸ばし、患者さんを元の位置に戻す。

根拠 シーツや寝衣にしわがあると褥瘡の原因となるため。

踵抜きの実施

① 左足の踵の下に手を入れ、足全体を持ち上げベッドから浮かせる。　＊左右どちらが先でもよい。

根拠 踵や下肢下面にかかっているずれの力を解消するため。

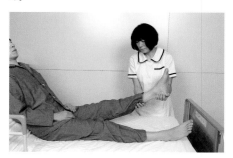

② 足の下のシーツと寝衣のしわを伸ばし、患者さんを元の位置に戻す。

根拠 シーツや寝衣にしわがあると褥瘡の原因となるため。

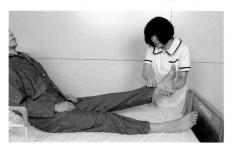

③ 右足の踵の下に手を入れ、**足全体を持ち上げベッドから浮かせる。**

根拠 踵や下肢下面にかかっているずれの力を解消するため。

④ 足の下のシーツと寝衣のしわを伸ばし、患者さんを元の位置に戻す。

根拠 シーツや寝衣にしわがあると褥瘡の原因となるため。

あと片づけ

① ベッド柵を戻し、布団をかける。

● 以降は、 あと片づけ （P.49 ①〜⑥）と同じように行う。

> 仰臥位から
> ギャッチアップ（またはその逆）にすると、患者さんの背中やお尻に 剪断力（せんだんりょく）という「ずれ」の力が生じて皮膚に圧がかかり、褥瘡が発生する原因となります。そのためギャッチアップをしたあとや、仰臥位に戻したあとは 背抜き、尻抜き、踵抜きを行います

ギャッチアップから仰臥位にしたあとの背抜き、尻抜き、踵抜き

準備

● 準備 （P.45）と同じように準備する。

① 患者さんを**ギャッチアップの位置から仰臥位**にする。

② ベッド柵を外し**2人の看護師がベッドの両サイド**に立つ。

根拠 体位変換時に患者さんを引きずらないように2名で行うため。

注意 できるだけ身長差のない看護師2名で行うとどちらかが腰を痛めてしまうことが少ない。

背抜き・尻抜き・踵抜きの実施

① 患者さんの**両腕を胸の上に置く**。

根拠 側臥位にした際に腕が身体の下に入り込まないようにするため。

② 患者さんの**踵ができるだけ殿部に近づくように**膝を立てる。

根拠 踵をできるだけ殿部の近くにすると、患者さんの支持基底面が小さくなり患者さんとシーツに生じる摩擦が減り、容易に動かせるようになるため。

③ 患者さんの肩と膝を支え、まず**膝を看護師側に倒し**、体幹が動き始めたら**肩を引き寄せる**ようにして側臥位にする。

根拠 膝から先に動かすことで自然と上半身も動き看護師の力が少なくて済むため。

④ 患者さんの背部、殿部の下のシーツと寝衣のしわを伸ばすように、**背部と殿部を大きく2〜3回撫でる**。

根拠 シーツや寝衣にしわがあると褥瘡の原因となるため。

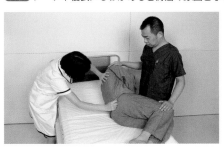

⑤ 反対側も同じように側臥位とし、シーツと寝衣のしわをのばす。

根拠 シーツや寝衣にしわがあると褥瘡の原因となるため。

⑥ 患者さんを**仰臥位**とし、**首を支え**、**頭部を浮かせて枕を挿入**し、位置を整える。

注意 側臥位になることで圧は解除されているが、後頭部にもずれは生じているため。

⑦ 仰臥位のポジショニング（P.52）を行い、ベッド柵を戻し、布団をかける。

あと片づけ

● あと片づけ （P.49 ①〜⑥）と同じように行う。

圧迫やずれを最小にした仰臥位でのポジショニング

① 枕を入れる。

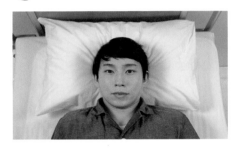

② 肩関節の下と前腕の下にクッションを入れる。

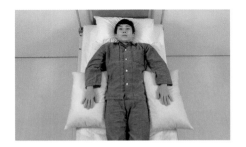

③ 膝関節の下にクッションを入れる。

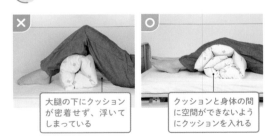

大腿の下にクッションが密着せず、浮いてしまっている

クッションと身体の間に空間ができないようにクッションを入れる

④ 下腿および足底とフットボードの間にクッションを入れる。

根拠 尖足（せんそく）を予防するため。

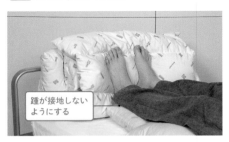

踵が接地しないようにする

圧迫やずれを最小にした側臥位でのポジショニング

●手順⑳〜㉕（P.48〜49）を参照して実施する。

ポジショニングにおける直接的サポート・間接的サポート

　ポジショニングの方法には直接的サポートと間接的サポートがあります。ここまで説明してきた体位変換およびポジショニングは、**看護師が直接患者さんに触れて行う直接的サポート**と呼ばれる方法です。一方、間接的サポートとは、**患者さんに直接触れることなく**ポジショニングを行う方法です。

　間接的サポートでは、患者さんが臥床しているマットレスの下からクッションや枕を入れて体位変換を行い、適切な姿勢に整えます。体位変換を行う際に発生するずれの力を受けにくい方法ともいわれています。また、直接触れられることを嫌がる患者さんなどにも適しています。

直接的サポート　　間接的サポート

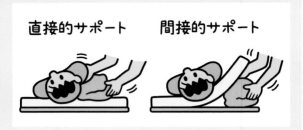

〈引用文献〉
1. 森口隆彦, 真田弘美 編著：褥瘡ポケットマニュアル. 医歯薬出版, 東京, 2008：1-4.
2. 真田弘美 一般社団法人 日本創傷・オストミー・失禁管理学会 編：ベストプラクティス スキン-テア（皮膚裂傷）の予防と管理. 一般社団法人 日本創傷・オストミー・失禁管理学会 2015：6-18. http://www.jwocm.org/pdf/best_practice_.pdf(2021.2.10アクセス)
3. 宮地良樹, 真田弘美：現場の疑問に答える 褥瘡診療Q&A. 中外医学社, 東京, 2008：36-54.
4. 日本褥瘡学会 編：褥瘡ガイドブック 第2版. 照林社, 東京, 2015：18-20.
5. Berlowitz DR, Brienza DM：Are all pressure ulcers the result of deep tissue injury? A review of the literature. Ostomy Wound Manage. 2007 Oct；53(10)：34-38. PMID：17978413.
6. 日本褥瘡学会 編：褥瘡状態評価スケール 改定DESIGN-R®2020 コンセンサス・ドキュメント. 照林社, 東京, 2020：13.

創部の洗浄と保護

創傷とは、外傷、手術、褥瘡、化学熱傷などのように**機械的、物理的、化学的な外力によって生じた身体組織の損傷**のことをいいます。創傷の「創」と「傷」は狭い意味で区別され、皮膚の破綻を伴い外界に開放した損傷（開放性損傷）を「創」と呼び、皮膚の破綻は伴わない軟部組織の損傷（非開放性損傷）を「傷」と呼びます[1]。

創部の洗浄とは、創部や創周辺を生理食塩水や滅菌水、水道水などを使って洗うことです。

創部の保護とはドレッシングとも呼ばれ、創部を被覆すること、すなわち**創部を覆う**ことです。

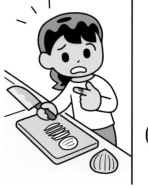

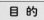 **目 的**

創部を洗浄する目的は、炎症や感染を引き起こす原因となる**付着した微生物や滲出液、異物やドレッシング材の残骸などを洗い流す**ことです。また感染のある**創や壊死組織が残った創**は、創傷治癒を遅延させるため、これらを洗浄して除去することで創傷治癒を促進させます。

注意事項

創部の洗浄や保護は、創傷治癒を促進するための重要なケアです。十分な知識と技術をもって実施しないと、**二次感染や創傷治癒の遅延を引き起こす**ことになります。創部の洗浄と保護は清潔操作で行います。

創部の洗浄では一般的に生理食塩水や滅菌水、水道水などを使用し、原則として**消毒薬は使用しません**。消毒薬によって創傷治癒に大切な細胞まで死滅させてしまうことがあるためです。また、感染のある創部は、被覆材で密閉しないようにします。密閉することで細菌が繁殖し、感染を助長させることがあるためです。

創部を保護する目的は、創を外力や感染から守る、過剰な滲出液を吸収する、湿度、温度、酸素濃度、pHなどの創傷治癒環境を良好に保つ、創が直接見えないようにするという美的または心理的な観点[2]などがあります。

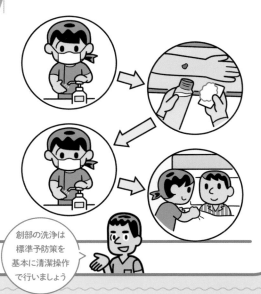

創部の洗浄は標準予防策を基本に清潔操作で行いましょう

創傷の基礎知識

創傷治癒の過程

生体には、本来損傷を受けた組織を元に戻そうとする自然治癒力が備わっています。その治癒力を促進するためには創傷治癒の過程を理解し、それぞれに適した環境に整える必要

があります。創傷治癒の過程は止血期、炎症期、増殖期、成熟期に分けられます（**表1**）。

表1 創傷治癒の過程

止血期	炎症期	増殖期	成熟期
●創が生じ、血管が破綻して出血すると、血管から流出した血小板が凝集し、フィブリノゲンがフィブリンに変化して止血する ●また白血球、免疫グロブリン、マクロファージなどの炎症細胞も創内に流れ出る	●創内に流れ出た白血球が細菌を貪食して殺菌し、その後マクロファージが壊死組織、異物、細菌、死滅した白血球を貪食する ●これによって創面が清浄化され、創床の環境調整が行われる	●創内に流出した白血球やマクロファージなどからさまざまな細胞成長因子が分泌され、線維芽細胞が活性化され増殖し、血管新生もなされる ●増殖した線維芽細胞は肉芽を形成する。肉芽が創面まで達すると上皮化が起こる	●増殖期の線維芽細胞、白血球などの成分が消失し、コラーゲン線維が変化して瘢痕組織となる

血小板　フィブリンによる止血

好中球やマクロファージによる細菌の貪食

肉芽

瘢痕組織の形成

創傷治癒に影響する因子

創傷治癒に影響する因子には、全身的因子と、局所的因子があります（**表2**）。創傷治癒を促進するには、創部だけのケ

アではなく、全身状態もケアし整える必要があります。

表2 創傷治癒に影響する因子

全身的因子	低栄養状態	●創傷治癒過程の増殖期では、**創傷治癒に向けて肉芽や新しい血管がつくられる**。そのためにはエネルギーを必要とするが、低栄養状態では創傷治癒が遅延する
	糖代謝異常	●高血糖の状態にある患者さんでは、**感染しやすい、肉芽を形成しにくい、血流障害が起こりやすい**などの創傷治癒を妨げる条件がそろっている
	呼吸器疾患	●低換気状態、低酸素血症の患者さんでは、その程度によっては**創部に適度な酸素が供給されず**創傷治癒遅延の要因となる
	免疫抑制剤やステロイド剤の使用	●免疫抑制剤やステロイド剤を使用している患者さんでは、炎症細胞の動きが抑制されて**感染しやすい状態**となり、感染が起こると創傷治癒が遅延する。また、肉芽の形成も抑制される
	疼痛	●**疼痛は呼吸、循環、睡眠・休息、消化、心理面などに悪影響**を及ぼす ●全身の筋肉を緊張させ、肋間筋や横隔膜の動きを抑制することになり、低換気や低酸素血症を引き起こし創傷治癒にも影響する ●疼痛によって交感神経系を介してカテコールアミンなどの分泌促進が起こり、脈拍・血圧の上昇、心筋酸素消費量の増大などが起こる。睡眠や休息がとれずに交感神経優位となり、腸蠕動の低下や消化液分泌の減少など消化管全体の活動が低下すると、食欲低下が生じ低栄養にもつながる ●疼痛が持続すると末梢血管の収縮や骨格筋の緊張によって組織は酸素欠乏状態となる ●以上のことから、疼痛は創傷治癒遅延の要因となる

全身的因子にも注目してケアを行いましょう

局所的因子	湿潤環境	●創傷治癒に最も大切な環境が湿潤環境である。湿潤環境のもとでは**上皮の再生**、**毛細血管の再生**、**炎症細胞の遊走**が円滑に行われる ●かつては創を乾燥させることが創傷治癒にはよいとされていたが、乾燥した環境では創傷治癒はむしろ遅延していた。滲出液のなかには、創傷治癒に重要な役割をするサイトカインや感染防御の役割を果たす免疫グロブリンなどが含まれているため、**適度な量の滲出液が創傷治癒を促進**する
	温度	●創傷治癒には温度も影響する。低温環境では血流が低下するため、創傷治癒には不利にはたらく。しかし、急性炎症を伴っている創部には局所の冷却が有利にはたらく ●被覆材による保温効果は上皮細胞の活性を高め、創傷治癒に有利にはたらくとされている
	感染	●創部の感染は、組織1gあたりに10^5個以上の細菌が存在する場合に発生する[4]。この状態では、細菌の数が増えすぎて局所の白血球などの感染防御だけでは感染を防ぐことができなくなる ●感染が起こると細菌毒素による**組織の壊死**、血管への血栓形成による**血流障害**、**創部への上皮細胞の遊走阻止**などが起こることから著しく創傷治癒が遅延する
	酸素	●血流の乏しい創部は**酸素供給が不十分**になり、創傷治癒に不利にはたらく

創部の保護方法

創部の保護には**表3**のような方法があり、創部の状態に合わせて選択します。

表3 創部の保護方法（特徴、利点、欠点）[3]

	特徴	利点	欠点	適応
乾式ドレッシング法	●創部を乾燥させて治癒させる方法 ●ガーゼを使用	●材料が安い ●扱いやすい ●一定量の滲出液であれば吸収性が高い	●創の表面が乾燥し創傷治癒が遅れる ●乾燥したガーゼが創の表面に固着し剥がすと疼痛が生じて出血するだけでなく、ガーゼ交換で創の表面が強制的に剥がれてさらに創が深くなる	●感染のない手術後の一次縫合創部や軽い擦過傷など
湿-乾式ドレッシング法	●湿潤環境の維持に重点をおいた管理法 ●創の中に生理食塩水を含ませたガーゼを充填し、定期的にガーゼを交換する方法	●細菌や壊死組織を除去することができる	●交換に手間がかかる ●交換時に肉芽組織まで剥離させてしまう可能性がある	●土や砂などで汚染された開放創部 ●壊死組織を有する開放創部
半閉鎖式ドレッシング法	●創の湿潤環境を保ちながら、外界からの細菌や異物の侵入を防ぐ目的で行われる管理法 ●フィルムドレッシング材を使用	●水蒸気を通過させるが滲出液は通過させない	●滲出液が多いと剥がれやすい	●感染のない浅い創部 ●初期の褥瘡 ●擦過傷 ●浅い熱傷など
閉鎖式ドレッシング法	●半閉鎖式ドレッシング法の特徴に「水分を吸収する」特徴が追加されたドレッシング法 ●創の表面と接する層に吸水性があるドレッシング材を使用し、この層が滲出液と反応してゲル状となり湿潤環境を維持する ●ハイドロコロイドドレッシング材を使用	●湿潤環境を維持できる ●保温に優れている ●吸水性に優れている ●剥がれにくい ●細菌の増殖を阻止する	●長時間の貼付で皮膚が炎症を起こすことがある	●創が小さい褥瘡 ●熱傷 ●潰瘍 ●擦過傷など
パウチング法	●創部から大量の滲出液がみられるときに、袋に排液を溜めて管理する方法 ●人工肛門管理用のバッグ（パウチ）を使用する	●排液による創部や周囲の皮膚への障害を軽減できる ●活動範囲を広げることができる ●入浴が可能となる	●交換や管理のための手技が煩雑で、十分な経験が必要	●人工肛門 ●ドレーン挿入部 ●滲出液が多量の創 ●瘻孔など

乾式ドレッシング法

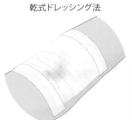

湿-乾式ドレッシング法

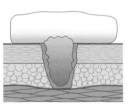

半閉鎖式ドレッシング法　　　　　閉鎖式ドレッシング法

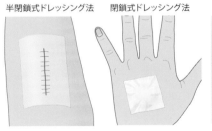

パウチング法

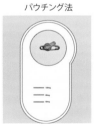

創傷治癒促進のための観察ポイント

創部の状態

● 創部の大きさ、深さ、色、発赤や腫脹の有無、皮下の硬結の有無、滲出液の量と性状、におい、出血の有無や量、血流障害の有無を観察します。

● 創傷治癒過程の各段階の**一般的な状態**と**実際の創部の状態**を照らし合わせてよく観察し、どの段階なのかを判断します。

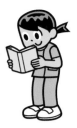

創傷の状態は日々変化していきますので、しっかり観察し、その状態に適した創傷のケアを選択する必要があります

創部の洗浄と保護の基本技術

創部の洗浄と保護

必要物品

❶ ワゴン
❷ 速乾性擦式アルコール手指消毒薬
❸ マスク
❹ ディスポーザブル手袋
❺ 防水シーツ
❻ 吸水パッド
❼ シャワーボトル（微温湯）
❽ 洗浄剤
❾ トレイ
❿ 滅菌ガーゼ（洗浄用、拭き取り用）
⓫ 交換用の被覆材
⓬ ハサミ
⓭ ノギス　⓮ 油性ペン
⓯ ビニール袋（ゴミ袋）
⓰ 綿毛布
⓱ フェイスタオル

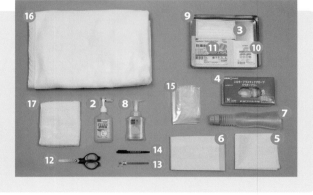

手 順

準備

患者さんに説明し同意を得て、物品と援助環境を準備する

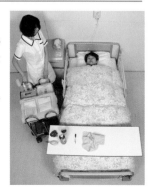

① 患者さんに創部の処置をすることを説明し、同意を得る。

② 必要物品を準備する。

③ 床頭台や椅子、オーバーベッドテーブルをじゃまにならない位置に移動する。ベッド上の私物は患者さんの許可を得て床頭台やオーバーベッドテーブルに移動する。

(根拠) 援助を効率よく行うため。私物を破損しないようにするため。

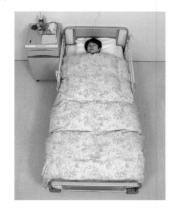

④ カーテンを閉める。

(根拠) 患者さんの羞恥心に配慮するため。

⑤ ベッドを援助しやすい高さに調整する。

(根拠) 看護師が中腰になって腰を痛めないようにするため。

＊見やすくするためにここではカーテンを開けたままにしている。

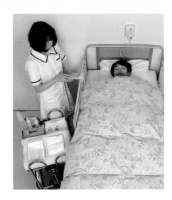

⑥ 布団を外し、じゃまにならない場所に置き、綿毛布と交換する。

(根拠) 援助を効率よく行うため。

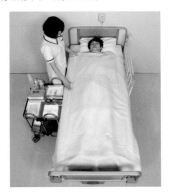

手指消毒を行い、個人防護用具を装着する

⑦ 衛生的手洗いを行う。

(根拠) 手指の病原体を減少させるため。

⑧ マスク、ディスポーザブル手袋を装着する。

(根拠) 看護師を病原体の曝露から防ぐため。

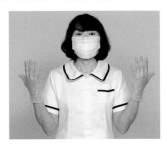

創部を露出し、防水シーツと吸水パッドを敷く

⑨ 患者さんの処置がしやすく、患者さんが苦痛とならない体位とする。

(根拠) 援助を効率よく行うため。処置には時間を要するため。

⑩ 寝衣から創部を**完全に露出する**。

(根拠) 援助を効率よく行うため。寝衣を汚さないようにするため。

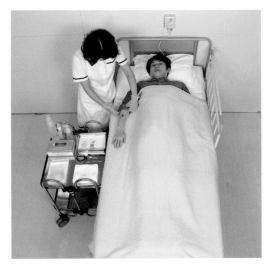

⑪ 洗浄する部位の下に、**防水シーツと吸水パッドを敷く**。

(根拠) 微温湯で寝具を濡らさないようにするため。

⑫ じゃまにならず、使いやすい位置にビニール袋を置く。

(根拠) 被覆材を剝がした後すぐに廃棄できるようにするため。

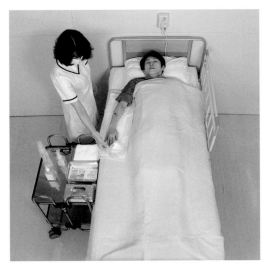

実施

観察してから創部の被覆材を剥がす

① 創部の被覆材を剥がす前に、出血や滲出液などの**滲み出しがないか観察**し、ノギスで大きさを測定する。

根拠 新しく準備する被覆材の大きさを判断するめやすとなるため。

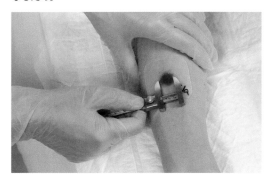

② 創部の被覆材を完全に剥がす。

根拠 被覆材が皮膚に残っていると皮膚トラブルの原因となるため。

注意 被覆材を無理やり剥がさない。被覆材を**剥がしたい方向に力を移動させて剥がす**ようにする。これによって、剥がすときに皮膚が引っ張られる痛みが軽減する。

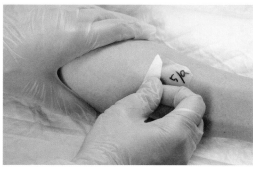

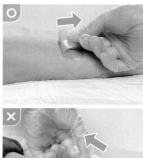

剥がした後の被覆材を観察することで創部の情報を得ることができます

剥がした被覆材と創部の状態を観察する

③ 剥がした被覆材に付着している**滲出液などの量や性状の観察、においを確認する**。観察し終わった被覆材はビニール袋に廃棄する。

根拠 不用意に置くことで汚染のもととなるため。

④ 創部を目視し、**創の状態、周辺皮膚の状態を観察する**。

根拠 直接創部を見るよい機会であり、状態を把握するため。今後の方針を検討する材料となるため。

洗浄剤をよく泡立てたガーゼで洗う

⑤ ガーゼに洗浄剤を取り、微温湯と混ぜて**よく泡立てる**。

根拠 よく泡立てることで空気がクッションとなり、創部を愛護的に洗浄することができるため。

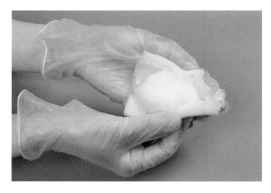

⑥ 創部やその周辺に微温湯をかけ、泡立てた洗浄剤のついたガーゼで愛護的に洗う。

根拠 強くこすると創傷治癒の妨げとなるため。

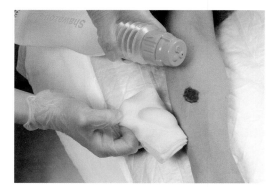

微温湯で洗い流し、水分を拭き取る

(7) 微温湯で洗浄剤が残らないように十分洗い流す。

根拠 洗浄剤が残っていると皮膚トラブルの原因となるため。

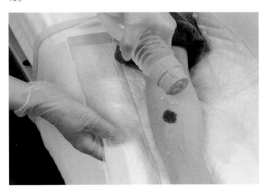

(8) 清潔なガーゼで**軽く押さえるようにして**水分を拭き取る。創部以外についた水分はタオルで拭き取り、吸水パッドを外す。

根拠 強くこすると創傷治癒の妨げとなるため。**水分が過剰に残っていると被覆材が剥がれてしまう**ため。

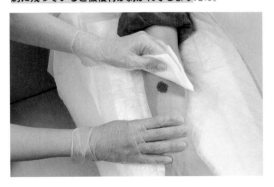

洗浄後の創部を観察する

(9) 洗浄後の創部を目視し、**創の状態、周辺皮膚の状態を観察する**。ノギスで大きさを測定する。

根拠 創の状態を把握するため。今後の方針を検討する材料となるため。

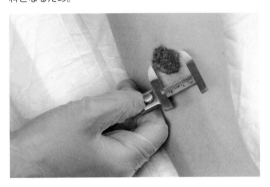

手袋を交換する

(10) 使用していたディスポーザブル手袋を外し、衛生的手洗いを行い、新しいディスポーザブル手袋を装着する。

根拠 洗浄に使用したディスポーザブル手袋は汚染され濡れているため。

洗浄剤や微温湯がついたディスポーザブル手袋を交換しないまま次の処置を行うと、清潔な被覆材を汚染してしまう恐れがあります

新しい被覆材を貼付する

(11) 創の状態に適した被覆材を選択する。創部に貼付し、日付を書く。

根拠 被覆材の交換時期のめやすがわかるようにするため。

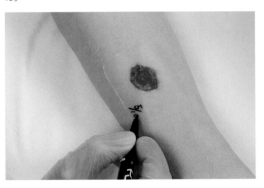

手袋を交換し、防水シーツを外す

(12) 使用していたディスポーザブル手袋を外し、衛生的手洗いを行い、新しいディスポーザブル手袋を装着する。

根拠 直接触れないとしても、創周辺に触れたディスポーザブル手袋は汚染されているため。

(13) 防水シーツを外し、寝衣を整える。

(14) マスク、ディスポーザブル手袋を外して廃棄し、衛生的手洗いを行う。

根拠 手指の病原体を減少させるため。

あと片づけ

① 綿毛布を外し、布団に変える。

② 床頭台や椅子、オーバーベッドテーブル、患者さんの私物などを元の位置に戻す。

③ ベッドの高さを元の高さに戻す。

④ カーテンを開ける。

⑤ ナースコールを患者さんの手の届くところに置き、患者さんに理解しているかどうかを確認する。

根拠 いつでもすぐに患者さんが使うことができるようにするため。

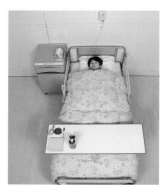

⑥ 衛生的手洗いを行う。

根拠 手指の病原体を減少させるため。

⑦ 処置が終わったことを患者さんに伝える。

処置時の創痛について

創部を洗浄することによって、創痛が生じたり出血することがあります。患者さんは処置をしたせいで状態が悪化したと思うこともあるでしょう。**事前にどのようなことが起こる可能性があるか十分に説明し、痛みや出血も心配しないでよいことを伝えておきます。**患者さんが痛みを訴えた際には、悪化しているわけではないといって放置せず、痛みに対するケアを行いましょう。

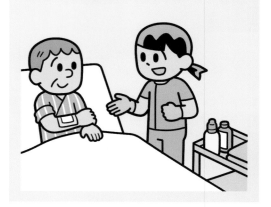

感染が成立する前に処置を！

怪我をして傷ができたらできるだけ早く創傷の処置を受けるべきです。創傷治癒では「ゴールデンタイム」というものがあります。これは**受傷してから約6～8時間以内の時間**をいいます。事故などで創部の汚染がひどい場合や、開放骨折などではこのゴールデンタイムを過ぎてしまうと「**創部の汚染**」であったものから「**創部の感染**」の成立へと移行します。こうなると創の縫合ができなくなり、また創傷の治癒も著しく遅延します。怪我をしたらゴールデンタイムの時間内に処置をすることが重要です。

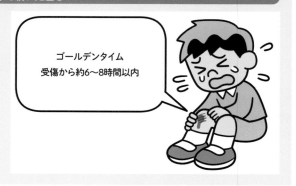

ゴールデンタイム
受傷から約6～8時間以内

〈引用文献〉
1. 浅野嘉延, 吉山直樹：看護のための臨床病態学. 南山堂, 東京, 2014：640.
2. 寺島裕夫：連載 基本臨床手技 創傷管理とドレッシング. レジデント 2010；3(8)：122-123.
3. 矢永勝彦, 髙橋則子：系統看護学講座 別巻 臨床外科看護総論. 医学書院, 東京, 2017：34-46.
4. 溝上祐子：カラー写真とイラストで見てわかる！ 創傷管理 予防的スキンケア・褥瘡から創傷治療の実際. メディカ出版, 大阪, 2008：15-16.

08

包帯法

　包帯とは、**創傷や疾病を治療する目的**で患者さんに装着する衛生材料の総称です。創傷を覆うガーゼなどの**ドレッシング材も包帯**です。患部の安静や固定に用いる**シーネ**、**ギプス包帯**、さらには身体欠損部を補填する義眼、義歯、義手、義足等も広い意味で包帯に属します[1]。

　包帯法とは**包帯の装着法**のことをいいます。本書では**巻軸包帯（図1）の包帯法**を取り上げます。

図1 巻軸包帯の部位の名称

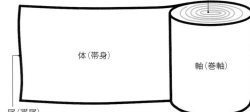

頭（帯頭）
体（帯身）
軸（巻軸）
尾（帯尾）

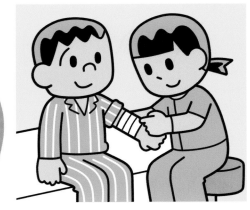

目 的

　包帯法は、P.62**表1**のような目的で実施されます。

注意事項

　包帯法の**目的を理解**し、**適した包帯法や包帯の種類を選ぶ**必要があります。包帯法や包帯の種類が不適切である場合、創傷や疾患に悪影響を及ぼす可能性があります。

　また、巻軸包帯では、**きつく締めすぎる、強く圧迫しすぎる**と循環障害や神経麻痺を起こす危険がありま

す。包帯を巻いている部位に増強する浮腫や腫脹がある場合には、とくに循環障害や神経麻痺が生じるハイリスク状態です。

　包帯を巻いたあとも循環障害や神経麻痺が生じていないかを継続して観察し、必要時には包帯を巻き直して包帯によってかかる圧を調整しましょう。

包帯法の基礎知識

包帯法の目的と概要

　包帯法には、**創部を被覆・保護**したり、骨折や捻挫などの際に**関節を固定**したり、**深部静脈血栓症を予防**するために圧迫したりするなどの目的があります。

　ここでは巻軸包帯を取り上げますが、三角巾、ネット包帯やチューブ包帯、粘着包帯、腹帯、T字帯など、さまざまな素材・形状のものがあり、使用部位や目的によって使い分けます。

包帯の種類によっては使い捨てではないものもありますが、常に清潔なものを使用するよう努めます

表1 包帯法の目的[2]と概要

被覆・保護	支持・保持	圧迫
●表在性の病変・創部などを包帯で覆う 【例】 ●手術創のガーゼ保護、褥瘡のハイドロコロイドドレッシング材保護など	●貼付・塗布された薬剤などを全周性に包帯で覆うなど 【例】 ●貼付・塗布された薬剤、固定された点滴・カテーテルを支えるための巻軸包帯や円筒包帯など	●巻軸包帯などを用いて患部に圧を加える 【例】 ●深部静脈血栓症予防のために下肢に巻く巻軸包帯など
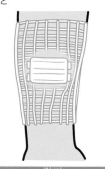		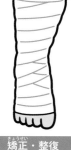
固定	牽引	矯正・整復
●包帯を用い、関節を動かないようにしたり、良肢位が保てるようにする 【例】 ●上肢の骨折時の三角巾固定など	●包帯を用い、骨組織や軟組織の位置異常が生じている患部に牽引力をはたらかせる 【例】 ●骨折時の介達牽引（スピードトラック牽引）など	●変形した患部をシーネやギプス包帯などで正常な位置にする 【例】 ●骨折時のシーネ固定、ギプス固定など
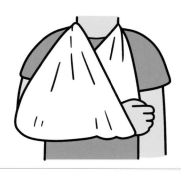	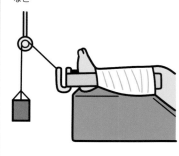	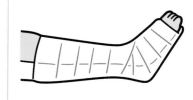

巻軸包帯の種類

巻軸包帯は素材によって名称や特徴が異なり、目的によって使い分けます（**表2**）。

表2 巻軸包帯の種類（素材と特徴）

巻軸包帯の種類		
非伸縮性包帯（綿包帯） 【素材】 ●綿100% 【特徴】 ●通気性がよい ●吸湿性に優れている 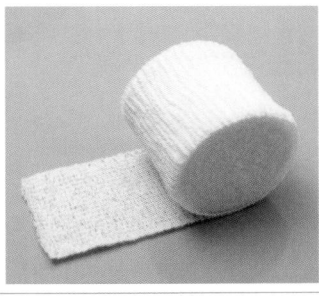	**伸縮包帯** 【素材】 ●綿混紡 ●レーヨン、ポリエステル　など 【特徴】 ●伸縮性があり巻いたときにゆるみやずれが少ない ●しわになりにくく糸がほつれにくい	**弾性包帯（弾力包帯）** 【素材】 ●綿100%を強撚加工したもの ●レーヨン、ポリエステル、ポリウレタンなど 【特徴】 ●吸湿性に優れている ●効果的に患部に圧をかけることができる 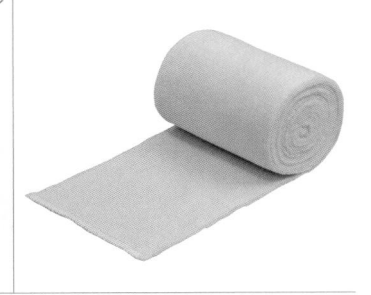

（写真提供：ハクゾウメディカル株式会社〈左端〉、アズワン株式会社〈右端〉）

包帯法の基本的な考えかた[4]

●包帯法の目的に合っている

●例えば、被覆であれば創傷や疾患の状態に適した包帯と包帯法を選択し、治癒の促進や外的刺激から患部を保護するなどの**目的を達成できていること**が重要です。

●感染を予防する

●感染予防の観点から、**使用する包帯は清潔でなければなりません**。また、患者さんに使用中の包帯が汚染された場合はすぐに交換します。

●皮膚と皮膚が包帯内で直接接しないようにする

●包帯内で**皮膚と皮膚が接触している**と摩擦が起き、**皮膚障害を起こすリスク**や、不感蒸泄などで蒸れて**感染の原因**にもなります。
●例えば2本の隣接する指に包帯を装着する場合、**2本の指をまとめて包帯で巻かない**ようにします。

●循環障害を防止する

●包帯で**患部に過度な圧迫**を加えると、血流が阻害され循環障害が起こります。また、最初に適度な圧で包帯を巻いたとしても、**患部に浮腫や腫脹が起こる**ことで患部が締め付けられ循環障害を引き起こすことがあります。
●循環障害を起こさないように、**患部は圧迫しすぎない**ようにします。また、循環障害を早期発見するために、可能であれば包帯を巻いた部分より**末梢を露出して皮膚の色や温度を観察できるように**しておきます。露出ができないときは、包帯の上から触れたり、付近の皮膚の観察をし、患者さんに苦痛がないか問診します。

●運動障害を予防する

●包帯で関節部位を持続的に固定すると、**拘縮や強直**が起こり運動障害を引き起こします。
●可動性のある関節に包帯を装着するときは、**可動性を維持できるような**包帯法を選択します。

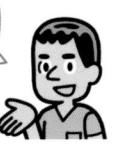

包帯を巻くことで病態が悪化したり、別の障害が生じたりすることがないように注意しましょう

循環障害、神経麻痺を早期発見するための観察ポイント

循環障害や神経麻痺を起こしたまま放置すると、その後のQOL*が著しく低下します。そのため**循環障害や神経麻痺を早期に発見し対応**しなければなりません。

循環障害を起こしていると考えられるサインは**表3**、神経麻痺は**表4**のとおりです。

*【QOL】quality of life：生命の質、生活の質

表3　循環障害を起こしているサイン

- ●患部の末梢に触れると冷感がある
- ●他の部位の皮膚の表面温度より低い
- ●患部に浮腫や腫脹がある
- ●末梢動脈に触れると微弱、または触れない
- ●患部の皮膚や爪にチアノーゼが出ている
- ●患部の皮膚や爪の色に血の気がない、またはどす黒く変色している
- ●看護師が触れていることを患者さんがわからない
- ●患部の運動を促しても動かせない　など

表4　神経麻痺を起こしているサイン

- ●特徴的な痛み
- ●しびれ
- ●知覚障害
- ●患部の運動障害など

異常を発見したときの対応

表3・4のような状態を発見した場合はすぐに対応します。

看護記録を確認し、**以前はどのような状態であったか比較します**。可能であれば包帯を除去したあと**上記の観察ポイ**ト**を中心に再度観察を行います**。患者さんに問診し、観察項目に加えて医師に報告します。

巻軸包帯による包帯法

必要物品

- ❶ワゴン
- ❷速乾性擦式アルコール手指消毒薬
- ❸包帯※
- ❹テープ（または❺包帯止め）
- ❻ハサミ
- ❼ディスポーザブル手袋
- ❽ビニール袋（ゴミ袋）

※今回は巻きかたがわかりやすいよう、フチに色のついたものを使用している。

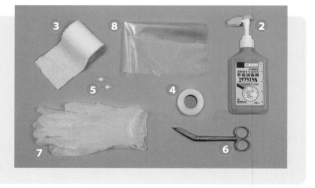

手　順

準備

① 患者さんに包帯を巻くことを説明し、同意を得る。

② 必要物品を準備する。

③ 椅子、オーバーベッドテーブルをじゃまにならない位置に移動する。　**根拠** 援助を効率よく行うため。

④ カーテンを閉める。

根拠 患者さんの羞恥心に配慮するため。

⑤ **包帯を巻く部位に応じて**体位とベッドの高さを調整する。

根拠 援助を効率よく行うため。処置には時間を要するため。

⑥ 衛生的手洗いを行う。

根拠 手指の病原体を減少させるため。

巻軸包帯での包帯法の注意点[1]

- **患部に適したサイズ**の包帯を選ぶ。
  - 根拠 患部に適していないと包帯の目的が果たせず、創傷や疾患の治癒遅延を起こしたり、患者さんが不快に感じるため。
- 巻き始めは「**環行帯**」で巻き、巻き終わりも「**環行帯**」で巻く。
  - 根拠 包帯がずれるのを防ぐため。
- 包帯は、**皮膚の上を転がす**ようにして巻く。
  - 根拠 無理な圧をかけないため。

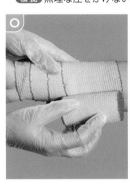 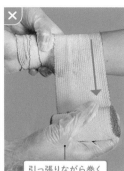

引っ張りながら巻くと圧がかかり、循環障害の原因となる

- 2個以上の包帯を連続して巻くときは、**第2の巻軸包帯を第1の巻軸包帯の下に入れて**巻き始める。
  - 根拠 包帯をほどく際に、第1の巻軸包帯の帯頭（巻き終わり）が見つけやすくなるため。

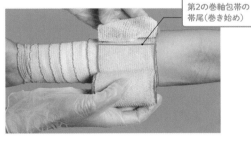

第2の巻軸包帯の帯尾（巻き始め）

- 関節を固定するときは、**良肢位**または**患者さんの苦痛がない肢位**にする。
  - 根拠 万が一運動障害を起こしても、不自由が少ないのが良肢位であるため。
- 包帯の巻き終わりは結ぶ、またはテープなどで留めるが、**結び目が創傷部位や臥床した際に身体の下に入り込むような位置にしない**ようにする。
  - 根拠 患者さんに不快感が生じるため。褥瘡などの皮膚トラブルの原因となるため。
- **患部をできるだけ動揺させない**ように包帯を巻く。
  - 根拠 包帯法を実施することで、患部を悪化させることがないようにするため。
- **美しさを損なわない**ように仕上げる。
  - 根拠 外部から見える部分であるため。

環行帯・包帯の巻き始め

① 帯尾を中枢側にずらして巻軸を持っていない手の**親指で押さえておく**。

根拠 手順③でこの部分を折り返すため。

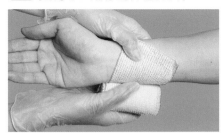

② ①の包帯の上の同じ部位に環状に重ねて巻く環行帯とする。

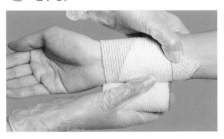

③ ①のずらしておいた帯尾を②の上に折り返す。

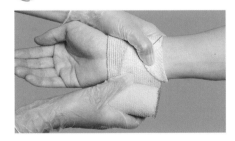

④ ③の上に重ねて包帯を巻く。

根拠 包帯がずれないようにするため。

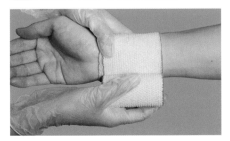

らせん帯

① 環行帯・包帯の巻き始め の①〜④で巻き始める。

根拠 包帯がずれないようにするため。

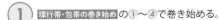

② ①の包帯の**帯身の幅の1/2〜2/3程度を重ねながら**らせん状に巻く。

（根拠）被覆や固定、支持を目的としており、皮膚を露出しないようにするため。

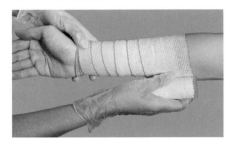

③ 目的の被覆ができるまで②を繰り返す。

蛇行帯

① P.65 環行帯・包帯の巻き始め の①〜④で巻き始める。

（根拠）包帯がずれないようにするため。

② **包帯を重ねず**、同じ程度の間隔を置いて巻く。

（根拠）広い部分にわたる包帯材料をひとまず固定する、露出なく被覆する必要がない、シーネなどを当てておきたい場合に用いられるため。

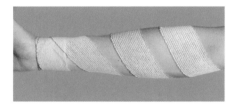

折転帯

① P.65 環行帯・包帯の巻き始め の①〜④で巻き始める。

（根拠）包帯がずれないようにするため。

② 折り返す部分に**包帯を持っていない手の親指を添わせながら**包帯を折り返す。

（根拠）上肢のように細い部分から太くなっている部分があるような部位をすべて被覆するため。

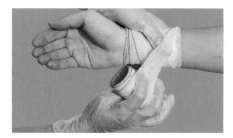

③ ②で折り返した部分と同じ箇所で、②と同様に包帯を折り返す。

（根拠）創傷などのある部位に折り返し部分が重なることを避け、折り返し部位を一部に集中することができるため。

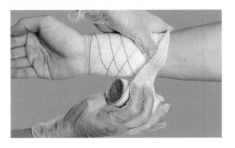

④ 目的の被覆ができるまで③を繰り返す。

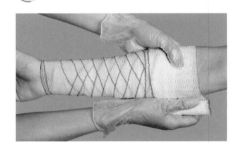

離開亀甲帯

① 患者さんの関節を良肢位、または安楽な、あるいは治療に必要な角度に曲げる。

② 関節部位に、P.65 環行帯・包帯の巻き始め の①〜④で巻き始める。

（根拠）包帯がずれないようにするため。

③ 関節の屈側で②の包帯の上に次の包帯を重ねて巻き、**中枢側の関節の伸側で**包帯が1/2〜2/3程度重なるように巻く。

（根拠）巻き終わったあとに関節が曲がるようにするため。

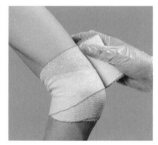

④ 関節の屈側で②の包帯の上に次の包帯を重ねて巻き、**末梢側の関節の伸側で**包帯が1/2〜2/3程度重なるように巻く。

（根拠）巻き終わったあとに関節が曲がるようにするため。

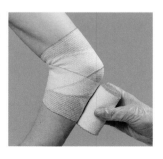

⑤ ②の関節部の屈側を起点にして、関節部位から離れていくように**等間隔で中枢側、末梢側を交互に巻いていく**。

(根拠) 巻き終わったあとに関節が曲がるようにするため。

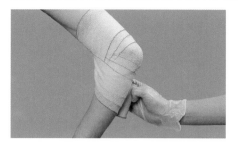

⑥ 目的の被覆ができるまで⑤を繰り返す。

集合亀甲帯

① 患者さんの関節を良肢位、または安楽な、あるいは治療に必要な角度に曲げる。

② ①で被覆したい関節部位より末梢側で、P.65 環行帯・包帯の巻き始め の①～④で巻き始める。

(根拠) 包帯がずれないようにするため。

③ ①の関節の末梢側の②の包帯が巻かれた位置と、等間隔の中枢側に環行帯で包帯を巻く。

(根拠) 包帯がずれないようにするため。

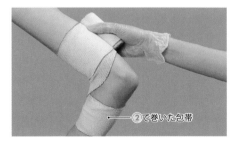

②で巻いた包帯

④ ①の関節を中心に、②の包帯の上に**次の包帯が1/2～2/3程度重なるように巻く**。

(根拠) 巻き終わったあとに関節が曲がるようにするため。

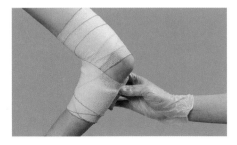

⑤ ①の関節を中心に③の包帯の上に次の包帯が1/2～2/3程度重なるように巻く。

(根拠) 巻き終わったあとに関節が曲がるようにするため。

⑥ ①の関節を中心にして、**関節部位に集まってくるように**中枢側、末梢側を交互に、巻いていく。

(根拠) 巻き終わったあとに関節が曲がるようにするため。

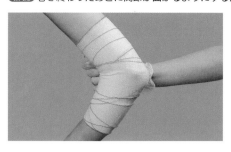

⑦ 目的の被覆ができるまで⑥を繰り返す。

麦穂帯 （ばくすい）

① P.65 環行帯・包帯の巻き始め の①～④で巻き始める。

(根拠) 包帯がずれないようにするため。

② 末梢側に向かって**包帯の角度をつけて巻く**。

(根拠) 上肢のように細い部分から太くなっている部分があるような部位をすべて被覆するため。

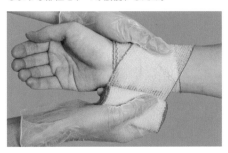

③ 中枢側に向かって包帯の角度をつけて巻く。

(根拠) 上肢のように細い部分から太くなっている部分があるような部位をすべて被覆するため。

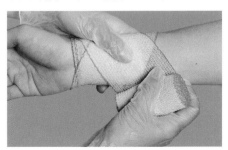

④ 目的の被覆ができるまで8の字を描くように②③を繰り返す。

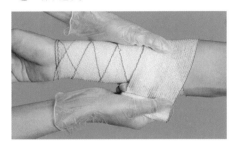

包帯の巻き終わり

① 目的の被覆が達成できたら、**環行帯を2巻き以上行う**。

根拠 包帯がずれないようにするため。

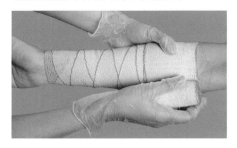

② 包帯の長さを調節し、不要な長さがあればハサミで切る。

根拠 包帯を留めるテープや結び目が創傷などの患部の上にこないようにするため。

③ 帯頭を内側に折り返しテープや包帯止めで留める。または包帯を裂いて結ぶ。

根拠 帯頭から糸がほつれるのを防ぐため。

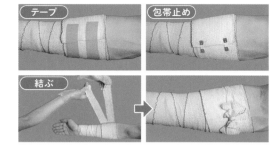

④ 包帯を巻き終わったら、包帯の目的を達成できていない箇所はないか、包帯がずれたり緩んだりしていないか、患部が過度に圧迫されていないか、神経麻痺はないか、痛みや苦痛はないか、循環障害が起こっていないかを確認する。

根拠 異常の早期発見が二次的な障害を防ぐため。

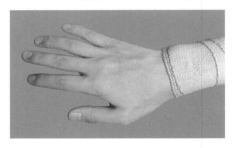

あと片づけ

① 使用していたディスポーザブル手袋を外し、衛生的手洗いを行う。

根拠 手指の病原体を減少させるため。

② 椅子、オーバーベッドテーブル、患者さんの私物などを元の位置に戻す。

③ ベッドの高さを元の高さに戻す。

④ カーテンを開ける。

⑤ ナースコールを患者さんの手の届くところに置き、患者さんに理解しているかどうかを確認する。

根拠 いつでもすぐに患者さんが使うことができるようにするため。

⑥ 衛生的手洗いを行う。

根拠 手指の病原体を減少させるため。

⑦ 患者さんに包帯を巻き終えたことを伝える。

〈引用文献〉
1．渡邊五朗，宗村美江子 編：新体系 看護学全書 別巻 臨床外科看護学Ⅰ 第1版第14刷．メヂカルフレンド社，東京，2018：60-75.
2．藤野彰子，長谷部佳子，間瀬由紀：新改訂 看護技術ベーシックス．サイオ出版，東京，2015：628-633.
3．志自岐康子，松尾ミヨ子，習田明裕：ナーシング・グラフィカ⑱ 基礎看護学-基礎看護技術．メディカ出版，大阪，2011：421-426.
4．氏家幸子：基礎看護技術．医学書院，東京，1987：413-438.

09

ドレーン管理の基本

創部や体腔内にドレーンを挿入し、貯留した血液や膿、滲出液などを体外に排出させることを**ドレナージ**といいます[1]。ドレナージに使用する管やガーゼなどを**ドレーン**といいます[2]。

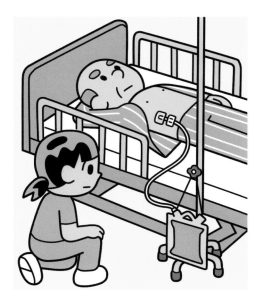

目的

ドレーンには**表1**のような目的があります。

表1 ドレーンの目的

治療的ドレーン	●治療のため、体内に貯留した血液、膿、滲出液、消化液などを体外に排出する目的で挿入されているドレーン
予防的ドレーン	●手術後に血液、滲出液、消化液、気体などの貯留が予測される場合に、感染や縫合不全を防止するために挿入しておくドレーン
情報ドレーン	●体の表面からは見えないところで、出血、縫合不全、感染などの異常事態が発生した場合にそれを知らせるために挿入されているドレーン

注意事項

ドレーンは、流出するものの性状や量で異常を早期発見できる便利な器具ですが、何がどの程度流出したら正常であるか・異常であるかの基準は、**ドレーン先端の留置部位やドレーン挿入の目的**によって変わります。ドレーン先端の留置部位やドレーン挿入の目的は必ず理解しておきましょう。

生命にかかわる問題が生じる可能性があるため、ドレーンは**事故抜去が起こらないように管理**する必要があります。

ドレーン管理の基礎知識

おもなドレーンとドレナージの方法

ドレーンにはさまざまな種類がありますが、そのドレーンが**何を目的に挿入（留置）されているのか**、そして、ドレーンの**先端はどこに位置しているのか**を把握することが重要です。目的と先端位置を正しく理解できれば、**何がどの程度流出すると正常なのか**、または、**異常なのか**を適切に判断する根拠とすることができます。

表2 おもなドレーン

脳室ドレーン	●脳圧の測定やコントロール、髄液の排出などを目的に挿入される ●ドレーンの事故抜去は生命に直結する
心嚢ドレーン	●心嚢に貯留した血液などの体液を排出する目的で挿入される
胸腔ドレーン	●胸腔内に貯留した空気や血液などの排出を目的に挿入される
胆管ドレーン	●胆管閉塞などで胆汁の排出を目的に挿入される
腹腔ドレーン	●腹腔内に貯留している体液や術中の洗浄液の排出や、術後出血の早期発見などを目的に挿入される

表3 ドレナージの方法

開放式		半開放式		閉鎖式	
	●ペンローズドレーンなどを挿入し、ガーゼで覆う方法 ●ドレナージの効果は大きいが逆行性感染のリスクが大きい		●ペンローズドレーンなどを挿入し、パウチで覆う ●ドレナージ効果は大きいが、パウチ交換に手間とコストがかかる		●ドレーンをチューブで排液バッグに接続する ●逆行性感染のリスクは小さい

閉鎖式ドレーンで使用される排液バッグ

閉鎖式ドレーンは**使用方法を誤ると適切な吸引圧が維持できません**。使用前に取扱説明書などで使用方法を十分理解しておきましょう。

図1 持続吸引ができる閉鎖式ドレーン

J-VAC® ドレナージシステム
（ジョンソン・エンド・ジョンソン株式会社）
●目的：術後、創部の血液、破壊組織、滲出液などの排液を体外に吸引・排出する。
●しくみ
　▶リザーバー（スタンダード型）＝スプリングの反発力によって、リザーバー内に陰圧（吸引圧）を生じさせ、術後創部の血液、体液などを吸引する。
　▶リザーバー（バルブ型）＝容器の弾力性の反発力により、リザーバー内に陰圧（吸引圧）を生じさせ、術後創部の血液、体液などを吸引する。

スタンダード型　　　バルブ型

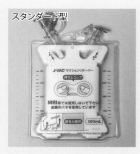
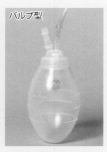

SBバック
（住友ベークライト株式会社）
●目的：創部の血液、膿、滲出液、消化液、空気などの除去、減圧のために体内に留置したドレナージチューブを通して排出する。
●しくみ：ゴム球により吸引ボトル内を陰圧にし、バルーンを膨張させる。バルーンが元に戻るときに生じる吸引圧により、排液を排液ボトル内に吸引する。

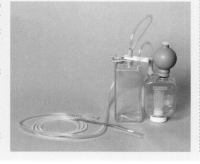

チェスト・ドレーン・バック
（住友ベークライト株式会社）
●目的：胸腔ドレーンに接続し、胸腔から血液、空気、膿状分泌物を除去する。
●しくみ：排液ボトル、水封室、吸引圧制御ボトルの三連ボトルが一体化したものである。最初のボトルに排液が、次のボトルで胸腔が陰圧になったときに空気が戻るのを防ぎ、最後のボトルで水柱以上の陰圧が胸腔内にかかるのを防いでいる。

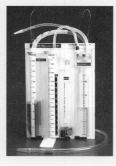

観察ポイント

ドレーン管理では、ドレーン刺入部や被覆しているドレッシング材の観察（次ページ**表5**参照）の他に、排出された排液の量や性状も観察します（**表4**）。

表4 排液の観察ポイント

排液量の観察	排液の性状の観察
●排液時間は決められていることが多い。1日に何度も排液をするような場合は、前回の排液から何時間が経過し、どれくらいの量が増加しているのかを観察する ●ドレーンの目的や何が排液されているかによって排液量は一様ではないが、短時間で急激に増加するような場合には注意が必要である	●ドレーンの先端がどこに挿入されているかによって、排液の性状は異なる ●性状を表現するには、「血性」「淡血性」「淡々血性」「黄色」「淡黄色」「緑黄色」などの言葉を用いる ●感染を起こしていると、粘稠性があり、膿様の排液となる ●一度淡々血性となった排液が、急激に血性に変化したような場合は、出血を起こしている可能性がある

ドレーン管理の基本技術

ドレーン刺入部のガーゼ交換

必要物品

❶速乾性擦式アルコール手指消毒薬
❷ディスポーザブル手袋
❸ビニール袋（ゴミ袋）
❹フィルムドレッシング材やガーゼ

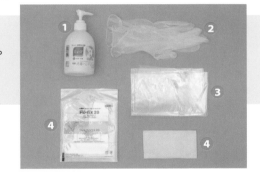

手 順

刺入部を覆っているドレッシング材を除去する

① ドレッシング材を除去する際には、ドレーンが抜けないようにしっかりと押さえながら行う。

ドレッシング材の剥がしかた

●毛並みに逆らわないように、皮膚を押さえながら、さらに、創部の出血や滲出液が乾燥してドレッシング材が創傷に固着していないかどうかを観察しながらゆっくり慎重に剥がす。固着している場合、無理に剥がすと出血などが起こり創傷の治癒に悪影響を及ぼすので、固着部位を生理食塩水などで濡らしながら剥がすようにする。

〈ポリウレタンフィルムを剥がす場合〉
●皮膚にできるだけ近づけて、皮膚面に対し水平方向にフィルムを引き延ばしながら剥がす。
根拠 伸縮性のあるポリウレタンフィルムは、水平方向に引っ張ることで粘着剤の成分が破壊され、容易に剥がしやすくなる。

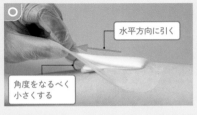

水平方向に引く
角度をなるべく小さくする

〈伸縮性のないドレッシング材やテープを剥がす場合〉
●皮膚を押さえ、毛並みに逆らわない方向に、折り返すようにして剥がす。
根拠 角度を小さくすることで皮膚を持ち上げる力が小さくなり、剥がすときの痛みが小さくなる。

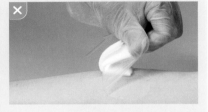

角度をなるべく小さくする

創傷管理技術

09 ドレーン管理の基本

剥がしたドレッシング材と刺入部を観察する

② 剥がしたドレッシング材を観察することで、ドレーン刺入部からの滲出や出血の有無の情報を得ることができる。また、刺入部は体内外を貫いており皮膚トラブルが起こりやすいため、観察が必要である。

表5 ドレッシング材と刺入部の観察ポイント

ドレッシング材の観察ポイント	刺入部の観察ポイント
●出血や滲出液の量（剥がした被覆材の重さ−貼付前の被覆材の重さ） ●出血や滲出液の性状（色や粘性の有無など） ●におい	●ドレーンが抜けていないか ●発赤や疼痛の有無 ●被覆材やテープによるかぶれ、瘙痒感の有無

新しいドレッシング材を貼付する

③ 刺入部にドレッシング材を右のように貼付する。

ドレッシング材の貼りかた

●ドレッシング材を貼付する際は、下のように剥がれないように貼付する。

〈フィルムドレッシング材を使用する場合〉

●ドレッシング材の中央にドレーン刺入部が位置するように貼付する。また、ドレーンが事故抜去しないよう、別のテープで固定する。

テープの角は丸くする

Ω（オメガ）の形になるように

〈ガーゼを使用する場合〉

○ ガーゼに沿ってテープを貼る

× テープが浮いていると剥がれやすい

排液バッグの排液

必要物品

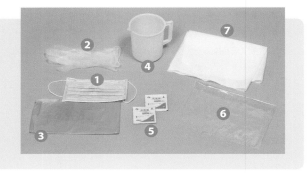

❶マスク
❷ディスポーザブル手袋
❸ディスポーザブルエプロン
❹回収瓶（ハルンカップ®など）
❺アルコール綿
❻ビニール袋（ゴミ袋）
❼防水シーツ

手順

J-VAC®ドレナージシステム：スタンダード型の場合

排出口を開け、排液量を計測してから排液する

① 排出口のキャップを開ける（リザーバーの中に空気が入り、リザーバーが最大に膨らんだ状態となる）。

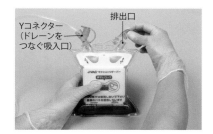

Yコネクター（ドレーンをつなぐ吸入口）

排出口

② 逆流防止弁がついているため、**ドレーンを閉鎖する必要はない**。リザーバーを垂直に持ち、排液の性状を確認し、側面の目盛でおおよその排液量を計測する。

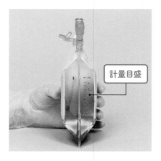

計量目盛

③ リザーバーを傾け、排出口から排液する。

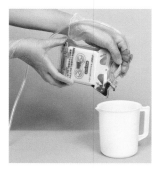

リザーバーをロックしてキャップを閉める

④ リザーバー表面にある親指マークの上に、マークと同じように両手の親指を置いて強く押し、リザーバーが平たくなって手を離しても膨らんでこないようにロックする。

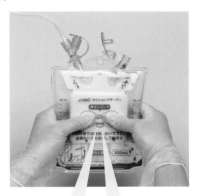

✕ 真上から押してもロックできない

◯ ①上へスライド
②下に落ちる
③ロック完了

⑤ 血液などによる滑りが原因で、ロックが外れることがあるため、フラップを親指マークが書いてある面とは逆の方向に少し折り曲げて(フラップダウン)ロックを確実にする。

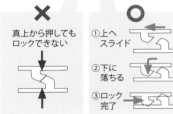

フラップ

⑥ 排出口のキャップをしっかり閉める。

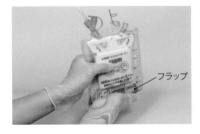

吸引を開始する

⑦ 吸引を開始するために、⑤で親指マークの面とは逆方向に折り曲げておいたフラップを、今度は親指マ

ークのある面のほうに向かって折り曲げる(フラップアップ)。これによって、ロックが解除され、リザーバー内部のバネが伸び、リザーバーが膨らむことで吸引が開始される。

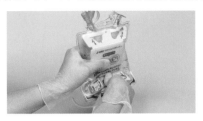

⑧ 再度きちんと吸引されているかを確認する。

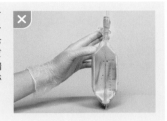

●ロックを解除してすぐにリザーバーが最大まで膨らむような場合は、どこかから空気が漏れている可能性がある。

J-VAC®ドレナージシステム：バルブ型の場合

排出口を開け、排液量を計測してから排液する

① 排出口のキャップを開ける。逆流防止弁がついているため、ドレーンを閉鎖する必要はない。

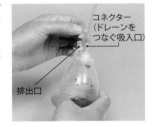

コネクター(ドレーンをつなぐ吸入口)

排出口

② リザーバーを垂直に持って、排液の性状を確認し、側面の目盛でおおよその排液量を計測する。

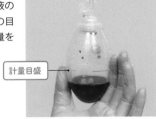

計量目盛

③ リザーバーを静かに傾けて握り、排液する。

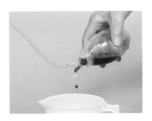

リザーバーを押しつぶしながら
キャップを閉じ、吸引を開始する

4 排液口のキャップを開けた状態でリザーバーを絞るように押しつぶし、押しつぶしている手を緩めないように保ちながら、もう一方の手で排出口のキャップをしっかりと閉じる。

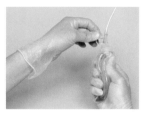

5 排出口のキャップを閉めたことを確認したら、押しつぶしていた手を離す。リザーバーが反発することで吸引が開始される。

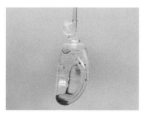

● 押しつぶしていた手を離した直後にリザーバーが膨らんだ場合は、どこかから空気が漏れている可能性がある。

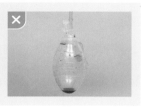

SBバックの場合

SBバックの各部位名称

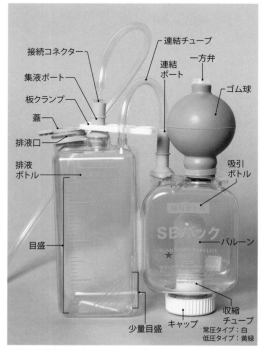

接続コネクター
集液ポート
板クランプ
蓋
排液口
排液ボトル
目盛
連結チューブ
連結ポート
一方弁
ゴム球
吸引ボトル
バルーン
収縮チューブ
常圧タイプ：白
低圧タイプ：黄緑
キャップ
少量目盛

★常圧タイプと低圧タイプがあり、低圧タイプのみ「低圧タイプ」と表示がある。

板クランプを閉じ、排液口を開け、排液する

1 板クランプで集液ポートをしっかり閉じる。

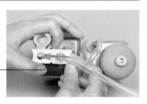
板クランプを閉じる

2 排液口の蓋を開け、排液ボトルを傾け排液を排出する。

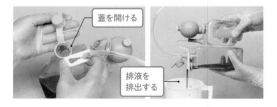
蓋を開ける
排液を排出する

排液口を閉じ、吸引ボトル内のバルーンを
膨らませてから、吸引を開始する

3 集液ポートの板クランプは動かさず閉じたままで、排液ボトルの蓋をしっかり閉じる。

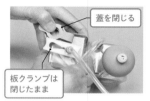
蓋を閉じる
板クランプは閉じたまま

4 吸引ボトルのゴム球をポンピングし、吸引ボトル内のバルーンを膨らませる。

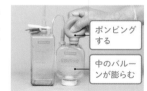
ポンピングする
中のバルーンが膨らむ

5 板クランプを開くことで吸引が開始される。

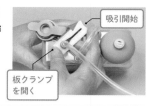
吸引開始
板クランプを開く

排液実施中の注意事項

● **排液バッグを傾ける**などして排液バッグ内が完全に空になるようにする。

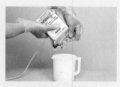

● 排液中に、**排液口が回収瓶に接しない**ようにする。瓶に接することによって感染微生物が伝播する可能性がある。つまり、**交差感染**を起こす危険があるため瓶やカップには触れないように注意する。

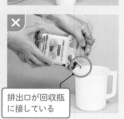
排出口が回収瓶に接している

〈引用文献〉
1．和田攻 他：看護大事典 第2版．医学書院，東京，2010：2170．
2．和田攻 他：看護大事典 第2版．医学書院，東京，2010：2169．

10 胸腔ドレナージの管理
（低圧持続吸引）

胸腔ドレナージとは、**胸腔内にチューブを留置して、貯留した空気や血液、滲出液などを体外に排出する治療法**です。自然気胸や外傷性気胸、緊張性気胸、膿胸、血気胸、開胸術後などでは胸腔ドレナージを行います。

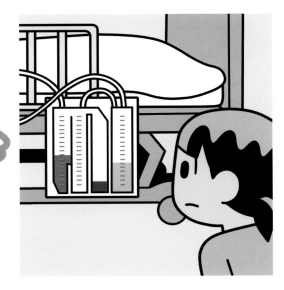

目 的

胸腔ドレナージは、疾患や手術、外傷などで**陰圧を維持できなくなった胸腔内圧を正常に戻したり、胸腔**内に貯留した血液や膿、胸水などを体外に排出することを目的に行います。

注意事項

バイタルサインの変化、とくに**SpO$_2$や呼吸回数、呼吸困難の訴えがないか**どうか注意深く観察します。胸腔ドレナージ中に**緊張性気胸**を起こしたり、**心停止**を起こしたりすることもあります。呼吸音の聴診、呼吸状態の観察、バイタルサインの測定によって、これらの徴候を早期に発見することができます。

また、体動制限による**精神的苦痛**を最小限に抑える必要があります。胸腔ドレナージ中の患者さんは、体動を制限されるために不眠が生じたり精神的な苦痛を感じることがあります。苦痛を表出できないとストレスが強くなり、最終的に治療を継続することが困難になる場合もあるので、**ストレスを溜めないような工夫**が必要となります。

胸腔ドレナージをしている患者さんは、テープ固定による**皮膚トラブル**を起こしやすくなっています。テープ固定をしている箇所の**皮膚の観察を注意深く行い**、早めの対処を心がけましょう。

胸腔ドレーンの挿入位置

　胸腔ドレナージでは、患者さんに胸腔ドレーンを挿入・留置します。ドレーンとは、**ドレナージに用いる管などの医療用器具**のことです。ドレナージの目的によって挿入される部位が異なります。

　気胸の患者さんでは、脱気すること（気体を抜くこと）が目的なので、ドレーンの先端は**肺尖部に向けて**挿入されます。一方、**漿液や血液などの液体を排出**する目的では、ドレーンの先端は**液体が貯留している胸腔の背側に向けて挿入**されます。これは「**空気は上に、液体は下に**」貯留する性質に合わせて、より効果的にドレナージができるようにするためです（**図1**）。

図1 胸腔ドレーンの挿入位置

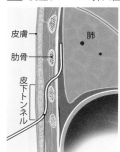

気体の排出（脱気）目的では肺尖部に向けて挿入

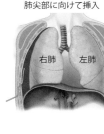

液体の排出目的では胸腔の背側に向けて挿入

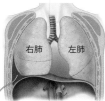

排液の量と性状

　ドレーンの排液の量と性状を観察することで、体の中で起こっていることを把握できます。疾病や患者さんの状態によっても異なりますが、**淡血性～漿液性**で、**1日100～200mL以下**が一般的です。突然量が増えたり、性状が変わったりした場合は、患者さんに何か異変が起こっていると考えられます。

表1 排液の量と性状と対処方法

	正常	異常	原因	対処方法
色	淡血性～漿液性	血性	出血	●バイタルサインの測定 ●医師への報告
		混濁、浮遊物	感染	●排液をグラム染色、培養 ●医師への報告
		気体	気胸	●接続部のゆるみやドレーンが抜けていないかをチェック ●医師への報告
量	1日100～200mL以下（目安）	血胸や術直後の場合で1時間に200mL以上の血性排液	出血	●直ちに医師に報告 ●バイタルサインのチェック

清水潤三, 曽根光子：はじめてのドレーン管理. メディカ出版, 大阪, 2007：41. より著者作成

胸腔ドレナージの原理

●三連ボトル方式の場合

　排液ボトル、水封室、吸引圧制御ボトルの3つの部分に分かれており、三連ボトル方式はこの3つがセットになったものです。患者さんに一番近いボトルには、排液が溜まります。次のボトルの水封室は、水が弁の役割をして胸腔内圧が陰圧となっても大気が胸腔内に流れ込まないようになっています。最後のボトルは、水栓によって吸引圧を調整しています。

例：三連ボトル方式と同じ構造をもつチェスト・ドレーン・バック
（住友ベークライト株式会社）

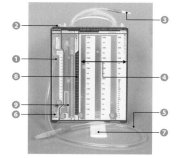

❶吸引圧制御ボトル：この水位によって吸引圧を調整することができる

❷注水口：吸引圧制御ボトル内に滅菌蒸留水を入れるための注水口

❸吸引装置接続チューブ：吸引器を接続する

❹排液ボトル：出血や胸水などの排液が溜まるボトル

❺胸腔ドレーン接続チューブ：患者さんに挿入されている胸腔ドレーンと接続する

❻サイレンサー：気泡が発生する音を小さくする

❼スタンド

❽胸腔内圧測定目盛

❾水封室：水封することで外界と胸腔内を遮断し、水が弁の役割をして大気が胸腔内に流れ込むことを防ぐ

●低圧持続吸引器の場合

　吸引ポンプ機能を内蔵している電動式の持続吸引器です。吸引圧の設定に水栓を使用しないため、**安定した吸引圧**を得ることができます。低圧持続吸引器には、専用のドレーンバックを使用します。ドレーンバックは排液が溜まる排液部と水封部からなります。圧を設定できる吸引ポンプを内蔵しているため、吸引圧制御ボトルに相当する部分はありません。

❽電源スイッチ：スイッチを押すとすべてのランプが2秒間点灯し、その後、❾連続吸引スイッチ、❿間欠吸引スイッチが点滅する。
＊連続吸引を行う場合には→❾連続吸引スイッチを押すとランプが点灯する。⓫アップスイッチ、⓬ダウンスイッチ、⓭決定スイッチ、⓮設定値表示、が点滅する。⓫、⓬スイッチを押して吸引圧力の設定を行い、最後に⓭決定スイッチを押すと吸引が開始される。

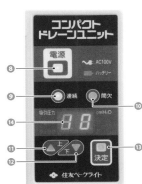

例：低圧持続吸引器の1つであるコンパクトドレーンユニット
(住友ベークライト株式会社)

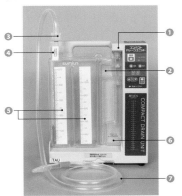

❶本体
❷移行防止部
❸キャップ
❹封印ラベル
❺排液部
❻水封部
❼コネクティングチューブ

水封部

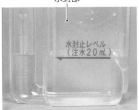

吸引圧力表示パネル

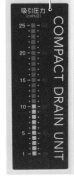

観察ポイント

　三連ボトル方式の場合、低圧持続吸引器の場合、胸腔ドレナージ中の患者さんに共通するものに分けて**表2〜4**に示します。

表2 三連ボトル方式の観察ポイントとケア

観察ポイント	根拠とケア
吸引圧制御ボトル内の水中に連続的に気泡が発生しているか	根拠 気泡が出てくる場合、治療に必要な設定圧より高い吸引圧をかけていることになる。設定圧より高い圧をかけても、治療のための設定圧を超えないように吸引圧制御ボトル内には水柱があるので吸引圧がいくら高くても胸腔内にかかる圧は一定になるようになっている。設定圧を超えた余分な圧を逃がすために外気が吸い込まれるので連続的に気泡が発生する。気泡が出てこない場合、設定圧未満の圧でしか吸引されていないことになる。　ケア 医師に報告する。
吸引圧制御ボトル内の水栓の高さが医師の指示どおりになっているか	根拠 吸引圧制御ボトル内の水の高さが、治療のための設定圧を示している目盛りより高かったり低かったりすると、設定どおりの吸引圧にならない。　ケア 医師の指示どおりの圧で吸引できるように、滅菌蒸留水を追加したり、または抜き取ったりする。

表3 低圧持続吸引器の観察ポイントとケア

観察ポイント	根拠とケア
バッテリーの残量は十分か	根拠 停電や患者さんが移動する場合にはバッテリー運転となる。バッテリーが十分でないと機器が停止し、陰圧がかからなくなる。　ケア 使用しない期間でも定期的に点検し、いつでも使用できるように充電しておく。
使用環境は問題ないか	根拠 動作に電気を使用しコンピュータ制御でもあるため、湿気や振動などによって誤作動する可能性がある。点滴ボトルの真下に置いた場合は点滴液が漏れて機器を濡らす危険もあるため、使用する環境を整える必要がある。

吸引圧制御ボトル内には連続的な気泡がみられる必要があります。水圧が下がっているときは指示どおりの目盛りまで滅菌蒸留水を補充しましょう

表4 胸腔ドレナージ中の患者さんに共通する観察ポイントとケア

観察ポイント	根拠とケア
水封室の水が指示された量になっているか	**根拠** 水が足りないときちんと水封されないため、大気が胸腔内に流入する恐れがある。
水封室にエアリークがあるか （水封室の水の中に気泡ができているか） 水封止レベル （注水20㎖） エアリーク	**根拠** エアリークとは、気胸を起こしたような状態になって胸腔内で空気が漏れていることをいう。エアリークがあっても2〜3日で消失するが、その後もエアリークが続く場合は、患者さんに何か問題が発生している可能性がある。または、患者さんには問題がなく、ドレーンに穴が開いている場合や抜けている、接続が緩んでいる可能性もある。すぐに対処が必要。 **ケア** バイタルサインの測定を行い、とくに呼吸状態を注意深く観察する。呼吸音を聴診し、呼吸音が聴こえないようなことがないことを確認する。また、チューブに穴や亀裂が入っていないか、接続が緩んでいないか確認する。
エアリークの程度はどれくらいか	**根拠** エアリークの程度が軽度であれば想定内であることもあるが、それ以上であれば再手術を検討する必要がある。 **ケア** エアリークの程度の観察方法：まずは穏やかに呼吸をしているときの呼気（安静呼気時）にエアリークがあるか確認する。次に患者さんに協力してもらい、深呼吸をしてもらって、そのときの呼気時にエアリークが出現するか確認する。次に声を出してもらって、エアリークが出現するか確認する。最後に咳嗽をしてもらいエアリークが出現するか確認する。エアリークの程度は安静呼気時＞深呼気時＞発声時＞咳嗽時となる。
水封室の水に呼吸性変動があるか 呼吸性変動は管内の液の動きでも確認できる	**根拠** 呼吸性変動がない場合には、ドレーンが閉塞、屈曲している可能性がある。 **ケア** ドレーンが屈曲していないか確認する。またドレーンをミルキングする、体位変換をする、深呼吸を促すなどして再度呼吸性変動があるかどうか確認する。
排液ボトル内の排液の量と性状が急激に変化していないか （P.76表1も参照）	**根拠** 前日と比較して急激に量が増えていたり、または性状が変わっていたりする場合には患者さんに何か異変が起こっている可能性が高い。出血が多い場合はショックとなる可能性もあるので、バイタルサインを測定し、ショック症状が出ていないか確認する必要がある。 **ケア** 医師への報告を行う。
胸腔ドレーンの挿入部周辺に皮下気腫ができていないか	**根拠** 肺から漏れた空気が皮下に入ると皮下気腫になる。皮下気腫は患者さんの皮膚を触診すると新雪を握るような（握雪感）、またはビーズクッションを触っているような感触がある。 **ケア** 皮下気腫はほとんどの場合自然に吸収されるが、程度がひどい場合やどんどん皮下気腫の範囲が広がっていくような場合は対処する。皮膚を触診し、皮下気腫がどこまで広がっているかマーキングし、その後の広がりがないかどうか注意深く観察していく。
胸腔ドレーンが縫合糸でしっかりと皮膚に固定されているか	**根拠** 縫合糸が外れているとドレーンが抜去されてしまう危険がある。自然に抜去されて気がつかないでいると患者さんに呼吸障害が起こることもある。 **ケア** 毎日1度はドレーンの挿入部を観察し、しっかりと皮膚にドレーンが固定されているか確認する。
胸腔ドレーンがテープできちんと固定されているか	**根拠** ドレーンが抜去されてしまう危険がある。 **ケア** テープ固定のみならず、縫合糸が外れていないかも確認する。

胸腔ドレーン管理の基本技術

バック交換の方法

必要物品

❶新しいチェスト・ドレーン・バック
❷ディスポーザブル手袋
❸30mLのカテーテルチップ
❹20mLのシリンジ
❺滅菌蒸留水
❻チューブ鉗子2本

❼ナイロン結束バンド
❽タイガン
❾イソジン綿棒
❿ディスポーザブル膿盆
⓫防水シーツ

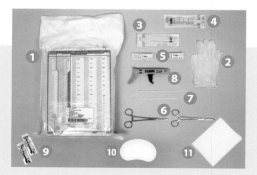

手 順

チェスト・ドレーン・バックを取り出し、水封室に滅菌蒸留水を注入する

① ディスポーザブル手袋を着用して包装袋から新しいチェスト・ドレーン・バックを取り出す。

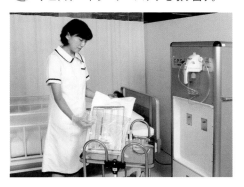

② 吸引装置接続チューブから20mLのシリンジを使用して滅菌蒸留水を規定量水封室に注入する（青色に着色される）。次に、吸引圧制御ボトルへ注入口から30mLのカテーテルチップを使用して滅菌蒸留水を設定圧の高さまで注入する（黄色に着色される）。新しいチェスト・ドレーン・バックの準備ができたら、患者さんに接続する前に必ず気密性を確認する。

（根拠）チェスト・ドレーン・バックは胸腔内と通じているため、滅菌蒸留水を使用することで、不潔な大気が胸腔内に流れ込むことを防ぐ。

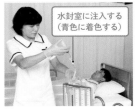

水封室に注入する（青色に着色する）

規定量の滅菌蒸留水を吸引圧制御ボトル、水封室に注入した状態

気密性の確認の方法

❶ チェスト・ドレーン・バックのドレーン接続チューブをチューブ鉗子でクランプする。

❷ 吸引装置側のコネクティングチューブをチェスト・ドレーン・バックの吸引装置接続チューブとつなぐ。

❸ 吸引装置のスイッチを入れ、徐々に圧を上げると水封室と吸引圧制御ボトルから気泡が出る。水封室からの気泡がなくなったのち、吸引圧制御ボトルから気泡が発生する。

❹ 気泡が確認できたら、吸引のスイッチを切り、吸引装置接続チューブを吸引装置から外す。このとき水封室の水が水封室に向かって右側にある細い管の中を上昇し、20〜30秒そのまま静止すれば気密性が確保できている。この上昇が見られない場合は新しいものと交換する必要がある。

❺ ❶でクランプしたドレーン接続チューブのクランプを外し、水封室の水位が元の位置に戻ることを確認する。

胸腔ドレーンをクランプし、新しいバックを接続する

③ 防水シーツを敷き、患者さん側の胸腔ドレーンをチューブ鉗子で**2箇所クランプ**する。

（根拠）通常、胸腔内は陰圧に保たれているため、胸腔ドレーンをクランプしないままバック交換をした場合、胸腔内に空気が流入してしまう。1箇所クランプしただけであると、万が一それが外れた場合に患者さんに危険が及ぶため、念のために必ず2箇所クランプする。

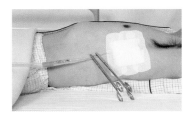

④ 圧をかけていた吸引装置のスイッチを切り、吸引装置接続チューブを外す。患者さんに挿入されているドレーンから古いチェスト・ドレーン・バックを外し、接続部をイソジン綿棒で消毒する。消毒後に新しいチェスト・ドレーン・バックの胸腔ドレーン接続チューブと接続する。新しいチェスト・ドレーン・バックの吸引装置接続チューブに吸引装置を接続する。

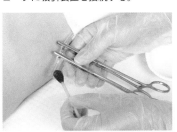

⑤ 接続部が外れないようにチェスト・ドレーン・バックのコネクターと胸腔ドレーンが重なっている箇所をナイロン結束バンドで留める。さらに、タイガンを使用してナイロン結束バンドを強固に締めつける。

（根拠）通常、胸腔内は陰圧に保たれているので、接続が外れると大気が胸腔内に流入することで胸腔内が陽圧になり呼吸状態に重大な影響を及ぼす。さらに、不潔な大気が胸腔内に入ることで感染のリスクを高める。これを避けるために、接続が外れないようにナイロン結束バンドとタイガンを使用して強固に締めつける。

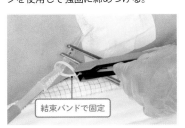

結束バンドで固定

クランプを緩め、吸引を開始する

6 患者さん側の胸腔ドレーンをクランプしていたチューブ鉗子を外す。次に、残りのチューブ鉗子を徐々に緩め吸引を開始する。

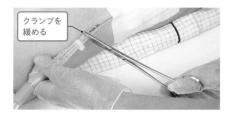

クランプを緩める

7 2本のチューブ鉗子は、ベッドサイドに**常に準備しておく**。

根拠 万が一接続が外れた場合に、すぐにドレーンをクランプすれば胸腔内への大気の流入を最小限にすることができるから。すぐに対処できるようにベッドサイドに常にチューブ鉗子を2本準備しておく。

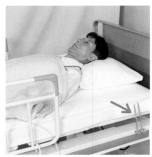

ドレーンのテープ固定の方法

必要物品

❶ テープ
❷ はさみ
❸ 滅菌Yガーゼ
❹ 滅菌ガーゼ
❺ フィルム材（必要に応じて）
❻ イソジン綿棒
❼ ディスポーザブル膿盆
❽ 防水シーツ

手順

1 防水シーツを敷き、ドレーンの挿入部をイソジン綿棒で消毒する。滅菌Yガーゼを挿入し、その上を滅菌ガーゼで覆う。

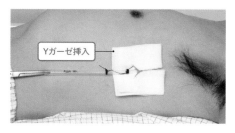

Yガーゼ挿入

2 テープでガーゼを固定する。

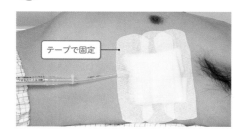

テープで固定

3 チューブが抜けないように、刺入部とは別にもう1箇所テープ固定する。その際、テープ固定をする皮膚にあらかじめテープを貼り付けておき、その上からチューブをテープで貼り付けて固定する。

根拠 チューブが直接皮膚に当たると、潰瘍や水疱、皮膚剥離の原因となるため。

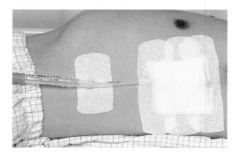

4 チューブが引っ張られても抜けることがないように必ず2箇所以上テープで固定する。

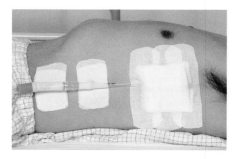

5 皮膚の剥離や水疱、発赤がある場合は、フィルム材で保護する。

テープかぶれがひどいときは、ガーゼなども利用して皮膚を保護しましょう

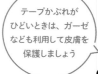

臥床中のドレナージの管理

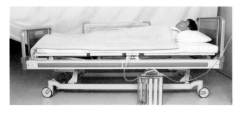

臥床中は**患者さんの胸腔より低い場所**にドレナージバックを置く。

根拠 患者さんの胸腔より高い位置に排液ボトルがくると、排液が患者さんの体内に逆流する恐れがある。逆流した場合には、上行感染を引き起こすことがある。

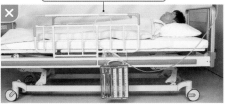

チューブが柵を乗り越えている

チューブが柵の間に挟まって閉塞しないように、また、チューブが柵を乗り越えないように注意する。

根拠 チューブの閉塞や屈曲が起こると、設定の圧がかからなくなったり、排液の流出が妨げられる。また、チューブが柵を乗り越えるような形になっている場合には、排液が胸腔内に逆流して上行感染の原因となる。

歩行中のドレナージの管理

① 低圧持続吸引器を使用している場合は**バッテリーの残量を確認**する。

根拠 歩行中にバッテリーが切れると、規定の陰圧がかからなくなるため。

② 点滴スタンドなどを用意し、**ドレーン・バックを胸腔より低い位置**にしっかりと固定する。

根拠 患者さんの胸部より高い位置に排液ボトルがくると、排液が患者さんの体内に逆流する恐れがあるため。またドレーン・バックが倒れると水封がされなくなり大気が胸腔内に流入したり、指示された圧がかからなくなるため。

③ チューブやドレーン・バックが患者さんの動きを妨げていないか、歩行に危険はないか、チューブが過度に引っ張られていないかを確認する。

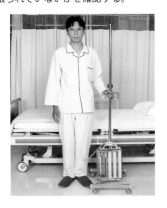

● 患者さんの胸腔ドレナージの目的が排液であり、バックやチューブに逆流防止弁が付いていれば歩行中でもチューブ類のクランプの必要はない。しかし、逆流防止弁がない場合は2箇所でクランプをする。

根拠 逆流防止弁がない場合は、バック内の排液が胸腔内に逆流する危険があるため。

● 脱気目的でドレナージを行っている場合、歩行中も胸腔内の空気を抜き続ける必要があるので、ドレーンはクランプしない。

根拠 クランプしてしまうと指示の圧がかからなくなったり、肺の広がりを妨げてしまうため。

ドレナージの管理は患者さんにも説明して理解してもらいます

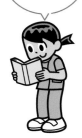

〈参考文献〉
1. 佐藤憲明：ドレナージ　管理&ケアガイド. 中山書店, 東京, 2008：64.
2. 竹末芳生, 藤野智子：エキスパートナース・ガイド　術後ケアとドレーン管理. 照林社, 東京, 2009：272.

11 脳室ドレナージの管理

　脳脊髄液は1日に約500mLつくられ、脳室とクモ膜下腔には約150mLの脳脊髄液があるとされています（**図1**）。何らかの原因で脳脊髄液の産生過剰・通過障害・吸収障害が起こると、**脳室やクモ膜下腔に過量の脳脊髄液が貯留し水頭症**になります。これを放置しておくと**頭蓋内圧が上昇**し、**脳ヘルニアを起こす**危険が高まります。脳室ドレナージはこれを防ぐために行われます。

　前頭部から頭皮、頭蓋骨、脳実質を貫いて**脳室に留置されたドレーンから脳脊髄液を持続的に体外に誘導し、排出する**ことを**脳室**ドレナージといいます。

図1 脳脊髄液の循環路

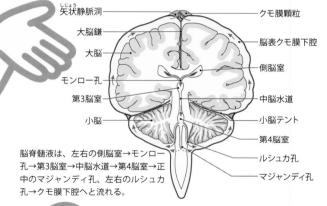

矢状静脈洞 ── クモ膜顆粒
大脳鎌 ── 脳表クモ膜下腔
大脳 ── 側脳室
モンロー孔 ── 中脳水道
第3脳室 ── 小脳テント
小脳 ── 第4脳室
　── ルシュカ孔
　── マジャンディ孔

脳脊髄液は、左右の側脳室→モンロー孔→第3脳室→中脳水道→第4脳室→正中のマジャンディ孔、左右のルシュカ孔→クモ膜下腔へと流れる。

目的

　脳室ドレナージの目的はおもに以下の3点です。
❶脳脊髄液の頭蓋外への排出
❷頭蓋内圧の測定
❸検査のための脳脊髄液の採取や、薬液の注入
　脳室ドレナージは脳出血の脳室穿破、重症クモ膜下出血、脳腫瘍などによって**閉塞性水頭症**を起こしている場合や、クモ膜下出血や髄膜炎などの後にクモ膜下腔で髄液通過障害が起こり、**脳室拡大と脳圧亢進をきたしている場合**などに行います。

注意事項

　脳室ドレナージ中は**頭部の高さを一定に保つ**必要があります。患者さんが急に起き上がったりすると、オーバードレナージを起こすことになり、硬膜外血腫や硬膜下血腫を起こす危険があります。ギャッチアップ等で頭部の高さに変化が生じるたびに0点設定をする必要があるため、患者さんが自分でギャッチアップすることは危険です。ギャッチアップの際には**必ず看護師を呼んでもらいます**。

　また、脳室ドレーンの刺入部は清潔に保つ必要があるほか、ドレーンを事故抜去してしまうと頭蓋内圧亢進を起こし生命に危険を及ぼす恐れもあるため、注意が必要です。

脳室ドレナージの基礎知識

排液の色と量

脳脊髄液は**通常無色透明**ですが、脳室ドレナージでは時間とともに**血性から淡黄色に**変化していきます（**表1**）。

脳室ドレナージの原理

脳室ドレーンは、脳実質を貫いて留置するので、できるだけ**細く**、**やわらかい材質**で、さらに**まわりの圧などで管がつぶれない程度の硬さ**のものが使用されます。

脳室ドレナージ回路のチャンバーはフィルターを介して大気圧に開放されており、髄液滴下部の高さを調整することでドレナージ圧を調節します。設定したドレナージ圧を超えると脳脊髄液が流出して、頭蓋内圧が高くなるのを防ぎます（**図2**）。

表1 排液の色と量の観察ポイント

	正常	異常	原因	対処方法
色	血性〜淡黄色へ移行	急激に血性となり、出血量が増加する	出血	●ただちに医師に報告 ●バイタルサインの測定 ●神経徴候を確認
		混濁	感染	●医師への報告 ●脳脊髄液の培養提出
量	1日の排液のめやすを医師に確認して判断する	急激に血性となり、出血量が増加する	出血	

清水潤三，曽根光子：はじめてのドレーン管理．メディカ出版，大阪，2007：41．より著者作成

図2 脳室ドレナージの原理

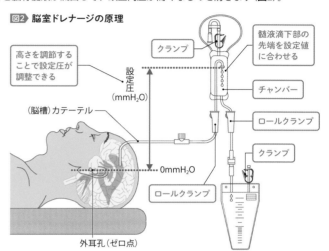

クランプ
髄液滴下部の先端を設定値に合わせる
高さを調節することで設定圧が調整できる
設定圧（mmH₂O）
チャンバー
（脳槽）カテーテル
ロールクランプ
クランプ
0mmH₂O
ロールクランプ
外耳孔（ゼロ点）

観察ポイント

脳室ドレーンは、取り扱いを間違えると患者さんを生命の危機にさらすことになるため、ケアの際には十分な注意が必要です。そこで、ケアの際に気をつけたい**脳室ドレナージ中**の観察ポイント、感染予防のポイント、脳室ドレナージ中の管理のポイントをそれぞれ**表2〜4**にまとめました。

表2 脳室ドレナージ中の観察ポイント

観察ポイント	根拠とケア
脳室ドレナージ回路が設定された高さに固定されているか	根拠 脳室ドレナージの目的は脳脊髄液の流出を適切に調節し、頭蓋内圧を管理することである。脳脊髄液の流出が少なければ頭蓋内圧が亢進する危険があり、逆に流出しすぎると低髄液圧となって頭痛や悪心が起こる。低髄液圧がさらに進むと脳と硬膜の間や硬膜と頭蓋骨の間に隙間ができ、硬膜下血腫や硬膜外血腫を起こすことがある。そのため、設定された高さに脳室ドレナージ回路がきちんと固定されている必要がある。
0点が正しく合っているか	根拠 脳室ドレナージ回路が正しい高さに固定されていても、0点が外耳孔の高さに一致していなければ脳脊髄液の流出に影響が出る（上記根拠も参照）。 ケア 0点は患者さんの両外耳孔を結んだ線上とされる。**患者さんがギャッチアップするときには、そのつど0点を設定し直す**。患者さんが側臥位の場合に左右どちらかの外耳孔で0点設定をするのは間違いである。患者さんが側臥位をとっている場合は、両耳孔を結んだ線の中心を0点とする。
排液の量、性状はどうか	根拠 正常な脳脊髄液は無色透明な液体である。クモ膜下出血や脳室内出血のある患者さんの脳脊髄液は、血性から淡血性、淡黄色（キサントクロミー）の順で変化していく。髄膜炎の患者さんでは髄液が混濁する場合もある。急激な血性の排液がある場合は再出血の可能性があるため、ただちに医師に報告する必要がある（表1参照）。
脳室ドレナージが閉塞していないか	根拠 脳室ドレナージが閉塞すると脳脊髄液の排出ができなくなり、頭蓋内圧が亢進する危険がある。 ケア まず、脳室ドレナージが物理的に閉塞しないようにする。**チューブのねじれや屈曲がない環境をつくり**、さらにそれらが起こっていないか確認する。脳室ドレナージが正常に機能している場合には、**脳室ドレナージ回路のなかの脳脊髄液の液面に心拍や呼吸に合わせた拍動がみられる**。この拍動がない場合には閉塞が起こっている可能性がある。

（表2つづき）

脳室ドレナージ回路のエアフィルターがクランプなどで閉塞していないか	**根拠** 脳室ドレナージ回路のチャンバーは、エアフィルターを通じて大気圧に開放されている。エアフィルターを長い時間クランプしたりエアフィルターが閉塞するとチャンバー内が陰圧となり、サイフォン効果によってオーバードレナージが起こる。オーバードレナージとは、髄液が過剰に流れ出てしまうこと。オーバードレナージを起こすと低髄液圧となって頭痛や悪心が起こり、硬膜下血腫や硬膜外血腫を起こす危険がある。 **ケア** 排液でフィルターが濡れてしまうとフィルターが閉塞してしまう。このような場合はバッグを交換する必要がある。
脳室ドレーン刺入部からの髄液の漏れがないか	**根拠** 脳室ドレーン刺入部から髄液の漏れがある場合、正しくドレナージされていないことが考えられる。ドレナージ回路の閉塞やドレーンが抜けている可能性がある。 **ケア** 脳室ドレーンの刺入部からの髄液の漏れを見つけた場合は**すぐに医師に報告**する。

表3 感染予防のポイント

観察ポイント	根拠とケア
排液バッグの交換は無菌操作で行う	**根拠** 通常**頭蓋内は無菌状態**であり、わずかな細菌の侵入でも髄膜炎を起こす危険がある。そのため、排液バッグの交換は無菌操作で行う必要がある。 **ケア** 脳室ドレナージ回路と排液バッグの接続部をポビドンヨードなどで数回消毒し、その後、新しいバッグと交換する。
排液バッグ内の排液は溜めすぎない	**根拠** バッグ内に貯留している排液量がバッグの容量を超えると、**排液が逆流**する。排液が逆流すると感染を引き起こす危険がある。また、排液を多量にバッグ内に溜めておくと**細菌が繁殖**することにもなる。しかし、バッグを頻回に替えることは感染の機会を増やすことにもなるため注意が必要である。
脳室ドレナージ回路のエアフィルターを濡らさない	**根拠** 脳室ドレナージ回路のエアフィルターが排液で濡れた場合、感染のリスクが高くなる。また、感染だけでなくエアフィルターが濡れて詰まることにより、チャンバー内が陰圧となり過剰に脳脊髄液が流出するオーバードレナージの原因にもなる。 **ケア** エアフィルターを絶対に濡らさないように、**患者さんを移動するときには回路をクランプ**する。
脳室ドレーン刺入部を清潔に保つ	**根拠** 脳室ドレーンの刺入部からの感染を防ぐ必要がある。 **ケア** 脳室ドレーンの刺入部は部分的に剃毛する場合がある。また刺入部は毎日消毒し、Yガーゼを挟んで滅菌ガーゼで覆う。ドレーンの抜去を防止するために一度ループをつくってから固定すると、仮にドレーンが引っ張られるようなことになっても外力が直接ドレーン刺入部にかかることを防ぐことができる。

表4 脳室ドレナージ中の管理のポイント

観察ポイント	根拠とケア
患者さんが移動するときは、ドレナージは行わず一時中断する	**根拠** 排液バッグ内の排液が患者さんに逆流しないように、またオーバードレナージを予防するために、患者さんを移動するときは脳室ドレナージをクランプすることが基本である。 **ケア** 患者さんを移動するときはドレナージを行わず一時中断する。一時中断するには、脳室ドレナージ回路の❶患者さん側のロールクランプを閉鎖→❷排液バッグ側のロールクランプを閉鎖→❸排液バッグのワンタッチ式クランプの閉鎖→❹脳室ドレナージ回路のワンタッチ式クランプの閉鎖、の順でクランプする。ドレナージを再開するときは、❶脳室ドレナージ回路のワンタッチ式クランプの開放→❷排液バッグのワンタッチ式クランプの開放を**必ず確認した後に**、→❸排液バッグ側のロールクランプの開放→❹患者さん側の排液バッグのロールクランプの開放の順に開放する（P.83図2のクランプの位置を参照）。 **根拠** エアフィルターが大気圧に開放されないでいると、チャンバー内が陰圧となりオーバードレナージを起こす危険がある。そのため、**先にエアフィルターのクランプを開放する**必要がある。今回説明する製品ではワンタッチ式クランプがこれに当たる。ワンタッチ式クランプを閉鎖した状態やフィルターが濡れた状態ではオーバードレナージを起こす危険がある。
基本的にミルキングはしない	**根拠** **脳室ドレナージからの排液は自然流出**とし、ミルキングは行わない。ミルキングによって脳脊髄液が**必要以上に排出されてしまう**ことや、**陰圧が生じると脳室内の組織が損傷される**危険があるため。しかし、脳室ドレナージ回路内の脳脊髄液の液面に心拍や呼吸に合わせた拍動がない場合は閉塞している可能性がある。このような場合に放置しておくと脳脊髄液が正しく排出されず水頭症を起こし、頭蓋内圧が亢進する危険があるのでミルキングを行うこともあるが、まずは医師に報告する。また、ミルキングを行うことになっても鉗子などの金属製器具では絶対に行わない。液漏れや切断の恐れがある。

脳室ドレナージ管理の基本技術

必要物品

排液バッグ

❶ルアーロックコネクター（青色）
❷綿栓
❸ワンタッチ式クランプ

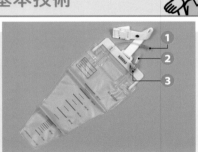

シラスコン®排液バッグ（販売元：株式会社カネカメディックス）

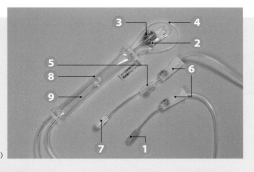

脳室ドレナージ回路

- ❶ルアーロックコネクター（青色）：排液バッグに接続する
- ❷フィルター
- ❸ワンタッチ式クランプ
- ❹ハンガー
- ❺髄液採取口、薬剤注入口
- ❻ロールクランプ
- ❼ルアーロックコネクター（透明）：患者のドレーンに接続する
- ❽髄液滴下部
- ❾チャンバー

シラスコン®脳室ドレナージ回路（販売元：株式会社カネカメディックス）

脳室ドレナージ回路専用固定器具

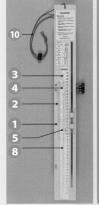
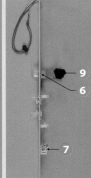
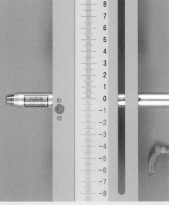

シラスコン®回路用ラックⅢ
（販売元：株式会社カネカメディックス）

- ❶ベースプレート
- ❷調整プレート：回路を固定して圧調整するためのもの
- ❸フック　❹回路落下防止フレーム　❺回路固定フレーム
- ❻ポールクランプ：ベースプレートをビス止めする
- ❼レーザーポインター取付台
- ❽メジャー：プラス目盛は黒字で、マイナス目盛は赤字で表示。1mm刻みで－10cmから＋30cmまでの範囲で調節可能
- ❾ポールクランプボルト：点滴ポールに固定する
- ❿セーフティーロープ：固定器具の落下防止のために必ず点滴ポール上部にかける

その他の物品

- ❶点滴スタンド
- ❷レーザーポインター

脳室ドレナージの構造

脳室ドレナージは、次の3つの部分で構成されている。

- ❶脳室ドレーン：ドレーンの先端が脳室に留置されており、皮下トンネルを介してドレーンの後端部が体外に誘導されている。
- ❷脳室ドレナージ回路：脳脊髄液を適切な圧で排液するための回路。
- ❸排液バッグ：脳室ドレナージの排液が貯留するバッグ。患者さんに近いほうから❶～❸の順で接続される。❶～❸を接続したものを❹に取りつける。
- ❹脳室ドレナージ回路専用固定器具：脳室ドレナージ回路を固定し、圧を調整する。

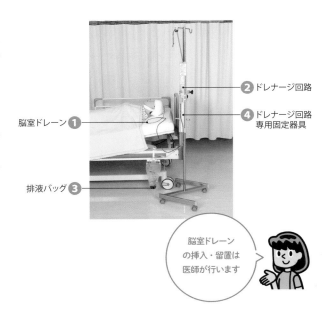

❷ドレナージ回路

❹ドレナージ回路専用固定器具

脳室ドレーン❶

排液バッグ❸

脳室ドレーンの挿入・留置は医師が行います

ドレナージ圧の設定

脳室ドレナージ回路と脳室ドレナージ回路専用固定器具の準備

① ポールクランプを点滴スタンドに取り付け、0点設定付近の高さでポールクランプボルトを手で締めて仮止めをする。

根拠 最終的に指示された圧でドレナージできるよう髄液滴下部の高さを調整するので、この時点では仮止めとする。

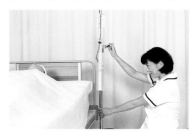

② セーフティーロープを点滴ポールの上部にかけ、長さを調整する。

根拠 落下防止のためにセーフティーロープを必ずかける。脳室ドレナージ回路が落下すると設定した圧でドレナージされなくなり、患者さんの生命にかかわる。

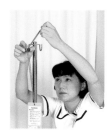

③ レーザーポインターをラックの裏側のレーザーポインター取付台に設置する。

根拠 0点を確実に設定するため、レーザーポインターは必ずこの取付台に設置する。

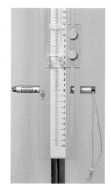

④ 脳室ドレナージ回路のハンガーを調整プレートのフックにかける。

根拠 脳室ドレナージ落下防止のために、必ずハンガーを調整プレートのフックにかける。脳室ドレナージ回路の落下が起こると設定された圧でドレナージがなされない。

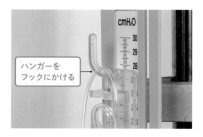

ハンガーをフックにかける

⑤ 脳室ドレナージ回路のハンガーを回路落下防止フレーム内におさめる。

根拠 脳室ドレナージの落下が起こると設定された圧でドレナージされなくなる。

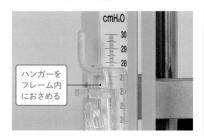

ハンガーをフレーム内におさめる

⑥ 脳室ドレナージ回路のハンガーを突起の外側に通す。

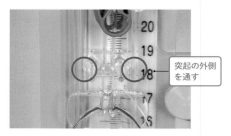

突起の外側を通す

⑦ 脳室ドレナージ回路本体を調整プレートにはめ込む。

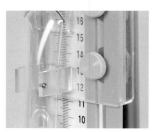

0点設定

⑧ レーザーポインターを取り付けた状態でレーザーを照射し、患者さんの外耳孔とメジャーの黒字の目盛の0点が一致する高さに調整し、ポールクランプボルトを締めて点滴スタンドに固定する。

根拠 0点は、留置したドレーンの先端の位置である**モンロー孔の位置**を指すように調整する。モンロー孔は頭部を外部から見て両外耳孔を結んだ線上にあるとされていることから、外耳孔の高さにレーザーポインターの光を合わせる。

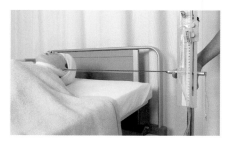

圧の設定と回路の固定

⑨ 脳室ドレナージ回路の髄液滴下部と指示された圧の数値が一致するように調整プレートの高さを調節し固定する。プラス圧に設定する場合は、黒字のプラス目盛と髄液滴下部が一致するように調整プレートを移動し固定する。マイナス圧に設定する場合は、赤字のマイナス目盛と髄液滴下部が一致するように調整する。

根拠 「0点」から「ドレナージ回路内の脳脊髄液の液面の高さ」が患者の頭蓋内圧を示している。頭蓋内圧が設定圧を超えると脳脊髄液が流出する。正常な頭蓋内圧は約7～15cmH₂O（70～150mmH₂O）といわれている。

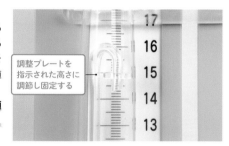

調整プレートを指示された高さに調節し固定する

排液バッグの固定

① 排液バッグはルアーロックコネクター（青色）と脳室ドレナージ回路のルアーコネクター（青色）の部分が接続されている。排液バッグには2つの孔があるので、その部分にフックなどを用いてベッドサイドまたは点滴スタンドに設置する。

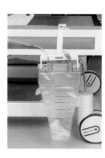

② ドレナージの開始前は、必ず排液バッグのワンタッチ式クランプを閉鎖しておく。

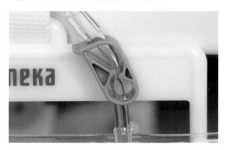

ドレナージの開始

① 脳室ドレナージ回路のワンタッチ式クランプを開放する。

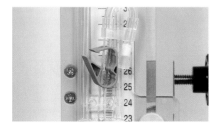

② 排液バッグのワンタッチ式クランプを開放する。

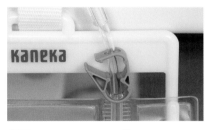

③ 排液バッグ側のロールクランプを開放する。

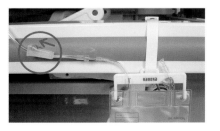

④ 脳室ドレナージ回路の患者側のロールクランプを開放しドレナージを開始する。

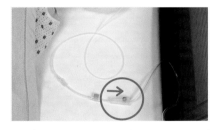

根拠 オーバードレナージ※を起こさないために①～④の順で各部のクランプを開放し、ドレナージを開始する必要がある。クランプを開放することで脳室ドレナージ回路のチャンバーは大気圧に開放されるため、設定圧でドレナージがされるようになる。
※大気圧に開放されない状態となり、過剰に髄液が排出されてしまうこと

〈参考文献〉
1. 佐藤憲明：ドレナージ 管理＆ケアガイド. 中山書店, 東京, 2008：44-47.
2. 大井静雄：ポケット版 脳神経外科ケアマニュアル. 照林社, 東京, 2000：147-152.
3. 黒岩敏彦：ナースの脳神経外科学. 中外医学社, 東京, 2008：213-214.
4. 竹末芳生, 藤野智子：エキスパートナース・ガイド 術後ケアとドレーン管理. 照林社, 東京, 2009：264-270.
5. 清水潤三, 曽根光子：はじめてのシリーズ はじめてのドレーン管理. メディカ出版, 大阪, 2007：48-51.

12 安全な与薬（6Rの確認）

与薬とは、治療や検査等の目的で**薬物を患者さんに与えること**をいいます。与薬のプロセスの概要と関係する職種は**図1**のとおりです。与薬のプロセスでは、**看護師がかかわる範囲が大きい**のが特徴です。

図1 与薬のプロセスの概要と関係する職種

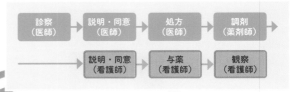

診察（医師）→ 説明・同意（医師）→ 処方（医師）→ 調剤（薬剤師）→ 説明・同意（看護師）→ 与薬（看護師）→ 観察（看護師）

オレンジの部分が看護師がかかわるところです

目 的

薬剤を使用する目的は4つあります（**表1**参照）。

表1 薬物の使用目的

原因療法	対症療法	補充療法	予防療法
●病気や症状の原因を治療するため **薬物の例**）抗菌薬、抗ウイルス薬、抗がん薬など	●発熱や痛みなどの症状を抑えるため **薬物の例**）解熱薬、鎮痛薬、抗炎症薬、降圧薬など	●体内に不足しているものを補うため **薬物の例**）ビタミン、ホルモンなど	●病気の発症を予防するため **薬物の例**）ワクチンなど

注意事項

　使用する薬剤は患者さんの体に何らかの悪影響を及ぼすものが少なくありません。そこで、与薬では、なによりも「**正確に実施すること**」が求められます。

　もし間違った薬剤を投与したり、投与する量を間違うと、患者さんの生命に影響するような事態になってしまうためです。

　人が故意でなく犯してしまう間違いをヒューマンエラーといいます。ヒューマンエラーによる与薬の医療事故は毎年一定数起こっており、患者さんが死亡した事例もあります。与薬では「**人は誰でも間違える**」という基本理念のもとに、6Rの確認をはじめとした事故防止のためのさまざまな対策が講じられています。

与薬の技術の基礎知識

与薬の技術における看護師の役割

図1のように、与薬のプロセスにはさまざまな職種がかかわりますが、患者さんに**薬剤を使用する直前にかかわるのは看護師**です。与薬のプロセスで間違いが生じている場合、看護師が気づかないと事故になってしまいます。

看護師は、事故を防止する「最後の砦（ゲートキーパー）」として、医師や薬剤師だけでなく、看護師自身の間違いにも気がつく必要があります。

6Rとは

与薬のプロセスでの**間違いを防止・発見するために確認する6つの項目**を**6R**（6つのRight、**図2**）といいます。

図2 6R

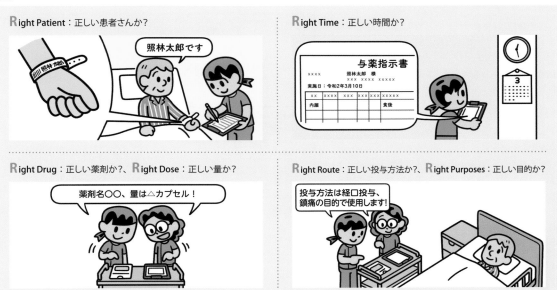

R ight Patient：正しい患者さんか？

照林太郎です

R ight Time：正しい時間か？

R ight Drug：正しい薬剤か？、R ight Dose：正しい量か？

薬剤名〇〇、量は△カプセル！

R ight Route：正しい投与方法か？、R ight Purposes：正しい目的か？

投与方法は経口投与、鎮痛の目的で使用します！

6Rを確認するタイミング

薬剤は医師の指示のもとに使用するので、医師の指示が書かれている書面（指示書、**図3**）や入力画面を確認する必要があります。そして、6Rはおもに、**表2**（P.90）のタイミングで確認します。

電子カルテの場合、医師の与薬の指示は画面で確認します

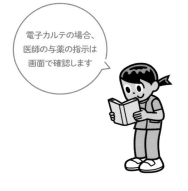

図3 指示書の例

発行日：2020/02/12
発行時間：11:25

1/1

与 薬 指 示 書

0000000691846

科	整形	実施年月日	2020 年 2 月 12 日	診療科	整形外科
部屋	404	ID	00855091	主治医	持城 忠明
		氏名	福本晃（フクモトアキラ） 様 男		
		生年月日	1994 年 2 月 12 日		

指示内容	看護師印	
	準備者	実施者
ロキソニン(60mg) 1 錠 昼食後に内服		
以下余白		

※実在の人物のものではない

表2 6R確認のタイミングと確認する内容

タイミング	何を6Rで確認するのか
薬剤を準備する前	指示書の内容を6Rで確認する
薬剤を保管場所から取り出すとき	指示書と薬剤(取り出す容器)を6Rで確認する
薬剤を準備するとき	
●薬剤を手に取ったとき	指示書と薬剤(取り出す容器)を6Rで確認する
●薬剤を容器から取り出す直前	指示書と薬剤(取り出す容器)を6Rで確認する
●薬剤を容器から取り出したあと	指示書と準備した薬剤(取り出した容器)を6Rで確認する
薬剤投与の直前にベッドサイドで	指示書と患者さん、準備した薬剤(取り出した容器)を6Rで確認する
薬剤投与のあと	指示書と使用後の薬剤(取り出した容器)を6Rで確認する

6Rを確認する際の注意点

● ただ「やればよい」だけではない

6Rの確認は「決まりだから」「やらないと怒られるから」やるのではありません。6つのRightごとに、「本当に正しいのかな？」「間違っていないかな？」と**自分自身だけでなく指示書にも疑いの眼差し**を向けながら、注意深く、慎重に確認しましょう。

● 途中で中断しない

多忙な看護業務のなかでは、薬剤の準備中に急に患者さんに呼ばれたり、ほかのスタッフに声をかけられたりなど、業務の中断が起こることがあります。このような**「業務の中断」が薬剤に関する医療事故の原因となる**こともあります[3]。

与薬のプロセスでは、**業務の中断が生じないようあらかじめスタッフに声をかけておく**などの対応が必要です。

● 事前に情報収集した患者さんの情報や薬剤の添付文書も活用する

6Rの確認では、使用する薬剤が患者さんの状態・病態や治療方針、検査などに適しているかどうかも確認します。そのため、患者さんの状態・病態や治療方針、検査の内容などを事前に情報収集しておく必要があります。

また、その薬剤にどのような効果があるのか、その効果を得るためにはどのくらいの薬剤量や投与経路が適しているのか、その薬剤の使用上の注意点なども確認する必要があるので、それらが記載されている**薬剤の添付文書**（**図4**）を入手しておきましょう。添付文書はPMDA（独立行政法人 医薬品医療機器総合機構）のサイトからダウンロードすることができます。

● 指さし呼称とダブルチェックも活用

指さし呼称とは、確認すべき対象を「指でさし」、確認する内容を「呼称して」確認する方法です。自分が確認する対象を「きちんと見て」、**視覚で捉えてから声に出す**という動作を行うと、確認する対象に意識を向けることができ、何もしない場合に比べて間違いを減らせるという報告があります[4]。

図4 添付文書の例（ロキソニン®錠、ロキソニン®細粒）

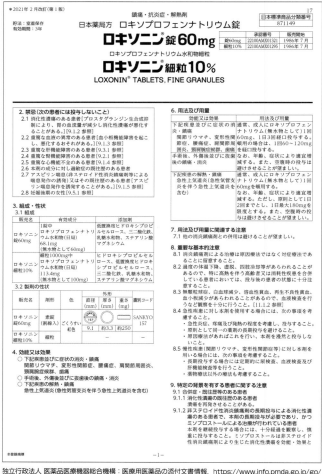

独立行政法人 医薬品医療機器総合機構：医療用医薬品の添付文書情報. https://www.info.pmda.go.jp/go/pack/1149019C1149_1_10/?view=frame&style=XML&lang=jaより引用(2022.8.16アクセス)

ダブルチェックとは、正しいか、間違いがないかを、「二重に確認すること」です。1回の確認では**見落とし**や**思い込み**などで間違いに気がつかないことがあるため、ほかの看護師にもう一度確認してもらったり、時間をおいてもう一度、自分で確認したりします。

6Rの確認の基本技術

〜「薬剤を準備する前」の6Rの確認

手 順

正しい患者さんか

① 指示書の**名前**、**生年月日**、**部屋番号・ベッド番号**を目で見て確認する。

② どの部屋にいるのか、どのベッドにいるのかをナースステーション内の**患者一覧**などを目で見て確認する。

③ ①と②が一致していて間違いがないことを確認する。

確認する根拠 患者さんが目の前にいないので、患者さんと指示書を照合することはできない。しかし、病棟内に**同姓同名の患者さんが存在する可能性**があるため、どこの部屋のどのベッドにいる患者さんなのかを患者一覧等で確認する。

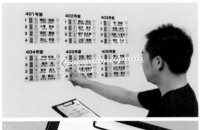

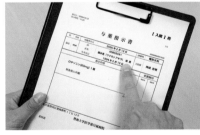

※人名は、実在の人物を示すものではない

正しい時間か

① 指示書の日付と時間を目で見て確認する。

② カレンダーと時計を目で見て確認する。

③ ①と②が一致していて間違いがないことを確認する。

④ 添付文書を見て、指示された日付や時間が、**薬剤の用法上問題がないこと**を確認する。

確認する根拠 投与する日時が異なる場合、患者さんに**薬剤による悪影響**が生じるため。また、薬剤によっては**使用する**

日時が用法として定められている場合があるため、添付文書を確認する。

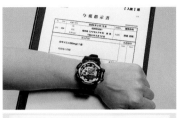

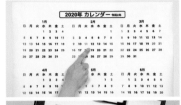

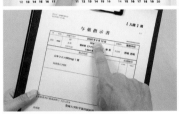

正しい薬剤か

① 指示書の薬剤名を目で見て確認する。

② 薬剤の添付文書を見て、患者さんの状態・病態や治療方針、検査などに適した薬剤かを確認する。薬剤が患者さんに適しており、間違いがないことを確認する。

③ 患者さんのアレルギーや薬剤による副作用の有無を情報収集し、問題がないことを確認する。

確認する根拠 薬剤が手もとにないので、薬剤と指示書を照合することはできない。しかし、医師が患者さんを間違えて指示したり、患者さんの**状態・病態や治療方針、検査など**に適していない薬剤を指示している可能性もあるため、指示書の薬剤が本当に患者さんに適しているかを確認する。また薬剤には**アレルギーや副作用**があり、患者さんに悪影響が生じるため。

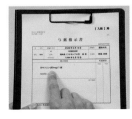

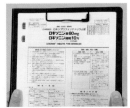

与薬の技術

12 安全な与薬（6Rの確認）

91

正しい量か

① 指示書の薬剤の量を目で見て確認する。

② 薬剤の添付文書を見て、患者さんの状態・病態や治療方針、検査などに適した量かを確認する。薬剤の量が患者さんに適しており、間違いがないことを確認する。

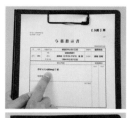

確認する根拠 薬剤が手もとにないので、薬剤と指示書を照合することはできない。しかし、医師が薬剤の量や単位を間違えたり、患者さんの**状態・病態や治療方針、検査などに適していない量を指示したりしている可能性がある**ため、指示書の量が本当に患者さんに適しているかを確認する。

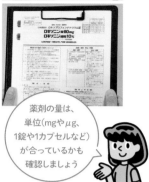

> 薬剤の量は、単位（mgやμg、1錠や1カプセルなど）が合っているかも確認しましょう

正しい投与方法か

① 指示書の投与方法を目で見て確認する。

② 薬剤の添付文書を見て、患者さんの状態・病態や治療方針、検査などに適した投与方法かを確認する。薬剤の投与方法が患者さんに適しており、間違いがないことを確認する。

確認する根拠 薬剤にはさまざまな投与方法（内服や注射など）があり、**投与方法が添付文書で定められている**場合もある。さらに、間違った投与方法だと患者さんに**薬剤による悪影響**が生じるため。

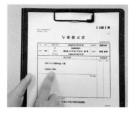 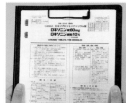

正しい目的か

① 指示書のすべての内容を目で見て確認する。

② 医師が薬剤投与の指示を出した目的を確認する。指示書の内容と投与目的が患者さんに適しており、間違いがないことを確認する。

確認する根拠 薬剤は何らかの目的のために使用され、その目的を達成するためには**指示書の内容と投与の目的に一貫性**が必要であり、いずれかが欠けていると患者さんに**薬剤による悪影響**が生じるため。

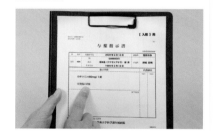

⟩⟩⟩「薬剤を取り出すとき」「薬剤を準備するとき」の6Rの確認

手順

正しい患者さんか

① 指示書のIDや名前、生年月日、部屋番号・ベッド番号を目で見て確認する。

② 薬袋に記載されたIDや名前、生年月日を目で見て確認する。

③ どの部屋にいるのか、どのベッドにいるのかをナースステーション内の患者一覧などを目で見て確認する。

④ ①〜③が一致していて間違いがないことを確認する。

確認する根拠 患者さんを間違えると、患者さんに**薬剤による悪影響**が生じるため。

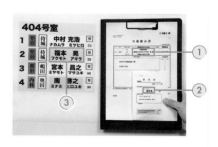

正しい時間か

● 「『薬剤を準備する前』の6Rの確認」（P.91）を参照。

正しい薬剤か

① 指示書の薬剤名と剤形を目で見て確認する。

② 実物の薬剤名と剤形を目で見て確認する。

③ ①と②が一致していて間違いがないことを確認する。

確認する根拠 薬剤や剤形を間違えると、患者さんに**薬剤による悪影響**が生じるため。

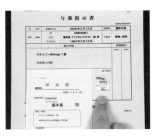

正しい量か

① 指示書の薬剤の量を目で見て確認する。

② 実物の薬剤の量を目で見て確認する。

③ ①と②が一致していて間違いがないことを確認する。

確認する根拠 薬剤の量を間違えると、患者さんに**薬剤による悪影響**が生じるため。

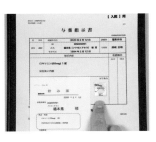

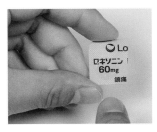

ここでも薬剤の量は、単位（mgやμg、1錠や1カプセルなど）が合っているかも確認しましょう

※内服の際に包装シートを切り離す場合は、誤飲がないよう十分に注意する

正しい投与方法か

● 「『薬剤を準備する前』の6Rの確認」（P.92）を参照。

正しい目的か

● 「『薬剤を準備する前』の6Rの確認」（P.92）を参照。

見た目や名前が似ている薬剤もあるので、細心の注意を払って確認しましょう

「薬剤投与の直前にベッドサイドで」の6Rの確認

手 順

正しい患者さんか

① 指示書のIDや名前、生年月日、部屋番号・ベッド番号を目で見て確認する。

② 準備した薬剤に記載されたIDや名前、生年月日を目で見て確認する。

③ **患者さんに名前をフルネームで名乗ってもらい、**リストバンドに記載されているIDや名前と生年月日を目で見て確認する。

④ ①〜③が一致していて間違いがないことを確認する。

確認する根拠 患者さんを間違えると、患者さんに**薬剤による悪影響**が生じるため。看護師が患者さんのフルネームを言って名前を確認すると、看護師が間違った名前を言っていても患者さんは「はい」と返事をしてしまう可能性があるため、**患者さんにフルネームを名乗ってもらう。**

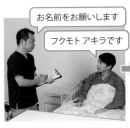

お名前をお願いします

フクモト アキラです

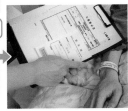

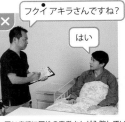

× フクイ アキラさんですね？

はい

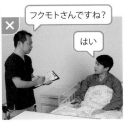

× フクモトさんですね？

はい

※同じ病棟に同姓の患者さんが入院している場合、同姓他者の患者さんの薬剤と間違えてしまう恐れがある

意識のない・意思疎通がとれない患者さんの場合

① 患者さんにフルネームで名乗ってもらうことができないため、リストバンドに記載されているIDや名前と生年月日をもとに確認する。

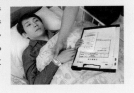

正しい時間か

● 「『薬剤を準備する前』の6Rの確認」（P.91）を参照。

正しい薬剤か

● 「『薬剤を保管場所から取り出すとき』『薬剤を準備すると
き』の6Rの確認」（P.92）を参照。

正しい量か

● 「『薬剤を保管場所から取り出すとき』『薬剤を準備すると
き』の6Rの確認」（P.93）を参照。

正しい投与方法か

① 指示書の投与方法を目で見て確認する。

② 薬剤の添付文書を見て、患者さんの状態・病態や治
療方針、検査などに適した投与方法かを確認する。
薬剤の投与方法が患者さんに適しており、間違いがないこ
とを確認する。

③ 目の前の患者さんの今の病態や状態に投与方法が合
っているかどうかを最終確認する。

> この人は内服ができる状態だ！

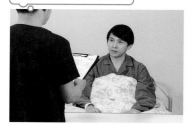

確認する根拠 薬剤にはさまざまな投与方法（内服や注射など）
があり、**投与方法が添付文書で定められている場合**もあ
る。さらに、間違った投与方法だと患者さんに**薬剤による
悪影響**が生じる。また、患者さんの状態や病態は常に変化
するため、現在の患者さんの状態や病態と投与方法が合っ
ているかを確認する。

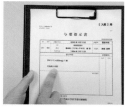 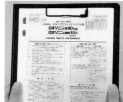

正しい目的か

① 指示書のすべての内容を目で見て確認する。

② 医師が薬剤投与の指示を出した目的を確認する。指
示書の内容と投与目的が患者さんに適しており、間
違いがないことを確認する。

③ 目の前の患者さんの状態や病態に投与目的が合って
いるかどうかを最終確認する。
確認する根拠 薬剤は何らかの
目的のために使用され、そ
の目的を達成するためには
**指示書の内容と投与の目的
に一貫性が必要**であり、い
ずれかが欠けていると患者
さんに薬剤による悪影響が
生じるため。また、患者さ
んの状態によっては**投与の
中止や変更を判断**する必要
があるため。

> 不安や疑問が
ある場合には自分だけ
で解決しようとせず、
教員や看護師に指示
を仰ぎましょう

⟫「薬剤投与のあと」の6Rの確認

手 順

正しい患者さんか

① 指示書のIDや名前、生年月日、部屋番号・ベッド番
号を目で見て確認する。

② 投与した薬剤の薬袋に記載されたIDや名前、生年月
日を目で見て確認する。

③ 投与した患者さんの顔を思い浮かべながら、どの部
屋にいたのか、どのベッドにいたのかをナースステ
ーション内の患者一覧等を目で見て確認する。

④ ①〜③が一致していて間違いがないことを確認す
る。
確認する根拠 患者さんを間違えると、患者さんに**薬剤による
悪影響**が生じるため。

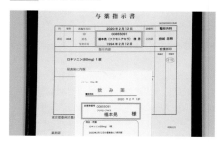

正しい時間か

●「『薬剤を準備する前』の6Rの確認」(P.91)を参照。

正しい薬剤か

① 指示書の薬剤名を目で見て確認する。

② 薬袋の薬剤名を目で見て確認する。

③ ①と②が一致していて間違いがないことを確認する。
確認する根拠 薬剤を間違えると、患者さんに**薬剤による悪影響**が生じるため。

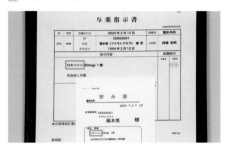

正しい量か

① 指示書の薬剤の量を目で見て確認する。

② 薬袋の薬剤量を目で見て確認する。

③ ①と②が一致していて間違いがないことを確認する。
確認する根拠 薬剤の量を間違えると、患者さんに**薬剤による悪影響**が生じるため。

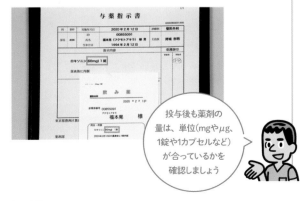

> 投与後も薬剤の量は、単位(mgやμg、1錠や1カプセルなど)が合っているかを確認しましょう

正しい投与方法か

① 指示書の投与方法を目で見て確認する。

② どのような投与方法で投与したのかを思い出す。

③ ①と②が一致していて間違いがないことを確認する。
確認する根拠 間違った投与方法だと患者さんに**薬剤による悪影響**が生じるため。

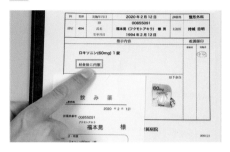

正しい目的か

① 指示書のすべての内容を目で見て確認する。

② 医師が薬剤投与の指示を出した目的を確認する。

③ 投与したときの患者さんの状態を思い出し、①、②と一致していて間違いがないことを確認する。
確認する根拠 薬剤は何らかの目的のために使用され、その目的を達成するためには**指示書の内容と投与の目的に一貫性が必要**であり、いずれかが欠けていると患者さんに**薬剤による悪影響**が生じるため。また、最終的に看護師が「この患者さんに薬剤が投与可能である」と**判断した理由**となるため。

> 6Rの確認の過程で何かわからないことがある場合は、そのままにせず必ずほかの人に確認をしましょう。そのままにしてしまうと事故が起こるリスクが大きくなってしまいます

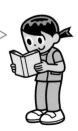

〈引用文献〉
1. 厚生労働省：看護基礎教育における技術教育のあり方に関する検討会報告書. 2003. https://www.mhlw.go.jp/shingi/2003/03/s0317-4.html(2022.10.21アクセス)
2. 和田攻, 南裕子, 小峰光博 編：看護大事典 第2版. 医学書院, 東京, 2010：2888.
3. 厚生労働省：医療事故情報収集等事業ヒヤリ・ハット事例収集・分析(医療安全対策ネットワーク事業) 第2回集計結果の概要 重要事例情報について. 2002. https://www.mhlw.go.jp/topics/2001/0110/tp1030-1p2-4.html(2020.2.10アクセス)
4. 芳賀繁：「指差呼称」のエラー防止効果の室内実験による検証. 産業・組織心理学研究 9(2)；1996：107-114.

13 経口与薬・口腔内与薬

口から飲み込んで食道を通過し、消化管内で溶解、吸収されて有効成分が目的とする組織で効果を示す薬剤を内服薬（内用薬）といい、内服薬を患者さんに与えることを経口与薬（経口投与）といいます[2]。

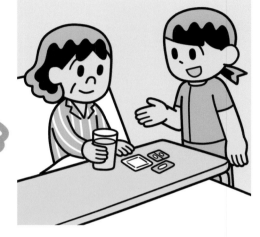

目的

経口与薬は、治療や検査のために**薬物を体内に導入する目的**で実施します。薬物の与薬方法にはさまざまな方法や経路がありますが（**表1**）、経口与薬は注射の

ように**侵襲性がなく、複雑な手技も必要がないため**患者さんが自己管理しやすく、**与薬のなかでは最も一般的な方法**です。

表1 さまざまな与薬方法

内用	外用	注射
【投与経路】 ●口から投与し、消化管から吸収される 【与薬方法の例】 ●経口与薬	【投与経路】 ●皮膚や粘膜に投与する 【与薬方法の例】 ●口腔内与薬　●吸入　●点眼　●点耳 ●点鼻　　　　●直腸内与薬　●経皮与薬	【投与経路】 ●注射法を用いて体内に薬剤を投与する 【与薬方法の例】 ●皮内注射　●皮下注射 ●筋肉内注射　●静脈注射

注意事項

薬剤には禁忌があります。通常、医師は禁忌となっている薬剤を患者さんに処方しませんが、思い違いや入力ミスなどにより間違って処方される可能性もゼロではありません。また、医師だけでなく薬剤師や看護師のミスによっても薬剤に関する事故は起こります。このような事故を防止するために、**6Rの確認を必ず行います**（6Rの確認方法の詳細は、「12　安全な与薬（6Rの確認）」P.88を参照）。

また、患者さんの病状や状態によっては内服ができなかったり困難な場合があるため、経口与薬以外の方法を検討する必要があります（**表2**）。

表2 経口与薬に必要な患者さんのおもな条件

●嚥下機能に問題がない
●経口摂取が可能である
●意識障害がない
●消化管機能や消化吸収機能に問題がない

経口与薬の基礎知識

経口与薬の吸収経路（初回通過効果）

　口から体内に入った薬剤は、**図1**のような経路で吸収されます。消化管から吸収されて血管に取り込まれた薬剤の成分は門脈を経て肝臓に運ばれます。**肝臓では薬剤の成分が代謝**されてしまうため、薬効が減弱してしまいます。これを初回通過効果といいます。

図1 初回通過効果

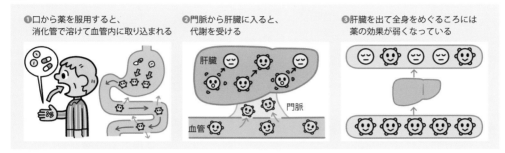

❶口から薬を服用すると、消化管で溶けて血管内に取り込まれる　❷門脈から肝臓に入ると、代謝を受ける　❸肝臓を出て全身をめぐるころには薬の効果が弱くなっている

肝臓　門脈　血管

内服薬の種類

　経口与薬で用いられる内服薬にはさまざまな形状があります（**図2**）。**薬剤の種類や患者さんの状態**などによって処方時に形状が選択されます。薬剤の形状が原因で患者さんが内服できなかったり内服しづらい場合には、医師に形状変更を依頼することも考慮します。

図2 内服薬のおもな形状

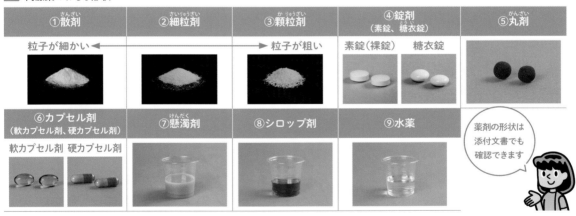

①散剤　②細粒剤　③顆粒剤　④錠剤（素錠、糖衣錠）　⑤丸剤

粒子が細かい　←→　粒子が粗い

素錠（裸錠）　糖衣錠

⑥カプセル剤（軟カプセル剤、硬カプセル剤）　⑦懸濁剤　⑧シロップ剤　⑨水薬

軟カプセル剤　硬カプセル剤

薬剤の形状は添付文書でも確認できます

内服薬の服用時間

　内服薬には**表3**のように医師から服用時間やタイミングが指定されます。薬剤の効果に影響が出るため、指定された時間やタイミングで内服する必要があります。

表3 内服薬の服用時間やタイミング

起床時	就寝時	8時、21時など（時間指定）	腹痛時、検査前など（頓服・頓用）	
●朝起きてすぐ	●就寝する30分くらい前	●指定された時間	●指示されたタイミング	

食前	食直前	食直後	食後	食間
●食事の30〜60分前	●食事をする直前	●食事の直後	●食後30分以内	●食後約2時間後

薬剤と飲食物の相互作用

薬剤には他の薬剤や飲食物との化学的な反応によって**作用が増強したり減弱する場合**があり、これを相互作用といいます。

飲食物との相互作用には**表4**のようなものがあり、患者さんの日常生活にかかわる機会の多い看護師が注意して観察する必要があります。相互作用は添付文書に記載されています。

表4 飲食物と薬剤の相互作用の代表的な例

	薬剤	飲食物
薬剤の作用が増強	カルシウム拮抗薬	グレープフルーツ　グレープフルーツジュース
	気管支拡張薬	カフェインを含む飲食物
	睡眠薬、睡眠導入薬	アルコール類
薬剤の作用が減弱	ワルファリン	納豆
	鉄剤	タンニンを含む飲食物（緑茶、コーヒーなど）
	抗菌薬、骨粗鬆症治療薬、鉄剤	牛乳

内服しやすくする工夫

薬剤の形状によっては、うまく薬を飲み込めずに口腔内に残ってしまったり、薬剤自体の苦みのために内服が困難な場合があります。このような場合、**オブラートや服薬補助ゼリー**の使用を検討します。

●オブラートの使用方法の例

方法①

1 オブラートを1枚取り出して**4つ折りにする。**

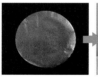

2 **袋の形**に広げて、薬剤を入れる。

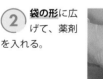

3 つまんで、少しねじる。

4 水につけたあと、水などといっしょに飲み込む。

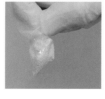

方法②

1 オブラートを水に浮かべてその**中央**に薬剤をのせる。

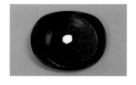

2 爪楊枝などを使用してオブラートの**周囲を中心に向かって折りたたみ**薬剤を小さく包む。

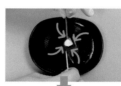
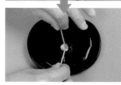

3 そのまま水といっしょに服用する。

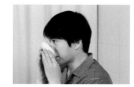

●服薬補助ゼリーの使用方法の例

1 小皿などにゼリーを入れる。

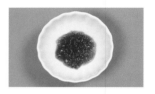

2 ゼリーの上に薬剤をのせる。

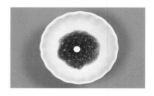

3 さらに、ゼリーの上からかぶせるように薬剤を包み込む。

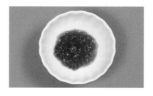

4 スプーンですくって服用する。

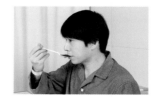

口腔内与薬とは

口腔内与薬は薬剤を口腔内に与薬し、**口腔粘膜から吸収させる方法です**（**表5・図3**）。**薬剤自体を飲み込まない**という点で、経口与薬とは異なる与薬方法です。口腔粘膜から毛細血管に入った薬剤は消化管や肝臓を経ることなく血液中へ取り込まれるため、**初回通過効果を受けない**という特徴があります。

表5 口腔内与薬の薬剤のおもな種類

舌下錠	トローチ錠	バッカル錠
●舌の下に薬剤を置き、噛んだり飲み込んだりせず、溶けるまで保持する ●口が渇いているときにはあらかじめ口腔内を水分で湿らせておく ●唾液が分泌される唾液腺（舌下腺）の近くに薬剤を置くことですみやかに薬剤を溶かして吸収させる	●舌の上に薬剤を置き、ゆっくりと舐める。噛んだり飲み込んだりしない ●薬剤をゆっくりと溶かし、口腔内や咽頭部などの部位に薬剤を作用させる	●歯肉と頬の間に薬剤を置き、噛んだり飲み込んだりせず、溶けるまで保持する ●薬剤を徐々に溶かして、頬の粘膜からゆっくりと吸収させる

図3 口腔内投与の場所

バッカル錠 / トローチ錠 / 舌下錠

薬剤の管理方法

保管方法と使用期限（有効期限）は薬剤ごとに定められており、添付文書に記載されています※。薬剤の保管方法や使用期限を守らないと**薬の品質や効果に影響がある**ため、正しく管理し**期限内に使用する**ことが求められます（**表6**）。

※薬剤の添付文書はPMDA（医薬品医療機器総合機構）のサイトからダウンロード可能

表6 薬剤保管にかかわる表示の例

常温	室温	冷所	指定温度で保管	遮光	禁凍結
15-25℃	1-30℃	1-15℃	A-B℃	薬剤に影響のある光から保護する	凍結してはならない
		冷所	A〜B	しゃ光	禁・凍結

麻薬・毒薬・劇薬の管理方法

●麻薬や毒薬、劇薬は**毒性や依存性・習慣性が強い**ため、**とくに厳重な管理**を求められています（**表7**）。

●麻薬の場合、使用後に残った薬剤やアンプルなどの空容器は廃棄せず、薬剤部などに返却する必要があります。

表7 麻薬、毒薬、劇薬の管理方法

	麻薬	毒薬	劇薬
表示例	麻 麻 ●丸の中に「麻」と書く ●色は問わない	毒 日本薬局方 アミオダロン塩酸塩錠 アンカロン錠100 ●黒地に白枠、白字で「毒」と書く ●形は問わない	劇 劇 ティーエスワン配合OD錠T20 ●白地に赤枠、赤字で「劇」と書く ●形は問わない
病院等での管理方法	●麻薬以外の医薬品（覚せい剤を除く）と区別し、カギをかけた堅固な設備内に貯蔵する	●他の物と区別して、カギをかけて貯蔵または陳列する	●他の物と区別して、貯蔵または陳列する

経口与薬の援助

必要物品

❶指示書
❷内服薬
❸薬杯
❹トレー
❺水または微温湯(びおんとう)の入ったコップや吸い飲み

❻速乾性擦式アルコール手指消毒薬
（以下は必要時）
❼ペンライト
❽舌圧子
❾ディスポーザブル手袋

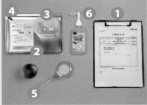
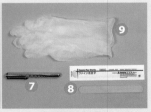

※人名は実在の人物を示すものではない

手順

薬剤の準備〜与薬直前

1 「『薬剤を準備する前』の6Rの確認」(P.91参照)を行う。

2 衛生的手洗いを行う。
根拠 手指の病原体を減少させるため。

3 「『薬剤を取り出すとき』の6Rの確認」(P.92参照)を行う。

4 衛生的手洗いを行う。
根拠 手指の病原体を減少させるため。

5 「『薬剤を準備するとき』の6Rの確認」(P.92参照)を行う。

6 確認した薬剤は**患者名とID等を書いた薬杯**に入れる。
根拠 薬杯に入れることでほかの患者の薬剤との取り違えを防ぐことができるため。

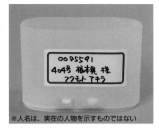

※人名は、実在の人物を示すものではない

7 薬杯をトレーにのせ、そのほかの必要物品を持ちベッドサイドに向かう。

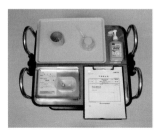

8 「『薬剤投与の直前にベッドサイドで』の6Rの確認」(P.93参照)を行う。

9 **意識障害や嚥下障害がないこと**を確認し、現在の患者さんの状況で**服用が可能であること**を確認する。必要時は**バイタルサインの測定**を行う。
根拠 意識障害や嚥下障害があると**誤嚥の可能性**があるため。また、例えば血圧が低いときに降圧薬を服用するとより血圧を低下させてしまうことになるため、必要時はバイタルサインを測定する。

10 これから内服すること、**内服後に生じる副作用**を説明し、同意を得る。
根拠 内服直後からアレルギーや副作用出現の可能性があるため説明しておく。

> 薬剤アレルギーの有無はカルテを確認するだけでなく、患者さんにも確認してみましょう

与薬

1 衛生的手洗いを行う。
根拠 手指の病原体を減少させるため。

2 **座位か座位に近い体位**とする。
根拠 臥位で内服すると誤嚥のリスクが高いため。

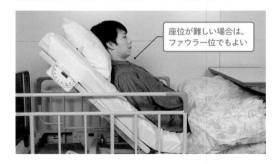

> 座位が難しい場合は、ファウラー位でもよい

③ 衛生的手洗いを行う。

根拠 手指の病原体を減少させるため。

④ **水または微温湯**を少し飲んでもらい、口腔内を湿らせる。
根拠 水分を飲んでもらうことで、**嚥下障害の有無**を再確認できる。また、口腔内を湿らせることで、薬剤が口腔粘膜等に貼り付いて**飲み込みにくくなることを防ぐ**ことができる。

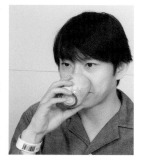

⑤ 薬剤を手渡す。または、口腔内に入れる。口腔内に入れる場合、薬剤は**舌の中央**にのせる。
根拠 薬剤が頬と歯の間や舌の下に入ってしまうと飲み込みにくくなるため。

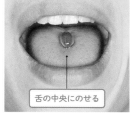

舌の中央にのせる

⑥ 十分な量の水または微温湯で薬剤を飲み込んでもらう。
根拠 水分が少ないと薬剤を飲み込むことができないため。

⑦ 口腔内の薬剤が飲み込めたかどうか確認する。
根拠 うまく飲み込めずに薬剤が口腔内に残ってしまうことがあるため。

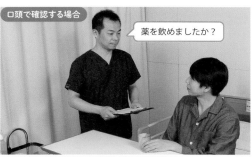

口頭で確認する場合

薬を飲めましたか？

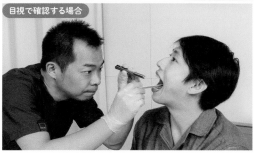

目視で確認する場合

---

⑧ 内服が終わったことを患者さんに伝え、内服後に生じる可能性のある副作用を再度説明し、理解できていることを確認する。
根拠 内服直後から継続してアレルギーや副作用出現の可能性があるため。

与薬後の観察～あと片づけ

① 衛生的手洗いを行う。
根拠 手指の病原体を減少させるため。

② 「『薬剤投与のあと』の6Rの確認」(P.94参照)を行う。

③ 使用物品を片づける。

④ **アレルギーや副作用の出現**がないかを継続して観察する。
根拠 内服直後から継続してアレルギーや副作用出現の可能性があるため、継続して観察を行う。

⑤ 内服した薬剤名、量、方法、時間や観察した内容を記録する。
根拠 薬剤の内服は薬物療法の1つであるため、実施したことや観察した内容を記録に残す。

経口与薬で用いる薬剤の副作用は、内服直後に出現するものや、内服が長期にわたる場合に出現するものなどがあります。どのような副作用がどのタイミングで出現するのかは、添付文書に記載されています。添付文書をよく読み、いつ、どのような症状の有無を観察するのか事前に学習し、根拠のある観察を行いましょう

〈引用文献〉
1. 厚生労働省：看護基礎教育における技術教育のあり方に関する検討会報告書. 2003. https://www.mhlw.go.jp/shingi/2003/03/s0317-4.html (2022.10.21アクセス)
2. 和田攻, 南裕子, 小峰光博 編：看護大事典 第2版. 医学書院, 東京, 2010：2189.

与薬の技術

13 経口与薬・口腔内与薬

14 吸入

吸入は、吸入器を用いて**薬物の粒子を気道に直接投与する方法**です[1,2]。吸入で用いられる薬物は**微小な粒子**の形で体内に吸収されます。

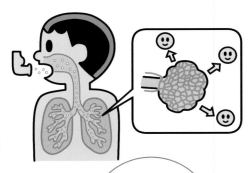

粒子が小さいほどより末端まで薬剤が到達しやすいので、ジェット式よりも超音波ネブライザーを用いたほうが薬剤の粒子が末端まで行き届きます

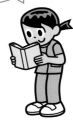

目的

吸入は、治療や検査のために薬物を気道に直接投与して、**加湿や去痰、消炎、気管支拡張**などの目的で用いられます。**気道粘膜や肺胞に直接効果が生じるもの**と、**気道粘膜から薬物が吸収されて全身で効果が生じるもの**などがあります。

注意事項

吸入では吸入器を使用しますが、使用方法が複雑な器具もあり、**患者さんが吸入器を正しく使用できないと薬物が適切に投与されず**、十分な効果を得ることができなくなってしまいます。さらに、**吸入の姿勢や吸入後の含嗽**など、薬剤によっては吸入前だけでなく吸入後にも注意点があります。患者さんがこれらの注意点を含めて吸入の正しい使用方法を身につけることができるように援助する必要があります。

吸入器は適切に管理しないと病原体が増殖し、患者さんに新たな感染が生じるなどの不利益を生じさせてしまいます。使用する吸入器は常に**清潔を維持**できるように、適切に管理しましょう。

吸入の基礎知識

吸入器の種類と特徴

吸入で使用するおもな吸入器の種類と特徴は**表1**のとおりです。

吸入は他の薬剤投与方法と比較して、器具（吸入器）の**使用方法が複雑**です。吸入器が正しく使用できないと十分な効果が得られません。あらかじめ添付文書や使用説明書をよく読んで、使用方法を理解しておきましょう。

エアロゾル粒子の大きさによって、粒子が届く範囲が異なり、**粒子が小さければ小さいほどより末端まで到達**します

（**図1**）。効果を得たい部位によって吸入器を変えることも考慮しましょう。

吸入では薬剤が口から気道や肺に直接到達します。適切に吸入できないと薬剤の到達量や効果が変わってしまいます

表1 おもな吸入器の種類と特徴

ネブライザー	
ジェット式ネブライザー	超音波ネブライザー
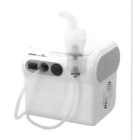	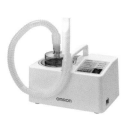
●ジェット気流で薬剤をエアロゾル化する ●超音波ネブライザーに比べて音が大きい ●呼吸を意識的に調節しなくてもよいので子どもでも吸入しやすい ●超音波ネブライザーと比較して粒子が大きい	●超音波で薬剤をエアロゾル化する ●ジェット式ネブライザーに比べて音が小さい ●呼吸を意識的に調節しなくてもよいので子どもでも吸入しやすい ●ジェット式ネブライザーと比較して粒子が小さい

図1 エアロゾル粒子の大きさと沈殿部位

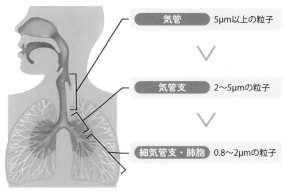

気管	5μm以上の粒子
気管支	2〜5μmの粒子
細気管支・肺胞	0.8〜2μmの粒子

pMDI （定量噴霧式吸入器）	SMI （ソフトミスト吸入器）	DPI （ドライパウダー吸入器）
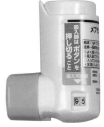	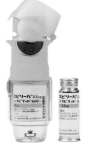	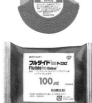
●液体の薬剤がスプレーのように噴射されてエアロゾル化する ●薬剤の噴射に合わせて呼吸を意識的に調節する必要がある	●薬剤を含んだ霧状のエアロゾルがふんわりと生成されるため、pMDIよりも吸入しやすい	●薬剤は粉状になっている。息を吸い込む勢いによって粉状の薬剤を吸入するため、pMDIよりも吸入しやすい ●ある程度の吸気速度がないと、薬剤を十分に吸い込むことができない

ネブライザー画像提供：オムロン ヘルスケア株式会社

与薬の技術

14 吸入

吸入の援助

必要物品

❶指示書 ❷薬剤 ❸トレー
❹速乾性擦式アルコール手指消毒薬
❺水または微温湯が入ったコップや
　吸い飲み
❻カーグルベースン
❼ティッシュペーパー

吸入は
使用する吸入器によって
手順が大きく変わるため、
添付文書や使用説明書
などをよく確認
しましょう

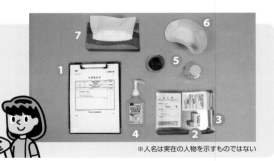

※人名は実在の人物を示すものではない

手順

pMDI〈メプチンエアー®10μg吸入100回〉の場合

薬剤の準備

① 「『薬剤を準備する前』の6Rの確認」（P.91参照）を行う。

② 衛生的手洗いを行う。
根拠 手指の病原体を減少させるため。

③ 「『薬剤を取り出すとき』の6Rの確認」（P.92参照）を行う。

④ 衛生的手洗いを行う。
根拠 手指の病原体を減少させるため。

⑤ 「『薬剤を準備するとき』の6Rの確認」（P.92参照）を行う。

⑥ 確認した薬剤はトレーに入れる。
1患者1トレーとする。
根拠 トレーに入れ、1患者1トレーとすることでほかの患者さんの薬剤との取り違えを防ぐことができるため。

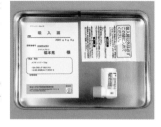

⑦ トレーとそのほかの必要物品を持ちベッドサイドに向かう。

⑧ 「『薬剤投与の直前にベッドサイドで』の6Rの確認」（P.93参照）を行う。

与薬

キャップを外し、容器を正しく持つ

① これから吸入すること、**吸入後に生じる副作用**を説明し、同意を得る。
根拠 吸入直後からアレルギーや副作用出現の可能性があるため、吸入前に説明しておく。

② 衛生的手洗いを行う。
根拠 手指の病原体を減少させるため。

③ キャップを外す。
※新しい吸入器を初めて使用する場合は、「空噴霧」を行う（紙幅の都合上、手順は省略）。

④ **押しボタンが上**になるように容器を正しく持つ。
根拠 正しい容器の向きでないと適切な効果が得られないため。

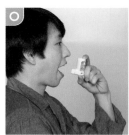
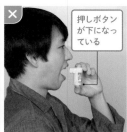

押しボタンが下になっている

容器をよく振ってから吸入口を構える

⑤ 容器をよく振る。
根拠 容器を振って攪拌することで容器内の薬剤の分布が均一になるため。
注意 薬剤によっては容器を振らないものもあり、確認が必要。

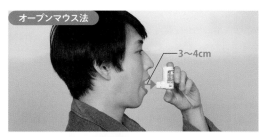

6 吸入口を唇から3〜4cm離して口を大きく開ける（オープンマウス法）。または吸入口を歯でかみ、かんだ歯の隙間から空気を吸入できるようにする（クローズドマウス法）。このとき、吸入器の脇にある空気取り入れ口を**唇や指で塞がない**ようにする。

根拠 空気取り入れ口を塞いでしまうと、薬剤と空気をいっしょに吸い込めず、薬剤を勢いよく吸い込めなくなってしまうため。

オープンマウス法

3〜4cm

クローズドマウス法

空気取り入れ口を塞がない

薬剤を吸い込む

7 まず息を吐いて、次に息を吸い始めると同時に、押しボタンをしっかり確実に1回押し、**薬剤をゆっくり深く吸い込む**。

根拠 空気といっしょに薬剤を吸い込むことで、より深部に薬剤を到達させることができるため。

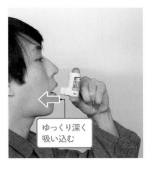

ゆっくり深く吸い込む

8 薬剤を吸い込んだ状態で数秒間、息を止める。

根拠 吸い込んだ薬剤を気道粘膜に沈着させるため。また、すぐに息を吐いてしまうと、吸入した薬剤が体外に排出されてしまうため。

9 息をゆっくり吐き出す。

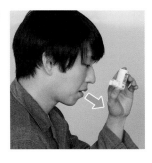

10 複数回吸入する場合は、1分程度の間をおいて⑤〜⑨の手順を繰り返す。

根拠 1分間あけないと呼吸が整わず、深い呼吸ができずに薬剤を十分に吸い込めない恐れがあるため。

含嗽を行い、患者さんに説明する

11 うがいをする。

注意 薬剤によってうがいが必要かどうかは異なる。
根拠 薬剤が付着した**口腔粘膜や咽頭等に副作用が生じる恐れ**があるため。また、口腔粘膜や咽頭に付着した薬剤を飲み込むことで**全身性の副作用**が生じる恐れがあるため。

12 キャップを付け、携帯袋に入れて保管する。

根拠 吸入器にゴミなどが付着するのを防ぐため。

13 吸入が終わったことを患者さんに伝え、吸入後に生じる副作用を再度説明し、理解できていることを確認する。

根拠 吸入直後から継続してアレルギーや副作用出現の可能性があるため、理解できているかどうかを再度確認する。

与薬後の観察〜あと片づけ

1 「『薬剤投与のあと』の6Rの確認」（P.94参照）を行う。

2 衛生的手洗いを行う。

根拠 手指の病原体を減少させるため。

3 使用物品を片づける。

4 アレルギーや副作用の出現がないかを継続して観察する。

根拠 与薬直後から継続してアレルギーや副作用出現の可能性があるため、継続して観察を行う。

5 使用した薬剤名、量、方法、時間や観察した内容を記録する。

根拠 与薬は薬物療法の一環であるため、実施したことや観察した内容を記録に残す。

〈引用文献〉
1. 和田攻，南裕子，小峰光博 編：看護大事典 第2版. 医学書院，東京，2010：744. 3.
2. 任和子 著者代表：基礎看護学[3] 基礎看護技術II 第17版. 医学書院，東京，2017：237.

与薬の技術

14 吸入

15 経皮与薬

経皮与薬は、薬物を皮膚につけて**体表面から薬物を吸収させる方法**です[1]。

経皮与薬された薬物は、皮膚から脂腺、汗腺、毛包などを通り毛細血管に吸収されて消化管や肝臓を経ることなく血液中に取り込まれるため、**初回通過効果を受けない**という特徴があります。

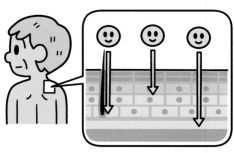

塗布や貼付などにより薬物が皮膚から吸収され効果を発揮します

目 的

経皮与薬は、検査や治療のために薬物を皮膚に付着させて体表面から薬物を吸収させ、薬物の効果を得ることを目的に用いられます。

薬物を付着した部位に局所的に効果が生じるものと、**薬物が皮膚を経由して全身に行き渡って全身で効果が生じるもの**があります。

注意事項

経皮与薬は塗布や貼付など使用方法は簡便ですが、**薬剤の使用量や貼付剤の使用方法（貼付部位や貼り替え時間など）**を間違えると、薬剤の種類によっては患者さんの生命にかかわる重大な事故につながる可能性があります。看護師が添付文書で薬剤の正しい使用方法を理解する必要があると同時に、患者さん自身が正しく使用方法を身につけることができるように援助しましょう。

経皮吸収型製剤（TTS*）には麻薬成分が含まれる薬剤も存在します。麻薬は人体への影響が大きいため、法律等で**厳重な管理**が求められています。廃棄方法も厳格に規定されていますので、取り扱いには十分注意する必要があります。

塗布剤は、薬剤を塗布する際に看護師の皮膚に触れてしまうと、看護師が薬剤に曝露してしまいます。個人防護用具を適切に使用して、**看護師が薬剤に曝露しないように**に注意しましょう。

*【TTS】transdermal therapeutic system

経皮与薬の基礎知識

経皮与薬の方法

経皮与薬のおもな方法には、**塗布・塗擦**と**貼付**があります（**表1**）。

表1 経皮与薬のおもな方法

塗布・塗擦[2]	貼付
●塗布：薬剤をやさしく塗る ●塗擦：薬剤を塗りながら摩擦して擦り込む 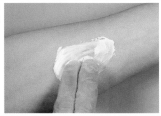	●布やプラスチックフィルムに薬剤と基剤の混合物を薄く伸ばし、皮膚に貼り付ける 

薬剤の種類と形状

経皮与薬で用いるおもな薬剤には**表2**のようなものがあります。

表2 経皮与薬で用いるおもな薬剤の種類と形状

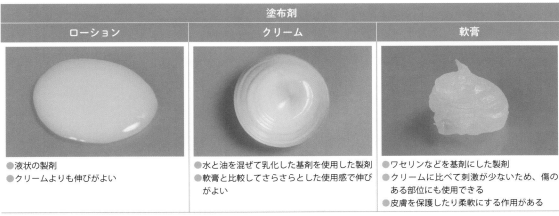

塗布剤		
ローション	クリーム	軟膏
●液状の製剤 ●クリームよりも伸びがよい	●水と油を混ぜて乳化した基剤を使用した製剤 ●軟膏と比較してさらさらとした使用感で伸びがよい	●ワセリンなどを基剤にした製剤 ●クリームに比べて刺激が少ないため、傷のある部位にも使用できる ●皮膚を保護したり柔軟にする作用がある

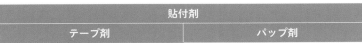

貼付剤	
テープ剤	パップ剤
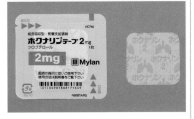	
●プラスチック製フィルムなどに薬剤とほとんど水を含まない基剤の混合物を伸ばした製剤	●布などに薬剤と水を含む基剤の混合物を伸ばした製剤
●局所に作用する局所作用型製剤と、全身へ作用する経皮吸収型製剤（TTS）がある	

テープ剤には麻薬成分が含まれる薬剤があります。麻薬製剤の取り扱い方法は廃棄方法も含めて厳重な管理が求められています

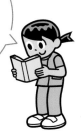

経皮与薬の援助

❶指示書 ❷薬剤 ❸トレー
❹速乾性擦式アルコール手指消毒薬
❺フェイスタオル
❻ディスポーザブル手袋
❼油性ペン
❽ビニール袋（ゴミ袋）

使用する薬剤に
よって手順が変わる
場合があるので、必ず
添付文書などで確認
しましょう

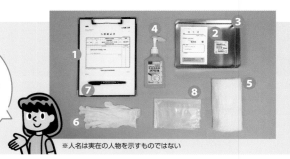

※人名は実在の人物を示すものではない

手 順

貼付剤〈ホクナリン®テープ2mg〉の場合

薬剤の準備

●「吸入の援助」の 薬剤の準備 （P.104）を参照。

与薬

説明し同意を得て、貼付部位を選択する

① これから貼付剤を貼付すること、貼付後に生じる副作用を説明し、同意を得る。
根拠 貼付直後からアレルギーや副作用出現の可能性があるため。

② **胸・背中・上腕のいずれか**で皮膚に異常がない部位を貼付部位に選択する。**前回貼っていた部位と同じ部位**は避ける。
根拠 同じ部位に貼付するとかゆみなどの皮膚トラブルの原因となるため。

衛生的手洗いを行い、手袋を装着する

① 衛生的手洗いを行う。
根拠 手指の病原体を減少させるため。

② ディスポーザブル手袋を装着する。
根拠 薬剤が看護師の手指に付着することを防ぐため。

貼付剤を取り出す

⑤ 貼付部位の**汗や汚れ**をフェイスタオルで**除去**する。
根拠 薬の吸収に影響が生じるため、貼付部位の汗や汚れは取り除く。

⑥ 包装の表示に従って①、②の2箇所を切って開封する。
注意 **はさみは使わない**ようにする。
注意の根拠 貼付剤を切ってしまう恐れがあるため。

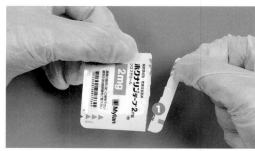

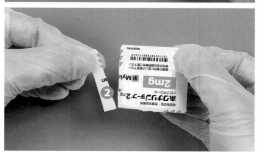

はさみを
使用すると薬剤を
切ってしまう恐れが
あるため、包装は
はさみではなく手で
開封しましょう

⑦ 貼付剤を取り出す。

貼付薬面（表面）	ライナー面（裏面）
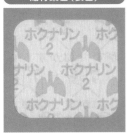	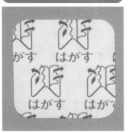

⑧ 油性ペンで貼付剤に貼付日時を記入する。

根拠 貼り忘れや剥がし忘れを防ぐため。

ライナーを剥がし貼付する

⑨ 貼付剤の裏面を山折りにして片方のライナーを剥がす。

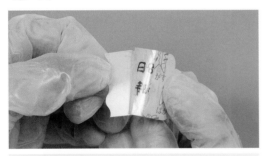

ライナーを剥がすときの注意点

● ライナーを剥がすときや皮膚に貼るときには、テープの粘着面を指で触らないようにする。

根拠 薬剤が看護師の指に付着したり、テープの接着力が低下したりするのを防ぐため。

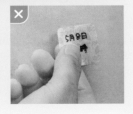

⑩ 残りのライナーを把持しながら貼付剤を貼り付ける。

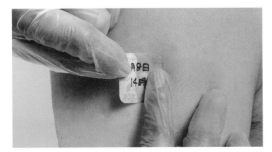

⑪ 残りのライナーを剥がす。

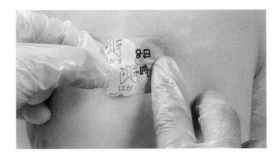

⑫ 手のひらでしっかりとまんべんなく押さえる。

根拠 押さえることでしっかりと貼付されて剥がれにくくなるため。

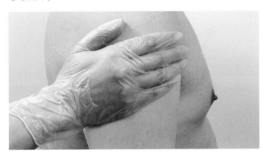

患者さんに説明し、手袋を外してから
衛生的手洗いを行う

⑬ 貼付が終わったことを患者さんに伝え、貼付後に生じる副作用を再度説明し、理解できていることを確認する。

根拠 貼付直後から継続してアレルギーや副作用出現の可能性があるため。

⑭ ディスポーザブル手袋を外し、衛生的手洗いを行う。

根拠 手指の病原体を減少させるため。

与薬後の観察～あと片づけ

● 「吸入の援助」の 与薬後の観察～あと片づけ（P.105）参照。

貼付剤は患者さんの体動などによって剥がれてしまうことがあります。このような場合、テープなどで補強すると剥がれにくくなります

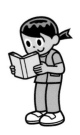

〈引用文献〉
1. 和田攻，南裕子，小峰光博 編：看護大事典 第2版．医学書院，東京，2010：875.
2. 和田攻，南裕子，小峰光博 編：看護大事典 第2版．医学書院，東京，2010：2153.

与薬の技術

15
経皮与薬

16 直腸内与薬

直腸内与薬は、薬を肛門から直腸内に挿入し、**直腸粘膜から薬物を吸収させる方法**です[1]。

直腸内与薬された薬物は、直腸粘膜から毛細血管に吸収されて血液中に取り込まれます。直腸下部から毛細血管に入った薬物は門脈を経ることなく血液中に取り込まれるため、**初回通過効果を受けない**という特徴があります。そのため、薬物の効果が経口与薬よりも早く得られます。

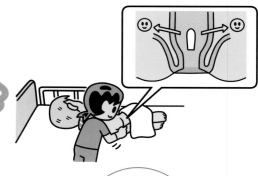

直腸内与薬で使用する薬剤は体温で溶けるようにつくられているため、冷蔵庫などの冷所で保管します

目 的

直腸内与薬は、治療や検査のために薬物を直腸内に挿入して、**解熱鎮痛や抗けいれん、排便を促す目的**などで用いられます。直腸内与薬は**経口与薬ができない**患者さんや**上手に内服できない小児**などにも簡便で安全に用いることができる与薬方法です。

注意事項

直腸内与薬では薬物を肛門に挿入します。そのため、薬物を投与する際には患者さんに羞恥心が生じます。**患者さんの羞恥心がより小さくなるように**、十分な配慮をする必要があります。

直腸内与薬で用いる坐剤は、直腸内に挿入後、体温で溶けるようにつくられています。そのため、**使用前は冷蔵庫などの冷所で保管**する必要があります。

直腸内与薬による刺激で便意が生じることがあります。直腸内与薬の直後に排便してしまうと薬剤も一緒に排出されてしまうため、直腸内与薬の前に排便を済ませてもらう必要があります。ただし、排便促進のために直腸内与薬を用いる場合は、事前に排便を済ませる必要はありません。

直腸内与薬でも6Rの確認が必要です。確実に行いましょう

直腸内与薬の基礎知識

おもな薬剤の種類と形状

直腸内与薬で用いられるおもな薬剤の種類と形状は、**表1**のとおりです。直腸内与薬で用いられる薬剤には解熱など**全身に作用するもの**と、排便促進など**局所に作用するもの**があります。

直腸内与薬は、**薬物の吸収速度が速い**だけでなく初回通過効果を受けないという特徴があります。嘔気や嘔吐を繰り返す患者さんや意識障害のある患者さんなど、**経口与薬が困難な場合**にも選択されることがあります。

表1 直腸内与薬で用いるおもな薬剤の種類と形状

坐剤（坐薬）	軟膏
●直腸内に挿入し、体温や水分によって溶ける製剤	●肛門内に注入する製剤

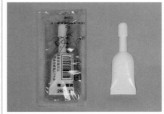

直腸内与薬の基本技術

直腸内与薬の援助

必要物品

①指示書
②薬剤
③トレー
④速乾性擦式アルコール手指消毒薬
⑤ディスポーザブル手袋
⑥ビニール袋（ゴミ袋）
⑦綿毛布

直腸内与薬では、肛門から挿入しやすくするために、ワセリンなどの潤滑剤を使用することもあります

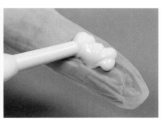

※人名は実在の人物を示すものではない

手 順

坐剤〈ボルタレン®サポ®25mg〉の場合

薬剤の準備

●「吸入の援助」の 薬剤の準備 (P.104)を参照。

与薬

説明し同意を得て、援助環境を整える

① これから坐剤を挿入すること、挿入後に生じる副作用を説明し、同意を得る。

根拠 坐剤の挿入直後からアレルギーや副作用出現の可能性があるため。

与薬の技術

16 直腸内与薬

②
便意を確認する。**便意があれば排便を済ませてもらう。**
（根拠）坐剤挿入後すぐに排便すると坐剤が排出されてしまうため。

③
床頭台や椅子、オーバーベッドテーブルをじゃまにならない位置に移動させる。ベッド上の私物は患者さんに許可を得て床頭台の上などに移動する。
（根拠）援助を効率よく行うため。

④
カーテンを閉める。
（根拠）患者さんの羞恥心に配慮するため。

⑤
ベッドの高さを援助しやすい高さに調整する。
（根拠）ベッドが低いと看護師が中腰の姿勢となり腰を痛めてしまうため。

⑥
衛生的手洗いを行い、ディスポーザブル手袋を装着する。
（根拠）手指の病原体を減少させるため。看護師の手指に薬剤や便が付着するのを防ぐため。

⑦
掛け布団を外し、綿毛布に変える。
（根拠）綿毛布のほうが、援助がしやすいため。

患者さんの体位を整える

⑧
患者さんを**側臥位**とし、腰と膝を曲げてもらう。
（根拠）安定した側臥位となるため。

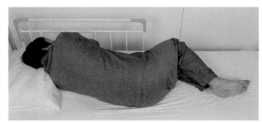

※見やすいように綿毛布を外している

⑨
寝衣と下着をおろし、殿部を露出する。

坐剤を挿入する

⑩
包装を開封して坐剤を取り出す。
（注意）坐剤は体温で溶けるため、これ以降の手順は**すばやく行う**。

⑪
これから坐剤を挿入することを患者さんに告げる。患者さんに口呼吸をしてもらい、リラックスするように促す。
（根拠）口呼吸をすると**肛門括約筋が弛緩**し、坐剤挿入時の痛みが軽減するため。

⑫
片手で殿裂を開き、坐剤を肛門から**4〜5cm**腸内に挿入する。
（根拠）挿入が浅いと肛門括約筋により坐剤が押し出されてしまうため、肛門括約筋よりも奥の4〜5cmを挿入のめやすとする。

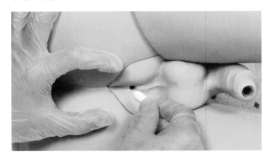

⑬
坐剤が肛門から出てこないことを確認する。

環境を元に戻し患者さんに説明する

⑭
ディスポーザブル手袋を外し、衛生的手洗いを行う。
（根拠）手指の病原体を減少させるため。

⑮
下着や寝衣を戻し、綿毛布を掛け布団に変える。カーテンを開け、床頭台やベッドの高さを元どおりにする。

⑯
坐剤の挿入が終わったことを患者さんに伝え、**挿入後に生じる副作用**を再度説明し、理解できていることを確認する。
（根拠）挿入直後から継続してアレルギーや副作用出現の可能性があるため。

⑰
衛生的手洗いを行う。
（根拠）手指の病原体を減少させるため。

与薬後の観察〜あと片づけ

●「吸入の援助」の 与薬後の観察〜あと片づけ (P.105) 参照。

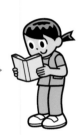

坐剤挿入の刺激によって便意が生じる場合があり、そのまま排便すると坐剤が排出されてしまうため、しばらくのあいだはがまんするように伝えましょう

〈引用文献〉
1. 和田攻, 南裕子, 小峰光博 編：看護大事典 第2版. 医学書院, 東京, 2010：2024.

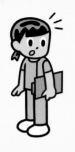

資料 輸血の管理

- 輸血療法の目的は、**①体内循環血液量の改善**、**②血液成分の改善**、などが挙げられる。
- 輸血療法の種類には、**同種血輸血**、**自己血輸血**がある。
- おもな輸血製剤には、**全血製剤**と、**血液成分製剤**がある。

輸血療法の種類

同種血輸血
- 他人の血液からつくられた血液製剤を使用
- 他人の血液を使用するため、免疫反応による副作用やウイルス感染のリスクがある

自己血輸血
- 自分の血液を使用
- 自分の血液を使用するため、免疫反応による副作用やウイルス感染のリスクがない

代表的な血液製剤

種類		目的	保存方法	製剤名
全血製剤		一般の輸血適応症	2～6℃で保存	人全血液 照射人全血液
血液成分製剤	赤血球製剤	赤血球減少・機能低下の改善	2～6℃で保存	人赤血球液 洗浄人赤血球液 解凍人赤血球液など
	血小板製剤	血小板減少・機能低下の改善	20～24℃ 振とう保存	人血小板濃厚液
	血漿製剤	凝固因子・血漿因子の補充	−20℃以下で保存	新鮮凍結人血漿（FFP）

輸血療法時の看護のポイント

①実施前の確認	- 氏名、生年月日、血液型、交差適合試験の結果など - 輸血の種類、数、有効期限、輸血バッグの破損の有無など - 血液製剤に応じた保管、管理が大切（使用直前持参が原則） - 全身の観察、アレルギーの有無、目的の説明（心理的負担の軽減）
②実施中	- 循環器系の負担を減らす - 滴下数の調整：最初の5～15分は1mL/分でゆっくり、その後は医師の指示速度に合わせる - 保温
③輸血開始直後	- 副作用の十分な観察 - 血液型不適合、アレルギー、細菌汚染、循環不全
④輸血後	- 遅発型溶血性副作用などの観察、輸血効果の評価

池西静江、石束佳子 編：看護学生スタディガイド2023. 照林社、東京：838. より一部改変して引用

輸血療法の副作用

溶血性副作用	- 急性（24時間以内）：おもに血管内溶血。ABO不適合輸血によるサイトカインの過剰産生、血圧低下、腎不全、播種性血管内凝固症候群（DIC）など - 遅発性（24時間以降）：おもに血管外溶血。ヘモグロビン濃度の低下、発熱、黄疸や血色素尿など
非溶血性副作用	- 発熱、アレルギー反応、TRALI（輸血関連急性肺障害）／TACO（輸血関連循環過負荷）、輸血後GVHD、輸血後鉄過剰症、高カリウム血症など

〈参考〉
日本赤十字社：https://www.jrc.or.jp/mr/（2022/11/1アクセス）

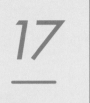

17 注射法の基本

注射法は、**皮膚や粘膜を穿刺して薬剤を体内に注入する技術**です[2]。

注射法には**表1**のような種類があります。

皮内注射、皮下注射、筋肉内注射では、薬物は**リンパ管や毛細血管に吸収**され、静脈内に入ります。静脈内注射では、薬物は**直接静脈内に入ります**。

一般的に与薬では簡便で侵襲性の低い経口与薬（P.96参照）が選択されますが、**より早く薬効を得たい場合や経口与薬できない場合**などに選択されるのが、皮内注射、皮下注射、筋肉内注射、静脈内注射です。

注射は、患者さんに針を刺すために痛みが生じるだけでなく、**重篤な合併症のリスクもある侵襲性の高い技術**です。

表1 注射法のおもな種類

皮内注射・皮下注射・筋肉内注射・静脈内注射	動脈内注射・腰椎内注射・硬膜外注射・眼内注射など
●看護師が実施できる	●医師が実施する

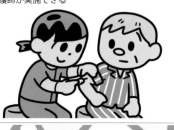 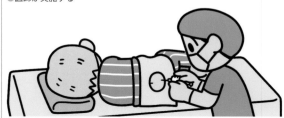

表2 皮内注射、皮下注射、筋肉内注射、静脈内注射の特徴

メリット	デメリット
●経口与薬などに比べて薬の効果が早く得られる（P.96参照） ●意識がないなど経口与薬できない場合でも、薬物を体内に導入できる	●針を刺すため患者さんに痛みや不安が生じる ●針を刺すため患者さんに感染や神経損傷などの合併症のリスクが生じる ●経口与薬などに比べて手技が煩雑 ●経口与薬などに比べて重篤な副作用が急激に生じるリスクがある ●針刺し事故や薬剤の曝露など看護師にもリスクがある

目 的

注射法は、治療や検査のために用いるさまざまな薬物を、**皮膚や粘膜を穿刺して体内に注入する**目的で用いられます。注射方法には、皮内注射、皮下注射、筋肉内注射、静脈内注射があり、使用する薬物や与薬目的によって選択します。

薬剤には禁忌があります。通常、医師は禁忌となっている注射を患者さんには指示しませんが、思い違いや入力ミスなどにより間違って指示される可能性もゼロではありません。

また、医師だけでなく薬剤師や看護師のミスによっても薬剤に関する事故は起こります。このような事故を防止するために、**6Rの確認**（P.88参照）を必ず行います。

保管方法と使用期限（有効期限）は薬剤ごとに定められており、添付文書に記載されています。薬剤の保管方法や使用期限を守らないと**薬の品質や効果に影響がある**ため、正しく管理し期限内に使用することが求め

られます。

針刺し事故は血液で汚染された針や刃物によって看護師が受傷することで[3]、その患者さんに感染症がある場合には**看護師に感染リスク**が生じます。注射法では針刺し事故のリスクをゼロにはできません。予防策を講じて、万が一針刺し事故を起こした場合には迅速に対応することが求められます（**表3**、**図1**）。

注射法では体内に直接針を刺入します。そのため、注射で使用する注射針やシリンジは滅菌されたものを用います。さらにこれらが汚染されないように**無菌操作で取り扱う**必要があります。

表3 針刺し事故の予防策[4〜6]

適したサイズの手袋を着用する	リキャップしない	穿刺時以外、針を露出したままにしない	専用の廃棄容器を適正に使用する
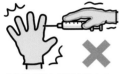	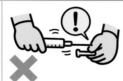	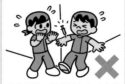	
●針は手袋を貫通するので、直接的な防止策ではないが、注射法では血液に曝露するリスクがあるので手袋を（必要時、他の個人防護用具も）着用する ●手袋のサイズが合っていないと手もとが狂い針刺し事故のリスクが上昇するため、サイズの合った手袋を着用する	●リキャップとは患者さんに使用した注射針に再びキャップをはめることで[7]、針刺し事故はリキャップ時に多く発生している ●使用後の針はリキャップせずに、すみやかに専用の廃棄容器に廃棄する	●使用後の針を持ち歩くと針刺し事故の原因となる ●廃棄容器は使用後の針をすぐに廃棄できるよう近くに配置する	●廃棄物が廃棄容器のめやす線を超えると針が容器から飛び出して針刺し事故の原因となる ●廃棄物がめやす線程度になったら、廃棄容器を新しいものに交換する

図1 針刺し事故発生時の対応[5]

❶傷口を多量の流水で洗浄する

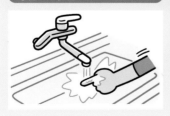

❷責任者に報告する

●報告後は施設のルールに従い、診察や予防的な与薬、定期的な検査等を受ける

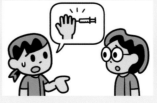

針刺し事故の対応は施設ごとにルールがあるので、あらかじめ確認しておきましょう

注射法の基礎知識

注射法の種類と概要

看護師が実施できる注射法は**図2**のとおりです。

図2 看護師が実施できる注射法の概要[8, 9]

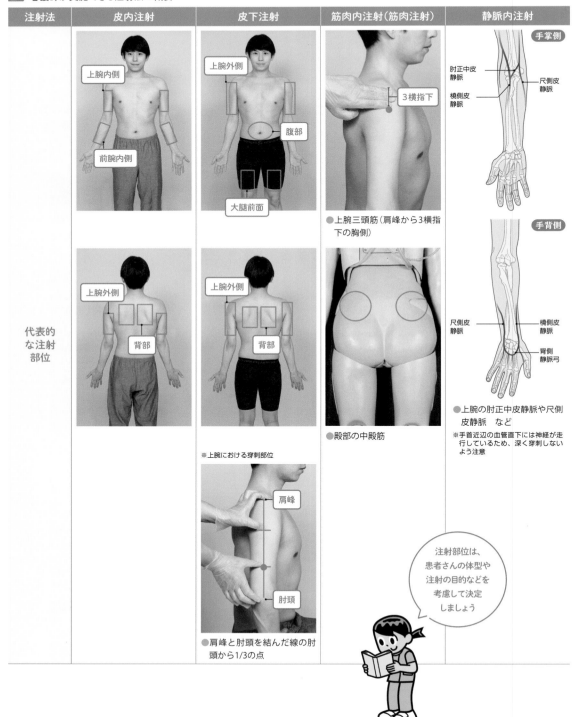

注射法	皮内注射	皮下注射	筋肉内注射（筋肉注射）	静脈内注射
代表的な注射部位	上腕内側／前腕内側／上腕外側／背部	上腕外側／腹部／大腿前面／上腕外側／背部 ※上腕における穿刺部位 ●肩峰と肘頭を結んだ線の肘頭から1/3の点	3横指下 ●上腕三頭筋（肩峰から3横指下の胸側） ●殿部の中殿筋	**手掌側** 肘正中皮静脈／尺側皮静脈／橈側皮静脈 **手背側** 尺側皮静脈／橈側皮静脈／背側静脈弓 ●上腕の肘正中皮静脈や尺側皮静脈 など ※手首近辺の血管直下には神経が走行しているため、深く穿刺しないよう注意

注射部位は、患者さんの体型や注射の目的などを考慮して決定しましょう

（図2つづき）

注射法	皮内注射	皮下注射	筋肉内注射（筋肉注射）	静脈内注射
薬液の注入部位と穿刺角度、深さ	●皮内（表皮と真皮の間）に薬液を注入する ●注射針は皮膚に対してほぼ水平	●皮下組織内（皮膚と筋肉層の間）に薬液を注入する ●注射針は皮膚に対して10〜30°	●皮下組織より深部に位置する筋肉組織に薬液を注入する ●注射針は皮膚に対して45〜90°	●薬液を直接静脈内に注入する ●注射針は皮膚に対して10〜20°
適応	●ツベルクリン反応やアレルゲン検査など	●予防接種やインスリンの投与など	●種々の薬剤投与	●種々の薬剤投与
吸収過程	●毛細血管からゆるやかに吸収される	●毛細血管、末梢静脈から吸収される	●筋肉内の筋束間結合組織の豊富な毛細血管から吸収され末梢静脈に入る	●薬液は直接静脈内に注入される
体内への吸収速度	← 遅い		速い →	
注射針の太さ	26〜27G	23〜27G	21〜25G	18〜24G
注入できる薬液量	0.02〜0.1mL	0.1〜2mL	5mL以下	少量から多量までさまざま
	← 少ない		多い →	

血中薬物濃度の推移

　それぞれの注射法の血中薬物濃度を比較したのが**図3**です。注射法のなかで**作用発現時間が最も速いのは静脈内注射**で、次いで筋肉内注射、皮下注射、皮内注射の順で遅くなります。

図3 血中薬物濃度の推移

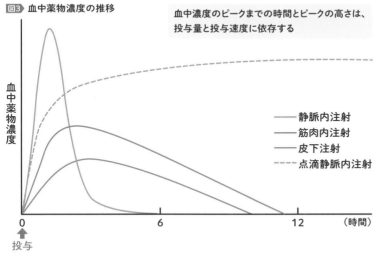

血中濃度のピークまでの時間とピークの高さは、投与量と投与速度に依存する

凡例：
静脈内注射
筋肉内注射
皮下注射
点滴静脈内注射

血中薬物濃度の推移は投与経路だけでなく薬物ごとに異なります。血中薬物濃度の詳細な推移は添付文書に記載されています

池西静江、石束佳子 編：看護学生スタディガイド2023. 照林社、東京、2022：109. より引用、一部改変

注射法で用いる器具や薬剤

● シリンジ

シリンジは滅菌されており、**ディスポーザブル**です。さまざまな容量、筒先の形状があり、用途に応じて選択します（**図4〜図6**）。

図4 シリンジの構造と名称

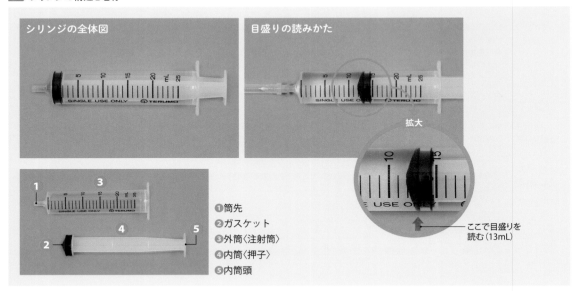

シリンジの全体図

目盛りの読みかた

拡大

❶筒先
❷ガスケット
❸外筒〈注射筒〉
❹内筒〈押子〉
❺内筒頭

ここで目盛りを
読む（13mL）

図5 シリンジの容量

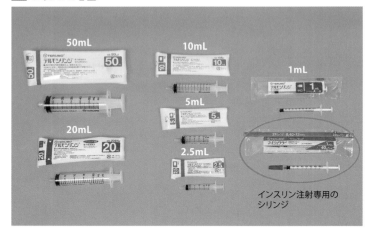

50mL

10mL

1mL

5mL

20mL

2.5mL

インスリン注射専用の
シリンジ

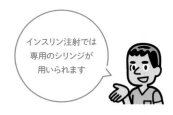

インスリン注射では
専用のシリンジが
用いられます

図6 シリンジの筒先の種類

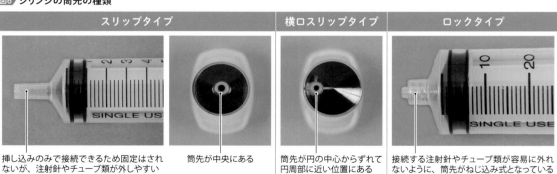

スリップタイプ		横ロスリップタイプ	ロックタイプ
挿し込みのみで接続できるため固定はされないが、注射針やチューブ類が外しやすい	筒先が中央にある	筒先が円の中心からずれて円周部に近い位置にある	接続する注射針やチューブ類が容易に外れないように、筒先がねじ込み式となっている

● 注射針

注射針は滅菌されており、**ディスポーザブル**です（**図7**）。針先の形状や太さ、長さにいくつかの種類があり、用途に応じて選択します（**表4**）。

針の太さは**ゲージ（G）**で表記されます。ゲージの**数字が大きくなると、針の直径は小さく（細く）**なります。注射針の針基の色とゲージ数は対応しており、国際規格で統一されています（**図8**）。

図7 注射針の構造と名称

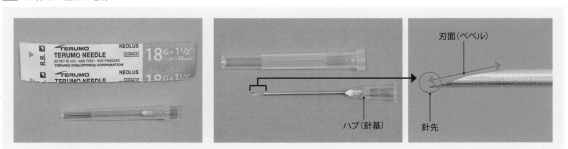

表4 針先の形状

レギュラーベベル（R・B）	ショートベベル（S・B）
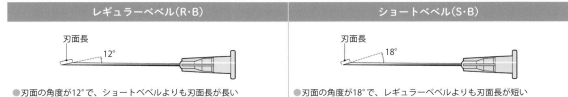	
●刃面の角度が12°で、ショートベベルよりも刃面長が長い ●皮下注射、筋肉内注射をする場合、針先が鋭利だと痛みが少なくスムーズに刺すことができるため、ショートベベルではなくレギュラーベベルの注射針を使用する	●刃面の角度が18°で、レギュラーベベルよりも刃面長が短い ●静脈内注射をする場合、刃面が長いレギュラーベベルだと血管を突き破る可能性があるため、刃面長の短いショートベベルの注射針を用いる

図8 注射針の太さ

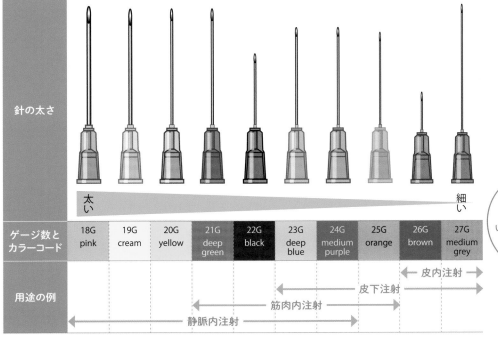

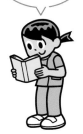

注射針の太さとハブ（針基）の色は国際規格で統一されています。また、注射針は針の長さの異なるものもあります

● 注射法で使用する薬剤

注射法で使用する薬剤は**表5**のような容器に封入されています。

容器の見た目が注射薬と同じでも、注射薬ではない場合もあるため注意が必要です（**図9**）。

表5 注射法で使用する薬剤のおもな容器の種類

アンプル	バイアル	ボトル	バッグ
●ガラスアンプル		●プラスチックボトル	●ソフトバッグ
		●ガラスボトル	
●プラスチックアンプル			

画像提供：株式会社大塚製薬工場、LTLファーマ株式会社、サンドファーマ

図9 注射剤と似た見た目の薬剤（例）

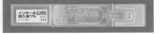
吸入薬

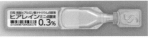
点眼薬

（写真右）画像提供：参天製薬株式会社

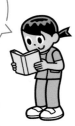

注射剤と似たような容器の薬剤も存在します。間違えて注射法で投与しないように、6Rの確認は必ず実施しましょう

注射法での事故防止

医療事故につながるインシデントのなかで、注射法に関するインシデントは少なくありません（**右表**）。注射法では薬剤を体内に導入するだけでなく、高い侵襲性もあるため、事故が起こると患者さんの命に影響を及ぼす可能性もより大きくなります。6Rの確認や、正しい手技で手順を遂行することはもちろんですが、自分の行動だけでなく医師の指示も含めて、「本当に正しいかな？」「どこか間違えていないかな？」と注意深く確認することが求められます。

注射法でのインシデントやアクシデントの例

- ●患者を間違えた
- ●薬剤を間違えた
- ●薬剤の量を間違えた
- ●薬剤投与のタイミングを間違えた
- ●薬剤を投与する部位を間違えた
- ●注射で使用する器具の使用方法を間違えた

アンプルからの薬液の吸い上げ

必要物品

❶ 注射指示書（処方箋）
❷ 薬剤（アンプル）
❸ 注射針・シリンジ
❹ アルコール綿
❺ ディスポーザブル膿盆
❻ トレー
❼ ディスポーザブル手袋
❽ 速乾性擦式アルコール手指消毒薬

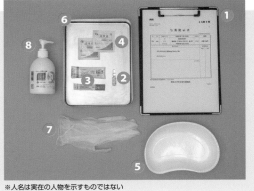

※人名は実在の人物を示すものではない

手 順

準備

① 衛生的手洗いを行う。

(根拠) 手指の病原体を減少させるため。

② 「『薬剤を取り出すとき』『薬剤を準備するとき』の6Rの確認」（P.92参照）を行う。

③ 衛生的手洗いを行う。

(根拠) 手指の病原体を減少させるため。

シリンジと注射針の準備

① **滅菌物（シリンジや注射針）が水分や汚染物質に曝露しない場所**を選択する。

(根拠) 開封後、水分やほこりが付着すると、シリンジや注射針が汚染されてしまうため。

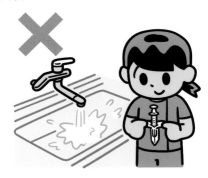

② 衛生的手洗いを行う。

(根拠) 滅菌物に触れる手指の病原体を減少させて、可能な限り滅菌物を清潔に維持するため。

(注意) 濡れた手で滅菌パックに触れてしまうと、滅菌パックが紙製の場合、**水分がしみこんで内容物が汚染**されてしまう。またプラスチック製の滅菌パックの場合、包装自体に水分や汚染物質が付着して**開封した際に滅菌物が汚染されるリスクが高くなる**ため、手指消毒を行ったあとは十分に手指を乾燥させる。

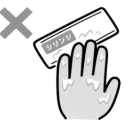

③ 器具が確実に滅菌状態を維持できているか、汚染されていないかを確認する。

● 内容物が滅菌されているかどうかを、**インジケーターや記載内容**で確認する。

(根拠) 確実に滅菌されていることを確認するため。

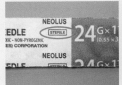

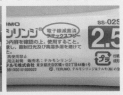

● 滅菌の有効期限内であるかどうかを、有効期限の年月日で確認する。

(根拠) 滅菌物には有効期限があり、有効期限を過ぎると無菌である保証がないため。

● 内部の無菌状態が保たれているかどうかを、**滅菌パックに破損がないか、滅菌パックに水濡れがないか**で確認する。

(根拠) 滅菌パックが破損していると無菌状態が保たれていないため。紙製の滅菌パックの場合、水分がしみこんで内容物が汚染されてしまうため。プラスチック製の滅菌パックの場合でも、包装に水分や汚染物質が付着していると開封した際に滅菌物が汚染されるリスクが高くなるため。

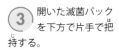
シリンジや注射針の滅菌の有効期限（使用期限）は、シリンジや注射針が入っている箱に印字されている場合もあります

シリンジの開封

① 滅菌パックの開封口を確認し、**開封口を上にして両手で持つ。**

(根拠) 開封したときに内容物が落下して汚染されないようにするため。

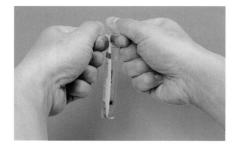

② 開封口を外側にめくるように、**内容物が半分くらい露出するまで**開く。

(根拠) 露出が不十分だと内容物を取り出す際に包装に触れやすくなってしまうため。内容物を露出しすぎると落下してしまうため。

(注意) このとき、つかんでいる手を**滅菌パックから離さない**ようにする。

(注意の根拠) 滅菌パックの端を離してしまうと、滅菌パックが元の形に戻ろうとして離した部分が内容物に触れて汚染されてしまうため。1度手でつかんだ部分は汚染されており、汚染された部分が内容物に触れてしまうため。

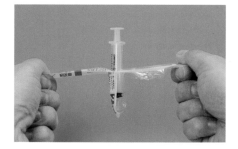

③ 開いた滅菌パックを下方で片手で把持する。

(根拠) 開いた滅菌パックが内容物に触れないようにするため。

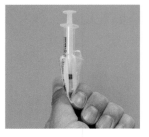

④ 指やシリンジが滅菌パックに触れないように、シリンジの内筒の内筒頭に近い部分を**第4指と第5指の間**に挟んで引き抜き、把持する。

(根拠) 滅菌パックに指が触れると滅菌パックが汚染され、汚染された部分にシリンジが触れるとシリンジが汚染されてしまうため。また、シリンジの筒先を清潔な状態に維持したままこのあとの手技を進めるため、第4指と第5指の間で把持する。

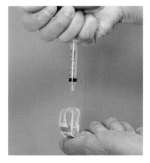

⑤ 滅菌パックを廃棄する。

注射針の開封

① シリンジを把持したまま、注射針の滅菌パックの開封口を確認し、**開封口を上にして両手で持つ。**

(根拠) 開封したときに内容物が落下して汚染されないようにするため。

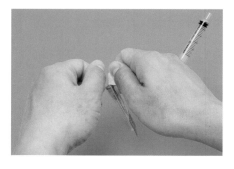

② 開封口を外側にめくるように、**内容物が半分くらい露出するまで**開く。

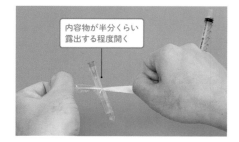
内容物が半分くらい露出する程度開く

根拠 露出が不十分だと内容物を取り出す際に包装に触れやすくなってしまうため。内容物を露出しすぎると落下してしまうため。

注意 このとき、つかんでいる**滅菌パックを手から離さない**ようにする。

注意の根拠 滅菌パックの端を離してしまうと、滅菌パックが元の形に戻ろうとして離した部分が内容物に触れて汚染されてしまうため。1度手でつかんだ部分は汚染されており、汚染された部分が内容物に触れてしまうため。

③ 開いた滅菌パックを下方で片手で把持する。

根拠 開いた滅菌パックが内容物に触れないようにするため。

シリンジと注射針の接続

① 第4指と第5指の間に挟んで把持しているシリンジを、指や1度開いた滅菌パックに触れないようにし、注射針とシリンジの筒先を接続する。

根拠 筒先と注射針の接続部分が指や一度触れた滅菌パックに触れて汚染されないようにするため。

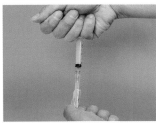

② 滅菌パックを廃棄する。

③ 内筒を動かしてスムーズに動くことを確認し、シリンジ内の空気が完全に排出されるまで内筒をしっかりと押し込む。

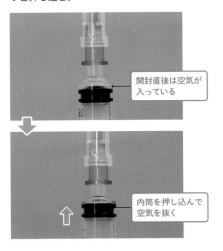

開封直後は空気が入っている

内筒を押し込んで空気を抜く

④ シリンジの目盛りと刃面の向きが一致するようにして、注射針をシリンジに押し込み、しっかりと接続する。

⑤ 注射針を接続したシリンジはトレー内に置く。

根拠 注射針を接続したシリンジは清潔を維持する必要があるため清潔なトレー内に置く。

アンプルカット

アンプルの部位名称

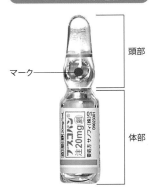

マーク

頭部

体部

① 衛生的手洗いを行い、ディスポーザブル手袋を装着する。

根拠 手指の病原体を減少させるため。看護師の手指が薬剤に曝露するのを防ぐため。

② アンプルの頭部を確認し、薬液が溜まっている場合は軽く指ではじいて**頭部に溜まった薬液を体部に移動**させる。

根拠 捨ててしまうアンプル頭部に薬液が残ったままだと、注射器に吸い上げることのできる薬液が少なくなってしまうため。

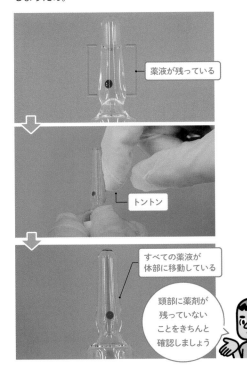

薬液が残っている

トントン

すべての薬液が体部に移動している

頭部に薬剤が残っていないことをきちんと確認しましょう

③ アルコール綿を開封し、ディスポーザブル膿盆の上で軽く絞る。

根拠 開封直後のアルコール綿をそのまま使用すると液だれし不用意に器具を汚染する可能性があるため。

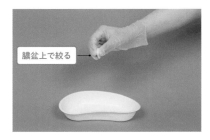
膿盆上で絞る

④ アルコール綿でアンプルの**くびれ部分の全周を消毒**する。

根拠 アンプルのくびれ部分はアンプルをカットしたあとに薬液に一番近い部分となり清潔にする必要があるため。

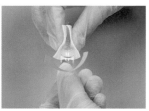

⑤ アンプル頭部のマークを**看護師側に向け**、アンプルのくびれの部分をアルコール綿でくるむ。

根拠 アンプルはマーク下部の切れ込みから折れる(割れる)ようになっている。この後の手順(⑥)できれいに折れるように、マークを看護師側に向ける。また、アンプルカットの際に切り口で指を切らないようにアルコール綿でくるむ。

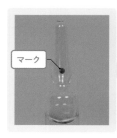
マーク
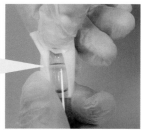

⑥ アンプル頭部を**マークとは反対側に折り曲げる**ようにして、アンプル頭部を折り取る。

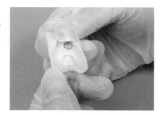

⑦ アンプル頭部とアルコール綿はディスポーザブル膿盆に廃棄する。

⑧ アンプルをトレー内に置く。

根拠 アンプルは清潔を維持する必要があるため清潔なトレー内に置く。

吸い上げ

① 新しいアルコール綿を開封し、ディスポーザブル膿盆の上で軽く絞る。

根拠 開封直後のアルコール綿をそのまま使用すると液だれし不用意に器具を汚染する可能性があるため。

② アルコール綿はふたつ折りにして、**トレーの隅に近いところ**に置く。

根拠 この後の手順(④)で注射針のキャップ置きとしてアルコール綿を使用するため。

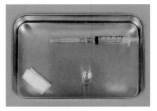

③ **針基やキャップの入り口に触れない**ようにキャップの中ほどを把持し、指先でキャップを細かく左右に動かすようにしてキャップを外す。

根拠 キャップの入り口近くでキャップを把持すると、キャップを抜き取るときに指が注射針に触れて汚染してしまうため(写真最下段)。キャップの入り口近くでキャップを把持すると、キャップの入り口に手袋が触れて汚染し、この後の手順(「リキャップする②」)で注射針が汚染されてしまうため。キャップを引っ張り取ると、キャップが取れたときに反動で指に針が刺さってしまうため(写真中段)。

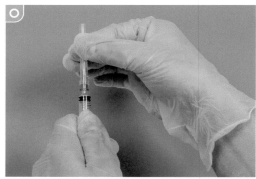

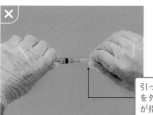
引っ張るようにしてキャップを外すと、外した反動で針が指に刺さる恐れがある

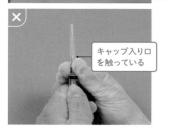
キャップ入り口を触っている

（4） 外したキャップは、トレー内に写真のように置く。

根拠 再度使用するキャップの入り口は清潔にする必要があるため、キャップ入り口がトレーに触れないようにアルコール綿を下に敷いて**キャップの口をトレーから浮かせるように**置く。また、この後の手順（「リキャップする②」）でキャップが着けやすいように、**キャップの先端がトレーの隅にあたるように**置く。

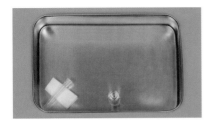

（5） **利き手でシリンジ**を、**もう片方の手でアンプル**を把持する。

根拠 シリンジは細かい動きが必要なため、利き手で把持する。

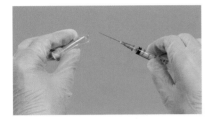

（6） アンプル入り口の縁に注射針が触れないように、注射針をアンプル内に挿入する。

根拠 アンプルの切り口は清潔でないアンプル外面と接しているため、注射針が縁に触れないようにする。

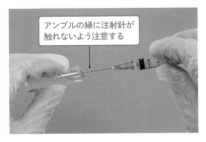

アンプルの縁に注射針が触れないよう注意する

（7） 注射針の刃面をアンプルの肩の部分に置き、シリンジとアンプルが**V字になるように**持つ。

根拠 V字にすることで、薬液を吸い上げやすくなるため。

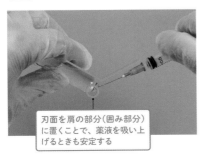

刃面を肩の部分（囲み部分）に置くことで、薬液を吸い上げるときも安定する

（8） シリンジの内筒を引き、指示書に書かれている量の薬液を吸い上げる。

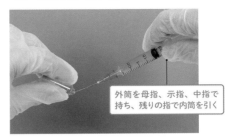

外筒を母指、示指、中指で持ち、残りの指で内筒を引く

（9） アンプル入り口の縁に注射針が触れないように注射針をアンプルから引き抜き、アンプルをトレー内に置く。

根拠 アンプルの切り口は清潔でないアンプル外面と接しているため、注射針が縁に触れないようにする。また、アンプルはこのあとの6Rの確認で使用するため、**廃棄せず**トレー内に置いておく。

空気を抜く

（1） シリンジを床に対して**垂直**（注射針が上）になるように持ち、内筒を少し引いて注射針内の薬液をシリンジ内に移動させる。

根拠 このあとの手技（手順②）の際に注射針内の薬液が飛び散るのを防ぐため、注射針内の薬液をシリンジ内に移動させておく。

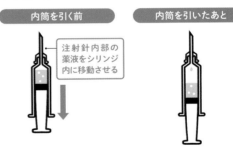

内筒を引く前	内筒を引いたあと

注射針内部の薬液をシリンジ内に移動させる

（2） 指でシリンジをはじき、ガスケットやシリンジ内壁に付着した気泡を上部に移動させる。

根拠 静脈内に多量の空気を注入すると空気塞栓などの合併症を起こす恐れがある。そのため、**シリンジ内の空気は可能な限り減らしておく必要がある**ため。

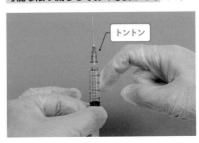

トントン

③ 内筒を少し引いて注射針内の薬液をシリンジ内に移動させる。

根拠 シリンジを指ではじいたとき（手順②）に薬液が注射針内に移動している可能性があり、このあとの手技（手順④）で**薬液が飛び散ってしまうのを防ぐ**ために、注射針内の薬液をシリンジ内に移動させておく。

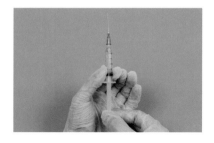

④ シリンジを**床に対して垂直**（注射針が上）に持ったまま、**筒先の空気が見えなくなるまで**内筒を押してシリンジ内の空気を抜く。

根拠 空気は上方に集まるため、シリンジは床に対して垂直に把持する。

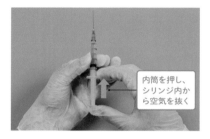

内筒を押し、シリンジ内から空気を抜く

⑤ **注射針が下**になるようにシリンジの向きを変え、ディスポーザブル膿盆の上に注射器を位置させる。

根拠 注射針内に残っている空気を押し出す際に薬液がしたたり落ちるため。

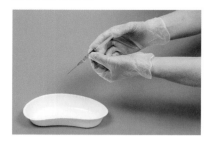

⑥ 注射針の先に**薬液のしずくができる程度**まで静かに内筒を押す。

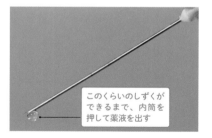

このくらいのしずくができるまで、内筒を押して薬液を出す

⑦ シリンジを軽く叩き、**注射針の先のしずくをディスポーザブル膿盆に落とす。**

根拠 注射針先端に付着したしずくが筒先方向に流れたあとに注射針先端に戻ると注射針が**汚染されてしまう**ため、しずくは膿盆に落とす。

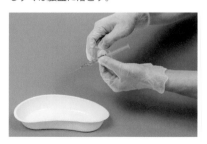

リキャップする

① 注射針にキャップを着ける。このとき**キャップの入り口の縁に注射針が触れない**ようにする。

根拠 キャップを把持しながらキャップを着けると針が指に刺さる可能性があるため、キャップを手に持たずにキャップを着ける。キャップ入り口は清潔を維持できていない恐れがあるため、注射針で触れないようにする。

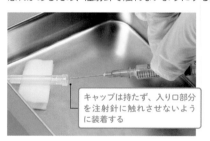

キャップは持たず、入り口部分を注射針に触れさせないように装着する

② キャップの中ほどを把持し、キャップをしっかり着ける。

③ 注射器をトレー内に置く。

根拠 注射器は清潔を維持する必要があるため清潔なトレー内に置く。

④ ディスポーザブル手袋を外し、衛生的手洗いを行う。

バイアルからの薬液の吸い上げ

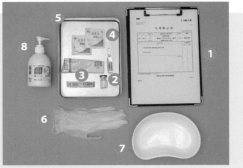

※人名は実在の人物を示すものではない

※以下ではバイアルの中身が粉末状である場合について、ポイントとなる手順のみを示す

手 順

準備〜シリンジと注射針の接続

●「アンプルからの薬液の吸い上げ」の 準備 〜 シリンジと注射針 の接続 （P.121〜123）を参照。

溶解液で薬剤を溶かす

①　バイアルの蓋を取る。

②　**ゴム栓をアルコール綿で消毒する。**

根拠 ゴム栓は無菌で
ある保証がなく、この
後、注射針を刺入する
部位を清潔にするた
め。

③　溶解液をシリンジに吸引する。

④　バイアルは置いたまま、注射針をバイアルの**ゴム栓中央に垂直に刺入する。**

根拠 バイアルを手で把持すると把持している手に注射針が刺さる可能性があるため、置いたままとする。**コアリングを防止するためにゴム栓中央に垂直に刺入する。**

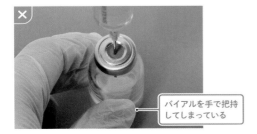

バイアルを手で把持してしまっている

コアリングとは

コアリングとは、注射針によって容器のゴム栓が削り取られて薬液の中に混入してしまうことです（**図10**）。注射針をゴム栓に対して垂直に刺入するとコアリングを防止することができます。

図10 **コアリングが発生する機序**

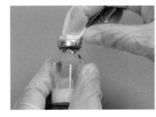

●斜めに注射針を刺入すると、ゴム栓の一部が削り取られて薬液に混入する恐れがある

ゴム片

⑤　バイアルとシリンジを写真のように把持し、内筒頭を指で押し込んで溶解液をバイアル内に注入する。

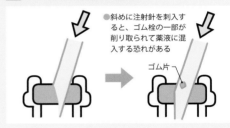

⑥　内筒頭を押さえている指の力を抜く。

根拠 溶解液が注入さ
れてバイアル内が**陽圧**
になっているため、内
筒頭の指の力を抜いて
バイアル内部の圧を下
げる。

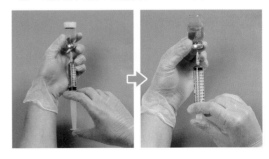

力を抜く

⑦ 注射針を刺入したまま写真のように把持し、**数回ゆっくりと上下反転する。**

(根拠) 溶解液で薬剤を溶解するため、**薬剤が泡立ってしまわないように、**数回ゆっくりと上下反転させる。

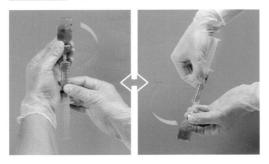

吸い上げ

① 注射針が**床に対して垂直**になるようにして、内筒頭をしっかり押し込む。

(根拠) このあとバイアル内の薬液が吸い上げしやすいようにバイアル内を**陽圧**とする。

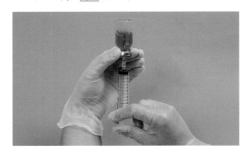

薬剤が
泡立たないように
注意しましょう

② **注射針の先端が液面よりも低くなる**ように調整しながら内筒頭の指の力を抜いて、バイアル内の薬液を吸引する。

(根拠) 注射針の先端が液面よりも高いと、薬液でなく空気を吸い上げてしまうため。

液面から注射器の先端が出ないよう、針の位置を調整しながら吸い上げる

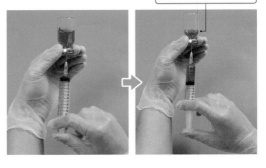

③ 内筒を引きながら、注射針をバイアルから引き抜く。バイアルはトレー内に置く。

(根拠) バイアル内が陽圧になっているとゴム栓の穴から薬液が飛び散ることがあるため、バイアル内を**陰圧**にするために内筒を引きながら引き抜く。また、バイアルはこのあとの6Rの確認で使用するため、廃棄せずトレー内に置いておく。

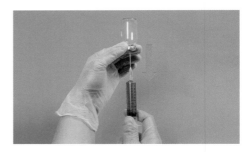

薬液を針先まで満たし 指示量に調整、リキャップする

● 「アンプルからの薬液の吸い上げ」の 空気を抜く リキャップする （P.125～126）と同様に進める。

〈引用文献〉
1. 厚生労働省：看護基礎教育における技術教育のあり方に関する検討会報告書. 2003. https://www.mhlw.go.jp/shingi/2003/03/s0317-4.html（2022.10.21アクセス）
2. 和田攻, 南裕子, 小峰光博 編：看護大事典 第2版. 医学書院, 東京, 2010：1989.
3. 和田攻, 南裕子, 小峰光博 編：看護大事典 第2版. 医学書院, 東京, 2010：2397-2398.
4. CDC：Workbook for Designing, Implementing and Evaluating a Sharps Injury Prevention Program. 2008. https://www.cdc.gov/sharpssafety/pdf/sharpsworkbook_2008.pdf（2022.10.21アクセス）
5. 八木哲也：医療機関における院内感染対策マニュアル作成のための手引き（案）[更新版]（160201 ver. 6.02）. 2016. https://www.med.nagoya-u.ac.jp/kansenseigyo/kousei2/7.tebiki.pdf（2022.10.21アクセス）
6. 日本医師会：医療従事者のための医療安全対策マニュアル. 2007. http://www.med.or.jp/anzen/manual/pdf/honbun.pdf（2022.10.21アクセス）
7. 和田攻, 南裕子, 小峰光博 編：看護大事典 第2版. 医学書院, 東京, 2010：2921.
8. 和田攻, 南裕子, 小峰光博 編：看護大事典 第2版. 医学書院, 東京, 2010：802, 1462, 2429, 2464.
9. 任和子, 他：基礎看護学[3] 基礎看護技術II 第17版. 医学書院, 東京, 2017：302.
10. 厚生労働省：看護基礎教育における技術教育のあり方に関する検討会報告書. 2003. https://www.mhlw.go.jp/shingi/2003/03/s0317-4.html（2022.10.21アクセス）

18 皮下注射、筋肉内注射

皮下注射は、**皮下組織に薬液を注入する方法**で、**予防接種やインスリン注射**などで用いられます。

筋肉内注射は、**筋肉組織に薬液を注入する方法**で、さまざまな薬剤の薬剤投与で用いられます。

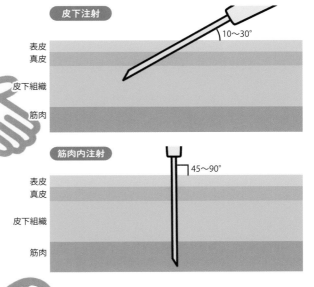

皮下注射

表皮
真皮
皮下組織
筋肉

10〜30°

筋肉内注射

表皮
真皮
皮下組織
筋肉

45〜90°

目 的

皮下注射は薬剤を皮下に導入する目的で、筋肉内注射は薬剤を筋肉内に導入する目的で行います。皮下注射は**比較的吸収がゆっくりで効果が長く続く**、筋肉内注射は**吸収が早い**という特徴があります。

注意事項

【皮下注射・筋肉内注射共通の注意事項】

同一部位に何度も注射すると皮膚の硬結などが生じるため、**同一部位は避けて**注射を行います。

【皮下注射の注意事項】

皮下注射は皮下組織である脂肪が豊富で厚みのある部位を選択することで安全性を高めることができます。解剖の視点から**脂肪組織の多い部位を選択**しましょう。

皮下注射で薬液を注入する部位は筋肉内注射と比較して浅い位置に存在し、走行している血管や神経が少ないという特徴がありますが、皮下血腫や神経損傷のリスクはゼロではありません。皮下血腫や神経損傷が生じないように十分注意する必要があります。

【筋肉内注射の注意事項】

筋肉内注射で薬液を注入する部位は皮下組織と比較して血流が豊富なため、出血傾向のある患者さんでは皮下血腫が生じやすく、**出血傾向の程度によっては禁忌**となります。また、血流が豊富で薬物の効果がより早く出現するため、**副作用もより早く出現**します。より重篤な副作用のある薬剤の場合は、すぐに対処できるようにあらかじめ準備しておく必要があります。

中殿筋に筋肉内注射を実施する場合には、患者さんに殿部を露出してもらいます。患者さんに羞恥心が生じるため、十分な配慮をする必要があります。

皮下注射、筋肉内注射の基礎知識

注射部位の選択

● 皮下注射

皮下注射の部位は、**皮下脂肪が厚く（5mm以上）、神経や血管の走行が少ないこと**が条件になります。インスリン注射のように継続して注射を行う場合は、皮膚の硬結を防ぐため、同一部位を避けることも必要です。

皮下脂肪が厚い部位として、上腕外側、腹部、大腿前面、背部などが挙げられますが、看護師が行う際は**上腕外側**、患者さんが自分で行う際は**腹部や大腿前面**を選択することが一般的です（**図1**）。

図1 皮下注射の穿刺位置

上腕外側の場合	腹部・大腿前面（自己注射）の場合

患者さんは座位とする。
❶腰に手をあてて肘関節を屈曲させる
❷肩峰を特定する
❸肘頭を特定する
❹肩峰と肘頭を結んだ線を3等分し、肘頭側の1/3の点を穿刺位置とする

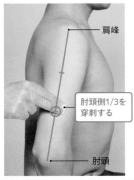

肩峰

肘頭側1/3を穿刺する

肘頭

例えば、❶の領域内で毎回少しずつ注射部位を変え、1週間したら❷の領域で注射する。
各領域内は、下図のように約2cm離れたところに順に注射する。

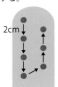

2cm

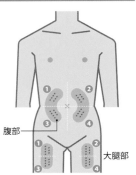

腹部

大腿部

● 筋肉内注射

筋肉内注射の部位は、**三角筋や中殿筋**が多く用いられます（**図2**）。神経や血管を損傷しないこと、皮下組織を貫いて筋肉内に確実に薬液を注入できる部位を選択する必要があります。

> 長期臥床や低栄養状態では筋肉量が少ない場合もあるので注意しましょう

図2 筋肉内注射の穿刺位置

三角筋の場合	中殿筋の場合

患者さんは座位とする。
❶腰に手をあてて肘関節を屈曲させる
❷肩峰を特定する
❸肩峰から3横指下で、やや胸側の位置を穿刺位置とする

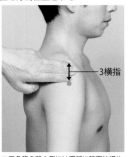

3横指

※三角筋の背中側には深部に腋窩神経や橈骨神経が走行しているため、胸側を穿刺位置とする

患者さんは腹臥位とする。
羞恥心に配慮し、カーテンを閉めるなど適切な環境を整える。
❶殿部を露出させる
❷3つのいずれかの方法で穿刺位置を決定する

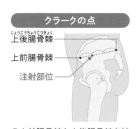

クラークの点	四分三分法	ホッホシュテッターの部位

クラークの点
上後腸骨棘
上前腸骨棘
注射部位
●上前腸骨棘と上後腸骨棘を結んだ線上の、上前腸骨棘から1/3の点

四分三分法
腸骨稜
注射部位
交点
坐骨神経
●片側の殿部を4等分した中心の点（交点）から、外側上方へ45°の角度で腸骨稜まで伸ばした線の外側から1/3の点

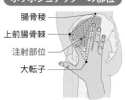

ホッホシュテッターの部位
腸骨稜
上前腸骨棘
注射部位
大転子
●大転子部に手掌をあて、第2指を上前腸骨棘にあてて第3指を広げたときの第2指と第3指の中央部

注射法によるおもな合併症

皮下注射、筋肉内注射では、**表1**のような**合併症が起こる場合**があります。

穿刺後すぐに痛みやしびれがないか確認します

表1 皮下注射、筋肉内注射のおもな合併症と症状、対応策

薬剤アレルギー、アナフィラキシーショック	皮下血腫	神経損傷	血管迷走神経反射
〈症状：薬剤アレルギー〉 ●瘙痒感 ●発疹 〈症状：アナフィラキシーショック〉 ●急激な血圧低下や意識消失　など 〈対応策〉 ●薬剤の投与を中止する ●救命処置	〈症状〉 ●血腫 ●疼痛　など 〈対応策〉 ●圧迫止血を行う	〈症状〉 ●電気が走ったような強い痛み（電撃痛） ●激しいしびれ　など 〈対応策〉 ●すぐに抜針し、医師に診察してもらう	〈症状〉 ●嘔気 ●顔面蒼白 ●失神 ●血圧低下 ●意識消失　など 〈対応策〉 ●注射前に、上記の症状の経験があるか確認し、あった場合には臥位で注射を行う ●症状出現時は転倒による外傷を防ぎ、ショック体位をとる

皮下注射、筋肉内注射の基本技術

皮下・筋肉内注射の実施

必要物品

❶指示書
❷速乾性擦式アルコール手指消毒薬
❸薬剤
❹トレー
❺シリンジ（指示書の薬液量に合わせて容量を選択する）
❻注射針
❼ビニール袋（ゴミ袋）
❽ディスポーザブル手袋（2組）
❾アルコール綿（4枚）
❿ディスポーザブル膿盆
⓫針廃棄容器

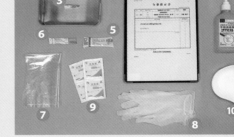

※人名は、実在の人物を示すものではない

手順

薬剤の準備

①「『薬剤を準備する前』の6Rの確認」（P.91参照）を行う。

②衛生的手洗いを行う。

（根拠）手指の病原体を減少させるため。

③「『薬剤を取り出すとき』『薬剤を準備するとき』の6Rの確認」（P.92参照）を行う。

④確認した薬剤はトレーに入れる。**1患者1トレー**とする。

（根拠）1患者1トレーとすることでほかの患者の薬剤との取り違いを防ぐことができるため。

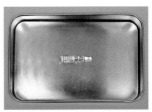

シリンジと注射針の準備

● 「注射法の基本」 シリンジと注射針の準備 P.121参照。

シリンジの開封

● 「注射法の基本」 シリンジの開封 P.122参照。

注射針の開封

● 「注射法の基本」 注射針の開封 P.122参照。

シリンジと注射針の接続

● 「注射法の基本」 シリンジと注射針の接続 P.123参照。

薬剤の吸引 ※詳細はP.124, 128参照

● 薬剤をアンプルやバイアルからシリンジに吸引する。薬剤入りのシリンジはキャップをつけてトレー内に置く。
● 薬剤を吸引したあとのアンプルやバイアルは、このあと実施する6Rの確認に用いるため、廃棄せずトレー内に置く。

注射の実施

患者さんに説明し同意を得て、
援助環境を整える

① トレーとそのほかの必要物品を持ちベッドサイドに向かう。

② 「『薬剤投与の直前にベッドサイドで』の6Rの確認」（P.93参照）を行う。

③ これから注射をすること、注射後に生じる副作用を説明し、同意を得る。
根拠 注射直後からアレルギーや副作用出現の可能性があるため。

④ 注射ではアルコールによる皮膚消毒を行うことを説明し、**過去にアルコールによるアレルギーや皮膚トラブルの経験があったかを確認**する。
根拠 アルコールによってアレルギー反応が生じる場合があり、過去に症状があった場合にはアルコールの使用を避けるため。

⑤ 使用物品を適切に配置する。とくに針廃棄容器は**抜針後すぐに廃棄できる位置**に置く。
根拠 抜針後に針を持ち歩くと針刺し事故の原因となるため、すぐ廃棄できる位置に置く。

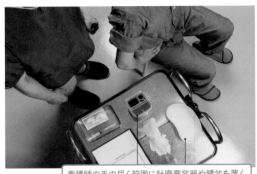
看護師の手の届く範囲に針廃棄容器や膿盆を置く

⑥ 衛生的手洗いを行い、ディスポーザブル手袋を装着する。
根拠 手指の病原体を減少させるため。また、看護師の手指が血液や薬液に曝露しないようにするため。

穿刺位置を決定し、消毒する

⑦ 穿刺部位を露出し、穿刺位置を決定する。
根拠 静脈内投与とならないように、また、神経損傷を起こさないように、血管や神経が少ない部位を穿刺位置とする（P.130参照）。

皮下注射の場合	筋肉内注射の場合
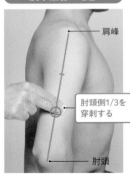	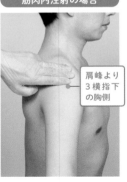

皮下注射の場合：肩峰／肘頭側1/3を穿刺する／肘頭
筋肉内注射の場合：肩峰より3横指下の胸側

⑧ アルコール綿を開封し、ディスポーザブル膿盆の上で軽く絞る。

⑨ アルコール綿で、穿刺位置の**中心から外側に円を描くように消毒**する。
根拠 一番清潔にしたい穿刺位置から消毒するため、中心から外側に消毒する。

皮下注射の場合	筋肉内注射の場合
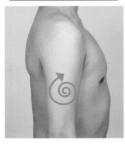	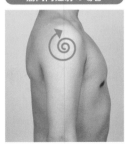

⑩ 手であおいだり息を吹きかけたりせず、アルコールが完全に乾燥するまで待つ。使用したアルコール綿は廃棄する。

根拠 手であおいだり息を吹きかけることで不用意に不潔にならないようにするため。アルコールは乾燥することで消毒効果が発揮されるため。

> アルコールによるアレルギーの有無は、必ずアルコール使用前に確認しましょう

穿刺する

⑪ 新しいアルコール綿を開封し、ディスポーザブル膿盆の上で軽く絞る。

⑫ アルコール綿はトレー内に置く。

根拠 止血の手順ですぐに使用できるようにするため。

⑬ 注射針のキャップを外し、外したキャップは廃棄する。

⑭ 穿刺する。

皮下注射

❶刃面を上向きにして利き手でシリンジを把持する。

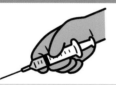

❷利き手とは反対の手で穿刺位置の周囲を軽くつまみ上げる。
　根拠 つまみ上げることで皮下組織に厚みをもたせ、筋肉内注射となるリスクを軽減できるため。

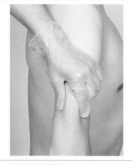

❸患者さんに穿刺することを告げる。
❹刺入角度を**10〜30°**として刺入する。

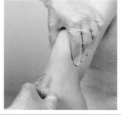

筋肉内注射

❶刃面を上向きにして利き手でシリンジを把持する。

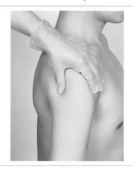

❷利き手とは反対の手で穿刺位置の周囲を広げるようにする。
　根拠 広げるようにすることで皮下組織の厚みをなくし、注射針が筋肉に到達しやすくするため。

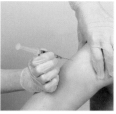

❸患者さんに穿刺することを告げる。
❹刺入角度を**45〜90°**として刺入する。

薬液を注入する

⑮ 穿刺後すぐに強い痛みやしびれがないかを患者さんに確認する。

根拠 強い痛みやしびれがある場合は、神経損傷の恐れがある。神経損傷が生じていないことを確認するため、患者さんに確認する。

⑯ 注射器を把持していない側の手で**内筒を軽く引き、逆血がないことを確認する**。※

根拠 逆血がある場合は針先が静脈内にあり、そのまま薬液を注入すると静脈内注射となる。針先が静脈内にないことを確認するために、逆血がないことを確認する。

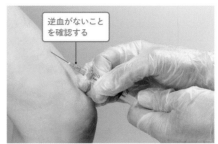

> 逆血がないことを確認する

※筋肉内注射の場合、最近は逆血の確認をしない場合もあります。

⑰ **内筒をゆっくりと押し込み**、薬液を注入する。

根拠 注入速度が速すぎると痛みが強くなるため、ゆっくりと注入する。

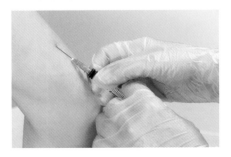

抜針しシリンジを廃棄する

⑱ アルコール綿をトレーから取る。

⑲ 針の角度を変えずに引き抜き、アルコール綿で軽く押さえる。

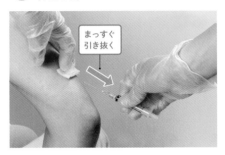

まっすぐ引き抜く

注射後の対応

●薬剤によって注射部位を**揉む場合と揉まない場合がある**ため、あらかじめ添付文書で確認しておく。

⑳ 注射器は針がついたまま針廃棄容器に廃棄する。

針刺し事故防止のため、抜針したあとは注射針がついたままのシリンジをそのまますみやかに針廃棄容器に廃棄します

㉑ 注射が終わったことを患者さんに伝え、注射後に生じる副作用を再度説明し、理解できていることを確認する。

根拠 注射直後から継続してアレルギーや副作用出現の可能性があるため。

注射後の観察～あと片づけ

① 穿刺位置が**止血できていることを確認できたら**、アルコール綿を廃棄する。

② ディスポーザブル手袋を外し、衛生的手洗いを行う。

根拠 手指の病原体を減少させるため。

③ 「『薬剤投与のあと』の6Rの確認」（P.94参照）を行う。

④ 6Rの確認ができたら、アンプルやバイアルは廃棄する。

⑤ 使用物品を片づける。

⑥ アレルギーや副作用の出現がないかを継続して観察する。

根拠 注射直後から継続してアレルギーや副作用出現の可能性があるため、継続して観察を行う。

⑦ 使用した薬剤名、量、投与方法、時間や観察した内容を記録する。

根拠 注射は薬物療法の一環であるため、実施したことや観察した内容を記録に残す。

薬剤によって副作用や副作用が出現する時期が異なります。事前に添付文書などで確認しておきましょう

19

静脈内注射
（ワンショット、点滴静脈内注射）

静脈内注射は、**静脈内に薬剤を注入する方法**で、血管内に直接投与するため、作用の発現が速いのが特徴です。

静脈内注射の方法には、ワンショットと点滴静脈内注射の2つがあります。

- ●ワンショット：**薬液を1回で投与する方法**
- ●点滴静脈内注射：**薬液を持続的に注入する方法**

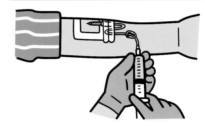

ワンショット

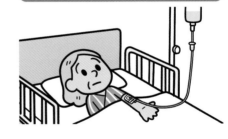

点滴静脈内注射

目的

静脈内注射の目的は、**治療に用いる薬剤投与**以外にも、**水・電解質の補給**、**循環血液量の回復**、経口摂取できない場合の**栄養補給**、緊急時や検査時などの**輸液路の確保**などがあります。

迅速な効果が必要な場合はワンショット、時間をかけて薬物血中濃度を維持したり、栄養や水・電解質の補給が必要な場合は点滴静脈内注射など、目的によって方法が変わります。

経口与薬が難しい場合にも点滴静脈内注射を行うことがあります。

注意事項

急速投与の禁忌薬やワンショットの禁忌薬、要希釈の薬剤があり、注意が必要です。作用の発現が速い分、**濃度や投与速度には十分に注意**します。とくに**カリウム製剤**は希釈せずワンショットしてしまうと致死性不整脈や心停止の恐れがあり、大変危険です。そのほか、**抗菌薬や造影剤**の投与ではアナフィラキシーショックに注意が必要です。

また、薬剤などによる化学的要因やカテーテルの留置などによる機械的要因により**静脈炎**が生じる恐れがあります。疼痛や発赤、腫脹など症状の有無に注意します。

静脈内注射の基礎知識

静脈内注射の投与経路と投与方法

　静脈内注射は、**投与経路**と**投与方法**によっていくつかの種類に分けられます。静脈内注射は**表1**の投与経路と投与方法を**図1**のように組み合わせて実施します。

表1 静脈内注射の投与経路

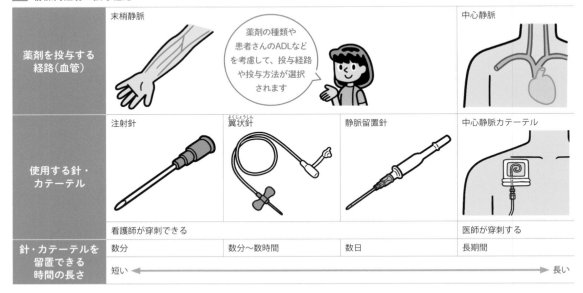

薬剤を投与する経路（血管）	末梢静脈 薬剤の種類や患者さんのADLなどを考慮して、投与経路や投与方法が選択されます			中心静脈
使用する針・カテーテル	注射針	翼状針	静脈留置針	中心静脈カテーテル
	看護師が穿刺できる			医師が穿刺する
針・カテーテルを留置できる時間の長さ	数分	数分〜数時間	数日	長期間
	短い ←————————————————————————→ 長い			

図1 さまざまな静脈内注射

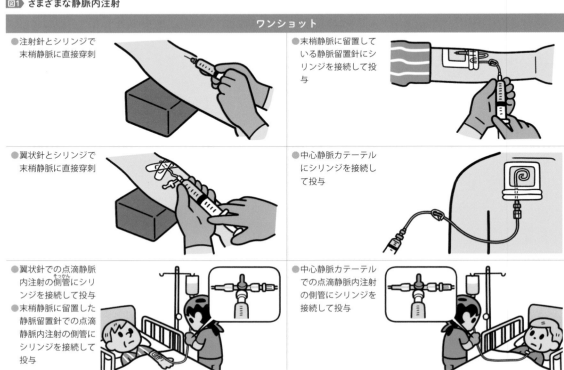

ワンショット	
●注射針とシリンジで末梢静脈に直接穿刺	●末梢静脈に留置している静脈留置針にシリンジを接続して投与
●翼状針とシリンジで末梢静脈に直接穿刺	●中心静脈カテーテルにシリンジを接続して投与
●翼状針での点滴静脈内注射の側管にシリンジを接続して投与 ●末梢静脈に留置した静脈留置針での点滴静脈内注射の側管にシリンジを接続して投与	●中心静脈カテーテルでの点滴静脈内注射の側管にシリンジを接続して投与

（図1つづき）

点滴静脈内注射

●翼状針に輸液セット
を接続して投与

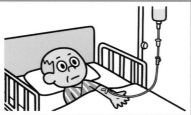

●中心静脈カテーテル
に輸液セットを接続
して投与

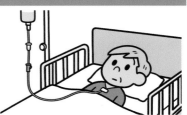

●末梢静脈に留置した
静脈留置針に輸液セ
ットを接続して投与

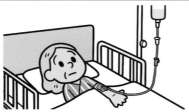

静脈内注射には
さまざまな方法があります。
医師だけでなく薬剤師などとも
相談しながら、薬剤同士の
配合禁忌なども考慮して、
どのように投与するのかを
決定します

点滴静脈内注射で使用する器具（輸液セット・三方活栓）

● 輸液セットの種類

点滴静脈内注射では輸液セットを使用します（**図2**）。輸液
セットには2つの種類があります（**図3**）。

図3 輸液セットの種類

一般用（成人用）輸液セット

●点滴筒で20滴のしずくが落下すると、患者さんの体内に約1mL
の薬剤が入ったことになる

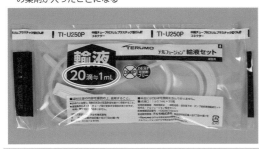

微量用（小児用）輸液セット

●点滴筒で60滴のしずくが落下すると、患者さんの体内に約1mL
の薬剤が入ったことになる

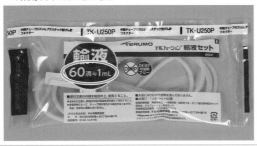

図2 輸液セットの構造と名称

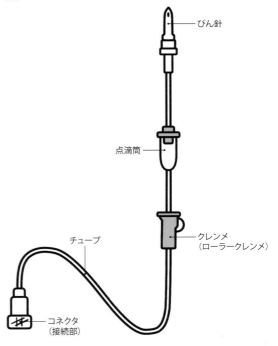

- びん針
- 点滴筒
- チューブ
- クレンメ（ローラークレンメ）
- コネクタ（接続部）

輸液セットには、
輸液ポンプ専用のものや
中心静脈カテーテル用の
ものなどもあります

● 三方活栓

点滴静脈内注射では、三方活栓（さんぽうかっせん）を使用することで、**1つの投与経路から複数の薬剤**を投与することができます（**図4、5**）。

図4 三方活栓の種類

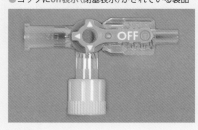

●コックに**off**表示（閉塞表示）がされている製品

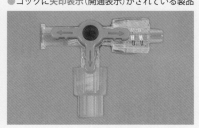

●コックに**矢印表示**（開通表示）がされている製品

製品提供（右）：株式会社トップ

図5 三方活栓の使用方法

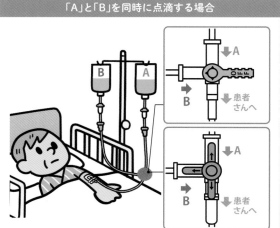

「A」と「B」を同時に点滴する場合

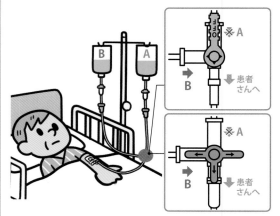

「B」のみを点滴する場合

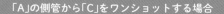

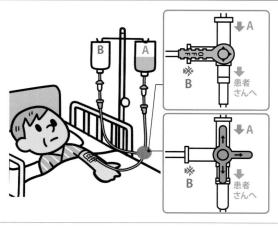

「A」のみを点滴する場合

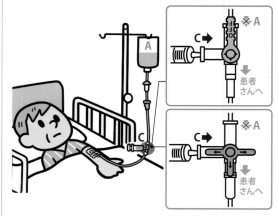

「A」の側管から「C」をワンショットする場合

● **輸液速度（流量）の計算と調整**

点滴静脈内注射の輸液速度（流量）は、医師の指示に基づいて**看護師が調整**します。

輸液速度（流量）は、**一定時間に点滴筒内を落ちるしずくの数**を数えることで測定できます。医師の指示をもとに「1分間に何滴しずくが落ちればいいのか（1分あたりの滴下数）」を計算するのは看護師の役割です（**表2**）。

輸液ポンプやシリンジポンプを使用しない場合、輸液速度（流量）は**クレンメ**で調整します（**図6**）。

表2 滴下数の計算方法

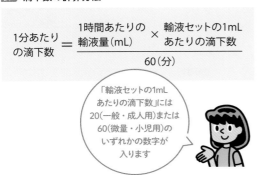

$$\text{1分あたりの滴下数} = \frac{\text{1時間あたりの輸液量(mL)} \times \text{輸液セットの1mLあたりの滴下数}}{60(分)}$$

「輸液セットの1mL
あたりの滴下数」には
20（一般・成人用）または
60（微量・小児用）の
いずれかの数字が
入ります

図6 クレンメを使用した滴下数の調整方法

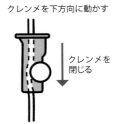

輸液速度を速めたいとき	輸液速度を遅くしたいとき
●輸液速度を速めたいときにはクレンメを上方向に動かす	●輸液速度を遅くしたいときにはクレンメを下方向に動かす

クレンメを
開ける

クレンメを
閉じる

観察ポイント

ワンショットでの観察ポイント

　ワンショットでは薬剤を直接静脈内に導入するため、**薬剤の効果が非常に早く現れるという利点**がある反面、**副作用も急激に生じるリスク**があります。

　使用する薬剤の添付文書を実施前に確認し、ワンショット直後に生じやすい副作用について理解し、**副作用出現時の対処のために必要な物品等**も準備しておきましょう。生命に重大な影響を及ぼす可能性がある薬剤では、**救急救命処置の準備や心電図モニター装着**が必要な場合もあります。

点滴静脈内注射の観察ポイント

　点滴静脈内注射では、注射法の合併症（薬剤アレルギー、アナフィラキシーショック、皮下血腫、神経損傷、血管迷走神経反射。詳細はP.131参照）のほかに**表3**のような**合併症**があります。合併症が出現していないか、医師の指示通りの**輸液速度（流量）が維持できているか**どうかを定期的に確認する必要があります（**表4**）。輸液ポンプやシリンジポンプでも機械の誤差や誤作動などが起こる可能性があるため、**必ず定期的に確認**します。

表3 点滴静脈内注射によるおもな合併症

血管外漏出	静脈炎
●血管外漏出とは、薬剤が血管内ではなく血管外の組織に漏れてしまうこと ●刺入部に疼痛や腫脹、発赤が出現し、滴下不良が生じる ●血管外漏出が起こった場合、すぐに点滴を中止し、医師に報告する	●静脈炎とは、薬剤や細菌、血管への刺激などが原因で、静脈内に炎症が生じること ●刺入部から中枢側に向かって疼痛や発赤、腫脹、熱感などが生じる ●静脈炎が起こった場合、すぐに点滴を中止し、医師に報告する

表4 輸液速度の確認方法

クレンメで輸液速度を管理している場合	輸液ポンプ・シリンジポンプを使用している場合
【点滴開始時】 ●点滴ボトルに点滴開始時刻と残量を記入する ●点滴筒に落ちるしずくの数を数えて、輸液速度（流量）が医師の指示と合っているかどうかを確認する	【点滴開始時】 ●点滴ボトルやシリンジに点滴開始時刻と残量を記入する ●表示されている流量を確認し、輸液速度（流量）が医師の指示と合っているかどうかを確認する
【点滴中】 ●点滴開始からの経過時間を計算する。この時間で、医師から指示された輸液速度で投与された場合にどれくらい薬液の量が減るかを計算する ●実際に点滴ボトルのなかに残っている薬液の量を確認し、上記で算出した量と合っているかどうかを確認する ●点滴ボトルに確認した時刻と残量を記入する	【点滴中】 ●点滴開始からの経過時間を計算する。この時間で、医師から指示された輸液速度で投与された場合にどれくらい薬液の量が減るかを計算する ●実際に点滴ボトルやシリンジのなかに残っている薬液の量を確認し、上記で算出した量と合っているかどうかを確認する ●点滴ボトルやシリンジに確認した時刻と残量を記入する

注射針とシリンジを使用したワンショット

必要物品

❶指示書
❷速乾性擦式アルコール
　手指消毒薬
❸薬剤入りの注射器
　（注射針は21G）
❹トレー
❺駆血帯
❻肘枕

❼ビニール袋（ゴミ袋）
❽ディスポーザブル手袋
　（2組）
❾アルコール綿（4枚）
❿ディスポーザブル膿盆
⓫防水シーツ
⓬針廃棄容器
⓭止血テープ

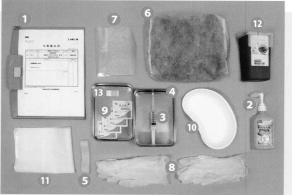

※人名は、実在の人物を示すものではない

※一部手技の手順を解説しているが、必要物品はすべて掲載している

手　順

注射の誤薬は
患者さんの生命にかかわる
事故になる場合があります。
事故防止のために6Rの
確認は必ず実施します
（詳細はP.88参照）

図7 静脈内注射の手技の概要

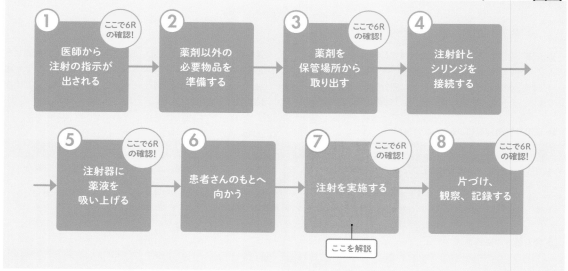

① 医師から注射の指示が出される ［ここで6Rの確認！］
② 薬剤以外の必要物品を準備する
③ 薬剤を保管場所から取り出す ［ここで6Rの確認！］
④ 注射針とシリンジを接続する
⑤ 注射器に薬液を吸い上げる ［ここで6Rの確認！］
⑥ 患者さんのもとへ向かう
⑦ 注射を実施する ［ここで6Rの確認！］
⑧ 片づけ、観察、記録する ［ここで6Rの確認！］

ここを解説

ワンショットの実施

患者さんに説明し同意を得て、

援助環境を整える

① トレーに準備した薬剤入りの注射器とそのほかの必要物品を持ち、ベッドサイドに向かう。

② 「『薬剤投与の直前にベッドサイドで』の6Rの確認」（P.93参照）を行う。

③ これから注射をすること、注射後に生じる可能性のある副作用を説明し、同意を得る。

（根拠）注射直後からアレルギーや副作用出現の可能性があるため。

④ 注射ではアルコールによる皮膚消毒を行うことを説明し、**過去にアルコールによるアレルギーや皮膚トラブルの経験があったか**を確認する。

（根拠）アルコールによってアレルギー反応が生じる場合があり、過去に症状があった場合にはアルコールの使用を避ける必要があるため。

⑤ 静脈内注射では**駆血帯を巻く**ことを説明する。以下にあてはまる場合には、**もう一方の腕**を選択する。

● 血液透析のためのシャントを造設している場合
　根拠 シャントのある側を駆血帯で駆血してしまうと、シャント閉塞につながる恐れがあるため避ける
● リンパ節郭清を伴う乳房切除術を受けた場合
　根拠 術側を駆血帯で駆血してしまうと、リンパうっ滞の原因となる可能性があるため避ける
● 麻痺がある場合
　根拠 知覚鈍麻によって神経損傷が発生しても患者さんが認知できない可能性があるため避ける

⑥ 使用物品を適切に配置する。とくに、針廃棄容器は**抜針後すぐに廃棄できる位置**に置く。
根拠 抜針後に針を持ち歩くと針刺し事故の原因となるため、すぐ廃棄できる位置に置く。

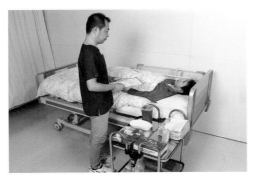

⑦ 衛生的手洗いを行い、ディスポーザブル手袋を装着する。
根拠 手指の病原体を減少させるため。また、看護師の手指が血液や薬液に曝露しないようにするため。

⑧ 患者さんの状態に合わせて体位を整え、穿刺部位を露出する。必要時は肘枕を使う。このとき、穿刺しようとする部位が**心臓よりも高くならない**ようにする。
根拠 穿刺部位を心臓より低くすることでこのあとの手技で**血管が怒張しやすくなる**ため。

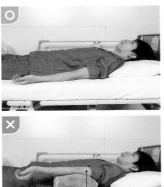

穿刺部位が心臓より高くなっている

⑨ 防水シーツを敷く。
根拠 抜針時等に出血し、シーツを汚染する可能性があるため。

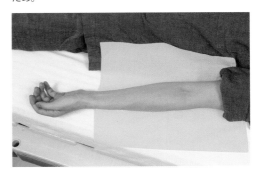

穿刺位置を決定し、駆血帯を巻き消毒する

⑩ **穿刺する血管と位置**を決定する。
根拠 神経損傷を起こさないように、太い神経から離れている部位を穿刺位置とする。

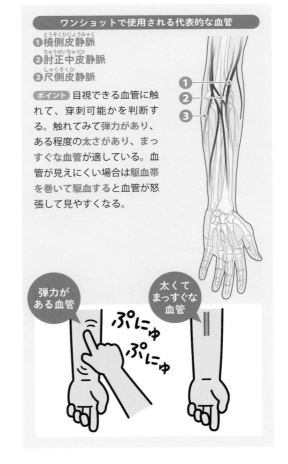

ワンショットで使用される代表的な血管
❶橈側皮静脈（とうそくひじょうみゃく）
❷肘正中皮静脈（ちゅうせいちゅうひ）
❸尺側皮静脈（しゃくそくひ）

ポイント 目視できる血管に触れて、穿刺可能かを判断する。触れてみて弾力があり、ある程度の太さがあり、まっすぐな血管が適している。血管が見えにくい場合は駆血帯を巻いて駆血すると血管が怒張して見やすくなる。

弾力がある血管
ぷにゅぷにゅ
太くてまっすぐな血管

⑪ アルコール綿を開封し、ディスポーザブル膿盆の上で軽く絞る。アルコール綿は、トレーに置く。
根拠 止血の手順で**すぐに使用できるようにする**ため。

(12) 穿刺部位よりも**7〜10cm中枢側**に駆血帯を巻き、**母指を中にして手を軽く握ってもらう。**

根拠 駆血し、母指を中に握ってもらうことで血管がさらに怒張してよく見えるようになり、穿刺しやすくなるため。

注意 長時間の駆血で血液成分が変化し検査値に影響することがあるため、駆血する時間は**1分以内**となるようにする。

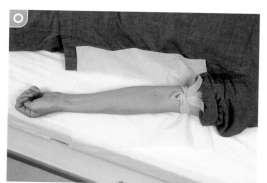

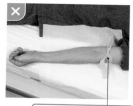

駆血帯が固結びで、片手で駆血帯を外せない

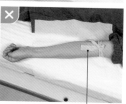

穿刺部位に駆血帯がかかってしまっている

(13) 新しくアルコール綿を開封し、ディスポーザブル膿盆の上で軽く絞り、**穿刺位置の中心から外側**に円を描くように消毒する。

根拠 一番清潔にしたい穿刺部位から消毒するため、中心から外側に消毒する。

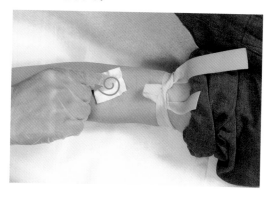

(14) 手であおいだり息を吹きかけたりせず、**アルコールが完全に乾燥するまで待つ。**

根拠 手であおいだり息を吹きかけることで不用意に不潔にならないようにするため。アルコールは乾燥することで消毒効果が発揮されるため。

穿刺する

(15) 注射針のキャップを外し、外したキャップは廃棄する。

(16) 刃面を上向きにして、利き手でシリンジを把持する。

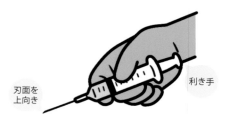

刃面を上向き　　　利き手

(17) 穿刺部位の**3〜5cm手前（末梢側）**の皮膚を**手前（末梢側）に引っ張る。**

根拠 皮膚を引っ張ることで皮膚のたるみがとれて穿刺しやすくなるため。

(18) 患者さんに穿刺することを告げる。

(19) 刺入角度を**10〜20°**として刺入する。

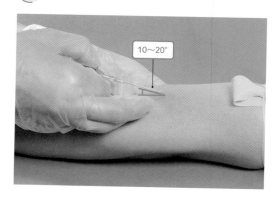

10〜20°

(20) **強い痛みやしびれ**がないかを患者さんに確認する。

根拠 強い痛みやしびれがある場合は、**神経損傷**の恐れがある。神経損傷が生じていないことを確認するため、患者さんに確認する。

(21) 針基に血液の逆流（逆血）が確認できたら針を寝かせて**さらに2〜3mm刺入する。**

根拠 針を寝かせることで、針を血管内に正しく押し進められるようになるため。2〜3mm進めることで針先を確実に血管内に位置させることができるため。

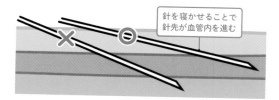

針を寝かせることで針先が血管内を進む

㉒ 患者さんの皮膚を伸展させていた手を皮膚から離して、内筒を軽く引き、血液の逆流（逆血）があることを確認する。

（根拠）針先が確実に静脈内にあることを確認するため。

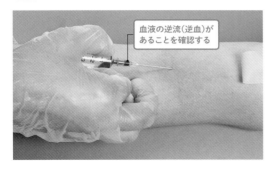

血液の逆流（逆血）が
あることを確認する

駆血帯を外し、薬液を注入する

㉓ **内筒を引いた側の手で**駆血帯を外す。

（根拠）駆血したまま薬液を注入すると、血管内の圧が高まり血管外漏出を起こす可能性があるため。

㉔ 患者さんに手を広げるように伝える。

（根拠）母指を握ることで血管を怒張させたが、これ以降の手順では血管を怒張させる必要がないため。

㉕ 駆血帯を外した側の手で**内筒をゆっくりと押し**、薬液を注入する。

（根拠）急に内筒を押し込むと、血管内圧が急激に高まって血管外漏出を起こす可能性があるため。

（注意）このとき、注射針が押し進められることがないように注意する。

（注意の根拠）注射針が押し進められると針先が血管を突き破って血管外漏出となってしまうため。

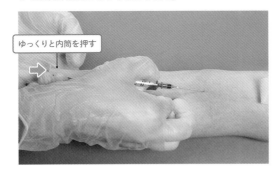

ゆっくりと内筒を押す

抜針し、シリンジを廃棄する

㉖ アルコール綿をトレーから取る。

㉗ 針の角度を変えずに引き抜き、アルコール綿で圧迫する。

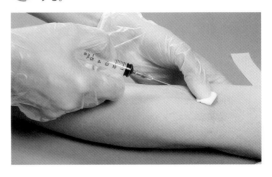

㉘ シリンジは針がついたまま針廃棄容器に廃棄する。

患者さんに説明する

㉙ アルコール綿を患者さんに圧迫してもらう。このとき、**揉まずに5分間は圧迫する**ように説明する。

（根拠）血管を穿刺しており、十分止血するためには5分間の圧迫が必要なため。抗凝固薬を使用している患者さんの場合には、**20分は圧迫する**ように説明する。

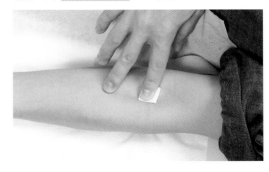

㉚ 注射が終わったことを患者さんに伝え、注射後に生じる副作用を再度説明し、理解できていることを確認する。ナースコールを手の届く位置に置く。

（根拠）注射直後から継続してアレルギーや副作用出現の可能性があるため。

注射後の観察〜あと片づけ

●「皮下注射、筋肉内注射」注射後の観察〜あと片づけ（P.134）を参照し、片づけを行う。

止血を確認後に、
押さえていたアルコール綿を
外して止血テープを貼付します。
また、あと片づけの際に針刺し
事故を起こすことがあるので、
使用した注射針は使用後ただち
に廃棄容器に捨てましょう

静脈留置針の留置

必要物品

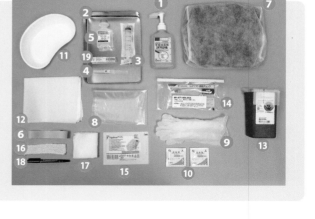

- ❶ 速乾性擦式アルコール
  手指消毒薬
- ❷ トレー
- ❸ 20mLシリンジ
- ❹ 静脈留置針
- ❺ 生理食塩水
- ❻ 駆血帯
- ❼ 肘枕
- ❽ ビニール袋（ゴミ袋）
- ❾ ディスポーザブル手袋
- ❿ アルコール綿
- ⓫ ディスポーザブル膿盆
- ⓬ 防水シーツ
- ⓭ 針廃棄容器
- ⓮ 延長チューブ
- ⓯ フィルムドレッシング材
- ⓰ ネット包帯
- ⓱ ガーゼ
- ⓲ 油性ペン
- ⓳ 注射針

※以下では生食ロックでルートを確保する手技を解説する

手 順

延長チューブを準備する

① シリンジに**生理食塩水**を吸い上げる（詳細な手順は
P.127参照）。

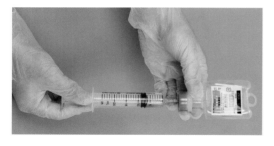

② シリンジと延長チューブを接続し、**延長チューブ内
を生理食塩水で満たす。**

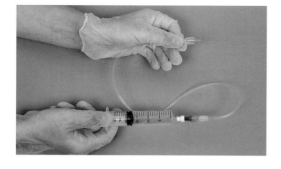

患者さんにこれから静脈留置針を留置する

ことを説明し、同意を得る

③ これから静脈留置針の穿刺を行うことを説明し、同
意を得る。

④ P.140手順④〜⑧までと同様。

穿刺（留置）位置を決定し、

駆血帯を巻き消毒する

⑤ 防水シーツを敷き、**穿刺（留置）位置**を決定する。

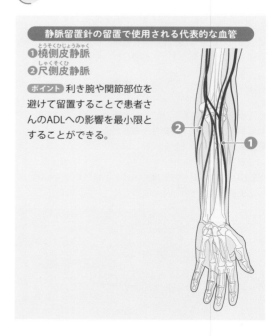

静脈留置針の留置で使用される代表的な血管

❶ 橈側皮静脈
  とうそくひじょうみゃく
❷ 尺側皮静脈
  しゃくそくひ

ポイント 利き腕や関節部位を
避けて留置することで患者さ
んのADLへの影響を最小限と
することができる。

⑥ 駆血帯で駆血し、患者さんに母指を中にして手を握
ってもらう。穿刺部位をアルコール綿で消毒する。

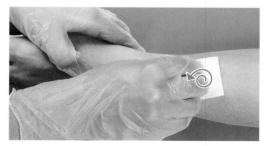

穿刺する

⑦ 消毒部位が乾いたら、**10〜20°**の角度で留置針を穿刺し、強い痛みやしびれがないか確認する。

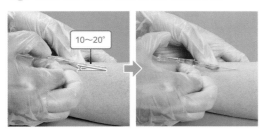

⑧ 針基に血液の逆流（逆血）が確認できたら針を寝かせてさらに**2〜3mm**刺入する。

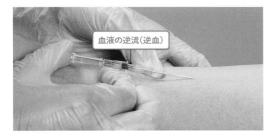

血液の逆流（逆血）

⑨ 駆血帯を外し、患者さんに手を広げてもらう。

⑩ 外筒を根元まで押し進める。

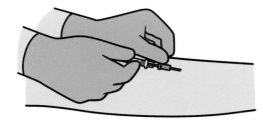

内筒を引き抜き、外筒に延長チューブを接続する

⑪ 内筒を引き抜きながら**外筒の先端部分を指で圧迫する**。
根拠 内筒を引き抜くと血液が逆流して出血してしまうため、指で圧迫する。

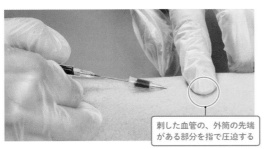

刺した血管の、外筒の先端がある部分を指で圧迫する

⑫ 延長チューブのコネクタを針基に接続し、圧迫している指を離して今度は針基を押さえて接続部を回してしっかり締めつける。

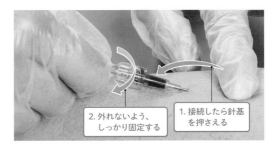

2. 外れないよう、しっかり固定する

1. 接続したら針基を押さえる

⑬ 延長チューブに接続したシリンジの内筒を引いて、**血液の逆流（逆血）**を確認する。

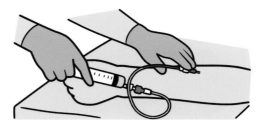

静脈留置針を固定する

⑭ **フィルムドレッシング材**で静脈留置針を固定する。このとき、刺入部が見えるように、また、**ループをつくる**ように固定する。ドレッシング材に油性ペンで**留置した日付**を記入する。
根拠 留置針の刺入部を観察できるようにテープ等で覆わないようにする。ループをつくることで事故抜去しにくくなるため。静脈留置針は定期的に交換する必要があるため、日付を記載しておく。

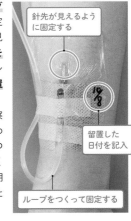

針先が見えるように固定する

留置した日付を記入

ループをつくって固定する

⑮ ルートをガーゼやネット包帯でまとめておく。
根拠 ルートがそのままの状態だと引っ張られて事故抜去の可能性があるため。

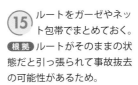

点滴などで使用していない静脈留置針は、全体をビニール袋や大きいフィルムドレッシング材で覆うことで入浴等が可能になります

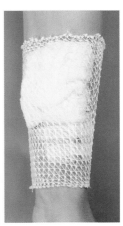

点滴の実施

必要物品

❶指示書
❷速乾性擦式アルコール手指消毒薬
❸薬剤
❹トレー
❺輸液セット
❻ディスポーザブル手袋（2組）
❼アルコール綿（2枚）
❽ビニール袋（ゴミ袋）
❾点滴スタンド
❿ディスポーザブル膿盆
⓫秒針付きの時計

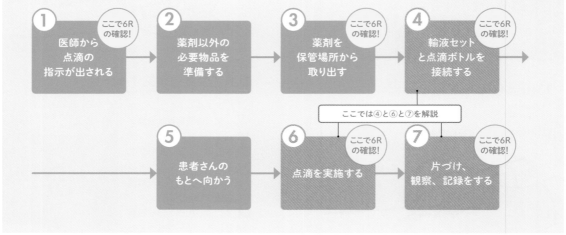

※人名は、実在の人物を示すものではない

※以下ではあらかじめ留置された静脈留置針からの点滴を実施する手技を解説する

注射の誤薬は患者さんの生命にかかわる事故になる場合があります。事故防止のために6Rの確認は必ず実施します（詳細はP.88参照）

手 順

図8 点滴静脈内注射の手技の概要

① 医師から点滴の指示が出される　ここで6Rの確認！

② 薬剤以外の必要物品を準備する

③ 薬剤を保管場所から取り出す　ここで6Rの確認！

④ 輸液セットと点滴ボトルを接続する　ここで6Rの確認！

ここでは④と⑥と⑦を解説

⑤ 患者さんのもとへ向かう

⑥ 点滴を実施する　ここで6Rの確認！

⑦ 片づけ、観察、記録をする　ここで6Rの確認！

薬剤の準備

●「皮下注射、筋肉内注射」薬剤の準備（P.131）を参照のこと。

複数の薬剤を混ぜ合わせて使用する場合は「薬剤の準備」の段階で混ぜ合わせます

点滴ボトルへの輸液セットの接続

手指衛生をして手袋を装着する

① 衛生的手洗いを行う。

根拠 手指の病原体を減少させるため。

② ディスポーザブル手袋を装着する。

根拠 薬液が手指に付着して看護師が薬液に曝露するのを防ぐため。

点滴ボトルに輸液セットを接続する

③ 輸液セットを開封し、**クレンメのローラーを下方に移動して閉じる。**

根拠 この後の手順で薬液が流れ出てしまわないように、クレンメは閉じておく。

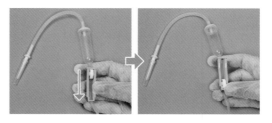

④ 点滴ボトルのふたを取り除く。

⑤ 点滴ボトルのゴム栓をアルコール綿で消毒する。

⑥ 輸液セットのびん針のキャップ（プロテクター）を外し、点滴ボトルの**ゴム栓の刺入口に垂直に刺す。**

根拠 ゴム栓に対して斜めにびん針を刺入すると、コアリング（P.127参照）が生じる可能性があるため。

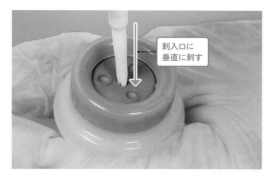

刺入口に
垂直に刺す

点滴ボトルをスタンドにかけ、
チューブ内に薬液を満たす

⑦ 点滴ボトルを点滴スタンドにかける。このとき、輸液セットのコネクタが不潔にならないように手で把持（はじ）しておく。

根拠 点滴ボトルを点滴スタンドにかけたとき、輸液セットのコネクタが床や点滴スタンドの床に近い部分に触れることで不潔になるのを防ぐため。

⑧ 点滴筒を指で押しつぶし、**点滴筒内が1/3から1/2程度薬液で満たされる**ようにする。

根拠 滴下数の確認がしやすいように、また、点滴筒内の空気が体内に移動することを防ぐために、点滴筒内を薬液で適度に満たす必要がある。

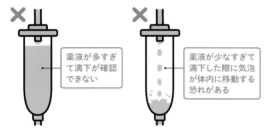

✕ 薬液が多すぎて滴下が確認できない

✕ 薬液が少なすぎて滴下した際に気泡が体内に移動する恐れがある

⑨ **利き手でクレンメを持ち、もう一方の手でコネクタ**を持ち、コネクタを**ディスポーザブル膿盆の上**に位置させる。

根拠 このあとの手技で薬液がコネクタから流出した際に、膿盆で薬液を受け止めるため。

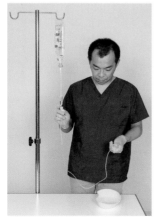

⑩ **クレンメのローラーを上方に移動**して開放し、チューブ内に薬液を満たす。

輸液セットにあらかじめ薬液を満たしておくことを「プライミング」といいます

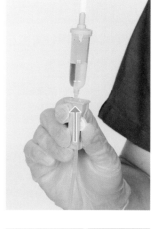

⑪ 薬液がコネクタまで到達したら**クレンメのローラーを下方に移動**し、クレンメを閉じる。

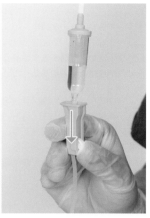

⑫ 輸液セットを接続した点滴ボトルは**トレー内**に置く。

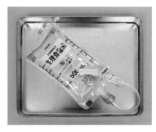

⑬ ディスポーザブル手袋を外し、衛生的手洗いを行う。

根拠 手指の病原体を減少させるため。

与薬の技術

19 静脈内注射（ワンショット、点滴静脈内注射）

点滴の実施

患者さんに説明し同意を得て、援助環境を整える

① トレーに準備した薬剤とそのほかの必要物品を持ちベッドサイドに向かう。

② 「『薬剤投与の直前にベッドサイドで』の6Rの確認」（P.93参照）を行う。

③ これから点滴をすること、点滴中や点滴後に生じる可能性のある副作用を説明し、同意を得る。
根拠 点滴開始直後からアレルギーや副作用出現の可能性があるため、点滴の開始前に説明しておく。

④ 衛生的手洗いを行い、ディスポーザブル手袋を装着する。
根拠 手指の病原体を減少させるため。また、看護師の手指に薬剤が付着するのを防ぐため。

⑤ 点滴ボトルを点滴スタンドにかけ、点滴ボトルと静脈留置針の高低差が**80〜100cm程度**になるように点滴スタンドの高さを調整する。
根拠 高低差が小さいと滴下しにくくなってしまい、高低差が大きいと点滴スタンドが不安定になって倒れやすくなってしまうため。

輸液セットを接続する

⑥ 患者さんに留置されている静脈留置針の**延長チューブの先端**をアルコール綿で消毒する。
根拠 このあと点滴を接続する延長チューブの先端は、清潔にする必要があるため。

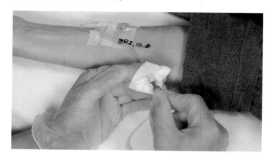

⑦ 輸液セットのコネクタのキャップを外し、延長チューブと輸液セットを接続する。

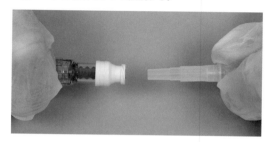

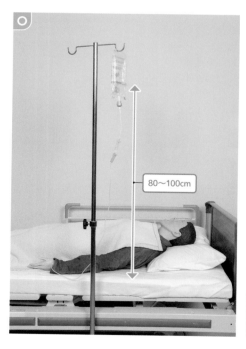

80〜100cm

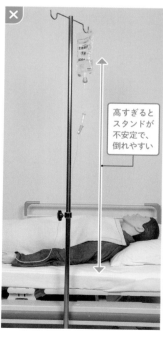

高すぎるとスタンドが不安定で、倒れやすい

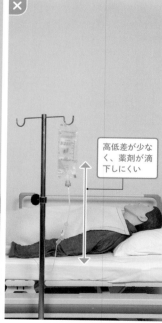

高低差が少なく、薬剤が滴下しにくい

滴下数を調整する

⑧ クレンメのローラーを上方に移動して開放し、**点滴が滴下する**か、また**留置針の刺入部に痛みや発赤・腫脹がない**かを確認する。

根拠 静脈留置針が閉塞したり、血管外漏出を起こしていないかを確認するため。

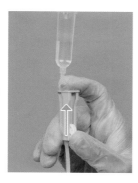

⑨ 指示書を確認し、**指示された輸液速度**になるように、あらかじめ計算した1分間あたりの滴下数にクレンメで調整する。

> 指示された速度より早ければクレンメローラーを下に、遅ければ上に動かすことで調整できる

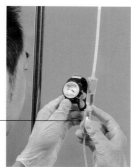

ナースコールを配置し、患者さんに説明する

⑩ **患者さんがナースコールを使用できる位置**にあることを確認する。

根拠 点滴実施中は行動が制限されるため、いつでもナースコールが使用できるように準備しておく。

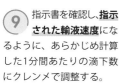

⑪ 点滴が開始されたことを患者さんに伝え、点滴中や点滴後に生じる副作用を再度説明し、理解できていることを確認する。

根拠 点滴開始直後から継続してアレルギーや副作用出現の可能性があるため。

あと片づけ

① ディスポーザブル手袋を外し、衛生的手洗いを行う。

根拠 手指の病原体を減少させるため。

② 「薬剤投与のあとの」6Rの確認（P.94参照）を行う。

③ 使用物品を片づける。

④ 点滴中や点滴後も、アレルギーや副作用、合併症の出現がないかを継続して観察する。

根拠 点滴開始直後から点滴終了後まで継続してアレルギーや副作用、合併症出現の可能性があるため、継続して観察を行う。

⑤ **使用した薬剤名、輸液速度、時間や観察した内容**を記録する。

根拠 点滴は薬物療法の一環であるため、実施したことや観察した内容を記録に残す。

点滴管理の基本

点滴静脈内注射中は、さまざまな要因で患者さんにとって不利益な事象が起こります。点滴静脈内注射の実施中は**定期的**に患者さんのもとにうかがい、**十分な観察**を行うことが重要です。

● 点滴静脈内注射実施中の観察ポイント

点滴や点滴ルートに関する観察ポイント	注射針刺入部に関する観察ポイント
●点滴ボトルに記載されている氏名などが確かに患者さんのものであるか。 ●点滴ルートの屈曲や閉塞はないか、接続の緩みや外れはないか。 ●予定された流量で滴下しているか。 　▶ここでは、点滴筒内の滴下数を確認するだけでなく、点滴開始から予定された量が確かに点滴ボトル内から減っているかどうかも確認する（**次ページ参照**）。 ●（三方活栓を使用している場合）三方活栓の向きは正しいか。 ●点滴ルート内に空気の流入はないか。 ●点滴ルート内に血液の逆流（逆血）はないか。	●留置針の抜けがないか。 ●刺入部に点滴の漏れや出血、腫脹や発赤、痛みがないか。 ●刺入部の血管走行に沿って発赤や痛み、しびれがないか（**次ページ参照**）。 ●留置針の固定がきちんとされているか（**次ページ参照**）。 そのほか、点滴の流速が速い場合には刺入部側の四肢に冷感が出現し、患者さんが不快に感じることがある。この場合、四肢の保温をするなどの対策をとる。

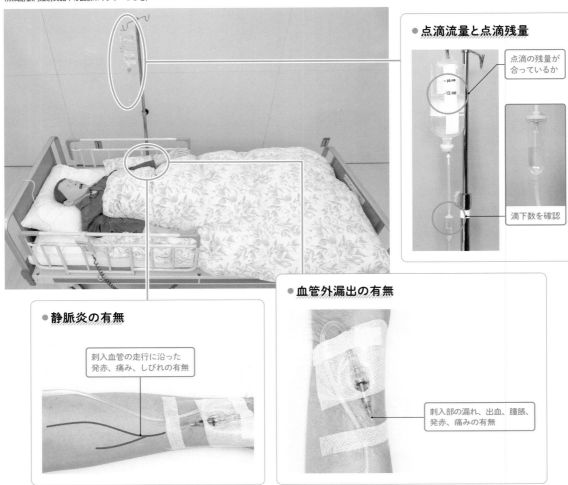

● 点滴流量と点滴残量

点滴の残量が
合っているか

滴下数を確認

● 血管外漏出の有無

刺入部の漏れ、出血、腫脹、
発赤、痛みの有無

● 静脈炎の有無

刺入血管の走行に沿った
発赤、痛み、しびれの有無

静脈留置針の抜去のしかた

必要物品

❶速乾性擦式アルコール手指消毒薬
❷ディスポーザブル手袋
❸アルコール綿
❹止血テープ
❺針廃棄容器
❻膿盆またはビニール袋（ゴミ袋）
　のうぼん
❼防水シーツ

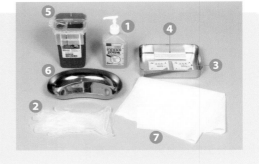

静脈留置針抜去のタイミング

　静脈留置針は点滴終了時に抜去するのが一般的ですが、医師の指示がある場合や、血管外漏出や留置針の閉塞が疑われる場合などは点滴の途中でも抜去します。

　その際は、残った点滴を廃棄するのか、新しい注射針を留置して継続するのかを確認する必要があります。残った点滴を廃棄する場合は、点滴の残量を正確に測定して、医師への報告と記録を必ず行います。

手順

1 衛生的手洗いを行う。

(根拠) 手指の病原体を減少させるため。

2 ディスポーザブル手袋を装着する。

(根拠) 看護師の手指に血液や薬剤が付着することを防ぐため。

3 防水シーツを患者さんの留置針が留置されている側の腕の下に敷く。

(根拠) 留置針を抜去した際に血液や薬液がこぼれ落ちてシーツや寝衣を汚染するのを防ぐため。

4 アルコール綿を開封し、膿盆の上で軽く絞り、トレー内に置く。

(根拠) 開封直後のアルコール綿をそのまま使用すると液だれし不用意に器具を汚染する可能性があるため。

5 輸液が終了していることを確認し、クレンメを閉じる。

(根拠) クレンメが開いたままだと、留置針を抜去した際に輸液ルート内に残っている薬液が流出してしまうため。

6 留置針付近の輸液ルートを固定しているテープを剝がす。

7 留置針を固定しているドレッシング材を剝がす。

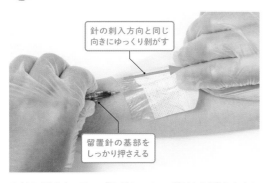

針の刺入方向と同じ向きにゆっくり剝がす

留置針の基部をしっかり押さえる

- 刺入部近くのテープやドレッシング材を剝がすときには、利き手と反対の手で針をしっかりと押さえて、**利き手でゆっくりと剝がす**。
- 針に直接貼り付いているテープやドレッシング材を剝がすときには、**針の刺入方向と同じ向きに剝がす**。

8 アルコール綿を手に取り刺入部に軽く当てる。**留置針を抜去し、すぐにアルコール綿で圧迫止血する。**

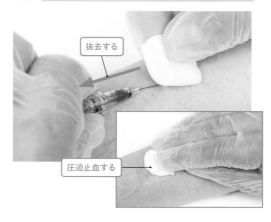

抜去する

圧迫止血する

9 抜去した留置針は**すぐに針廃棄容器に廃棄する**。

(根拠) 針刺し事故防止のため。

10 患者さんに**5分間**は圧迫止血をしてもらう。

(根拠) しっかり止血ができない場合、皮下血腫が生じる可能性があるため。

(注意) **抗凝固薬を使用している患者さん**の場合、圧迫止血は**20分間**行う。

11 止血できたことを確認し、止血テープを貼付する。

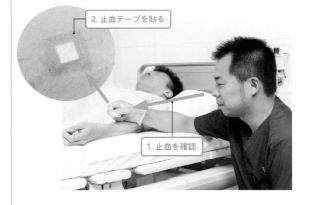

2. 止血テープを貼る

1. 止血を確認

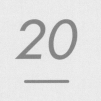

20 臨床検査（検体採取と検査の介助）

　臨床検査とは、人体から排泄されたり注射器などを使って採取した**検体を顕微鏡で観察したり、化学分析機器などを使って分析すること**によって、患者さんの身体に生じている変化を化学的に検出する医療行為です[1]。

　臨床検査は、検体検査と生体検査に大別され（**表1**）、医師の指示により実施します。

表1 検体検査と生体検査

検体検査[2]	生体検査[3]
血液や尿などの患者さんから採取した検体を用いて行われる検査 ●血液検査（P.161参照） ●尿検査 ●便検査 ●喀痰検査　など	人体に機器を当てたり挿入し、電気・磁力・放射線などを利用して、人体の構造や機能を調べる検査 ●X線撮影　　●CT[*] ●MRI[*]　　　●内視鏡検査 ●心電図検査　●筋電図検査 ●脳波検査　　●呼吸機能検査 ●超音波検査　●骨密度検査　など

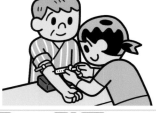

＊【CT】computerized tomography：コンピュータ断層撮影
＊【MRI】magnetic resonance imaging：磁気共鳴画像撮影

目的

　臨床検査は**表2**のような目的で行われます。

表2 臨床検査の目的

病気の予防や早期発見	病気の診断や治療の選択	治療の効果判定や治療経過の観察
健康診断や検診などで病気がないかを確認するために行う	患者さんがどのような病気なのかを診断し、治療方針を決めるために行う	治療効果の見極めや、病状が良くなっているのか悪くなっているのか、疾患が再発していないかを確認するために行う

注意事項

　患者さんが臨床検査を受ける場合、必ず事前に医師から説明を受けます。看護師も同席し、説明を受けている患者さんの表情などから、検査内容や必要性、メリットやデメリットを理解しているかどうかを観察します。ときには患者さんの代弁者となり、医師に補足説明を求めることも考慮しましょう。

　検査によっては事前に準備が必要なものがあります。とくに、**飲食や服薬に関係する準備**が必要な場合には、患者さんが正しく理解し準備できているかを確認する必要があります。

　初めて受ける検査や侵襲性の高い検査の場合、患者さんには不安が生じます。患者さんの言動や表情をよく観察し、必要時は**不安を軽減するケア**も考慮しましょう。

臨床検査の基礎知識

臨床検査における看護師の役割

● 患者さんが検査の目的や方法を理解できる

患者さんは検査前に医師から検査の説明を受けていますが、医師からの説明で患者さんが十分理解しているとは限りませんし、検査までに忘れてしまうことも考えられます。

看護師は、患者さんが**検査の目的や方法、注意点などを理解できているか**確認し、必要であれば補足説明をします。

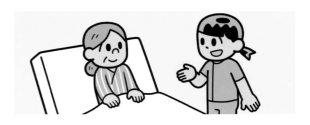

● 患者さんが適切に準備を整えて、安全、安楽に検査を受けることができる

臨床検査では、検査前から検査後まで、継続した観察や援助が必要です。

検査によっては準備が必要なものがあります。正しく準備できないと検査結果が不正確になることや、検査自体が中止

となることがあるため、患者さんが**検査に必要な準備について理解しているか**、また、**正しく準備できているか**確認します。

検査中は、患者さんが**安全に検査を受ける**ことができるように、また、**苦痛が最小となる**ように援助します。

検査後は、**合併症などが生じていないか**を継続して観察します。

● 検体を正しく採取できる

検体検査では、**正しい方法で検体を採取する**必要があります。患者さん自身が検体を採取する場合には、採取時間や注意点などをきちんと理解できているか、指示通りに採取できているかを確認します。また、採取した検体をほかの患者さんの検体と取り違えてしまうことのないように注意が必要です。

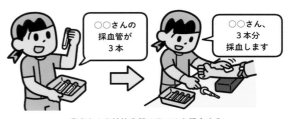

患者さんと検体容器のラベルを照合する

基準値の考え方

基準値とは、**図1**のように多数の健常者を検査して得られた測定値のうち、**中央95%の範囲**をいいます[4]。図1をみると、基準値の範囲外であってもその人は健康です。つまり、患者さんの検査結果が基準値外だとしても、必ずしも病気であるとは限らない点には留意が必要です。

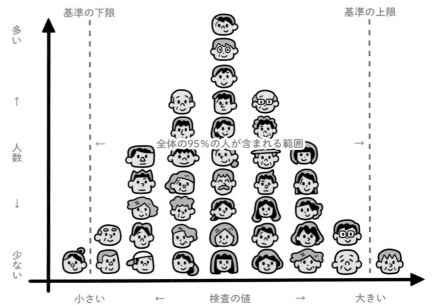

図1 基準値の考え方

臨床検査の基本技術

ここではさまざまな臨床検査の概要と検査のポイントを解説します。

尿検査

尿検査とは

尿検査とは、**尿を検体とする検体検査**です。尿には体内の老廃物などが含まれます。尿を検査することで、尿を生成する**腎臓が正常に機能しているか**どうかや、尿のもととなっている**血液成分などの指標**を得ることができます。

採尿のタイミングと採尿方法[5,6]

尿検査には採尿のタイミングと採尿の方法にいくつかの種類があります（**表3・4**）。医師の指示に沿って正しく採尿しましょう。

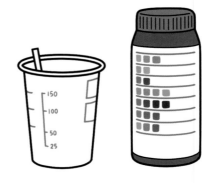

表3 採尿のタイミング

随時尿	任意の時間に尿を採取する
早朝尿	早朝起床後すぐに採尿する
空腹時尿	食後4時間以上経過後に一度排尿しその尿は廃棄する。その後排尿した尿を採尿する
食後尿	食後に採尿する
24時間尿 （24時間蓄尿）	24時間の間に排泄されるすべての尿を採尿する（下記参照）

表4 採尿方法

自然排尿	自然に排出される尿を採尿する
初尿	排尿のしはじめの尿のみを採尿する
中間尿	排尿のしはじめの尿を捨て、排尿の中間あたりの尿を採尿する
分杯尿	排尿の前半2/3と後半1/3を別々の容器に採尿する
カテーテル尿	膀胱に無菌的にカテーテルを挿入して採尿する

24時間尿（24時間蓄尿）の検体採取

24時間尿（24時間蓄尿）は、指示された開始時間から24時間の間に腎臓で生成されたすべての尿を捨てずに溜めたものを検査します。患者さんが間違えないように、適切に説明しましょう。

図2 24時間尿の検体採取

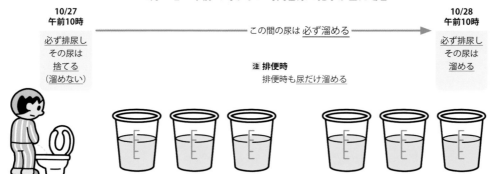

10月27日の午前10時から24時間蓄尿の指示が出た場合

10/27 午前10時
必ず排尿し
その尿は
捨てる
（溜めない）

この間の尿は 必ず溜める

10/28 午前10時
必ず排尿し
その尿は
溜める

注 排便時
排便時も尿だけ溜める

尿検査での注意点

経血が混入すると正確な検査結果が得られないため、**月経中の尿検査は避けます**。

便検査

便検査とは

便検査は、**便を検体とする検体検査**です。便検査では、消化管に異常な出血がないか、細菌やウイルス、寄生虫の有無などを検査します。

便採取の注意点

通常、便の採取はトイレで行います。**採取する便が洗浄水や尿に触れないように**、トイレットペーパーや採便用シートを利用して排便する必要があります。

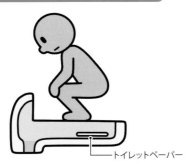

和式トイレの場合

トイレットペーパー

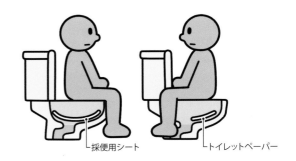

洋式トイレの場合

採便用シート　　トイレットペーパー

喀痰検査

喀痰検査とは

喀痰検査は、**喀痰（気道内分泌物）を検体とする検体検査**です。通常含まれることのない病的な成分（細菌やウイルス、血液など）が含まれていないかどうかを検査します。

喀痰採取の注意点

気道内分泌物以外の口腔内の唾液や細菌、食物残渣が混入しないように、**喀痰を採取する前に歯磨きやうがい**をします。痰が出にくい場合は、ネブライザーを用いて生理食塩水で吸入を行います。

腰椎穿刺

腰椎穿刺とは

腰椎穿刺とは、**脳脊髄液（髄液）の採取**や脳脊髄圧の測定、**脊髄くも膜下麻酔**などの検査や治療のために**腰椎くも膜下腔に穿刺針を刺入する**ことをいいます。腰椎穿刺は医師が行います。

腰椎穿刺の穿刺部位と穿刺時の体位

腰椎穿刺時は脊髄を損傷しない高さである、**第3・4腰椎間または第4・5腰椎間**を穿刺します。腸骨稜の最高点を結ぶ**ヤコビー線**上に第4腰椎突起部があるため、穿刺時のめやすとします（**図3**）。穿刺時の体位は**側臥位**が選択されます。

図3 腰椎穿刺時の穿刺部位と体位

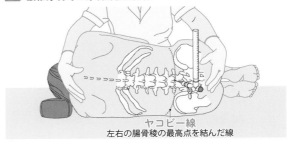

ヤコビー線
左右の腸骨稜の最高点を結んだ線

腰椎穿刺での注意点

事前に排尿を済ませておいてもらいます。穿刺中は咳をしないように、また、痛みで動いたりしないようにあらかじめ伝えておきます。

穿刺後は穿刺部を5分程度圧迫止血し、その後は止血テープで圧迫止血します。検査後は吐き気や嘔吐の恐れがあるため、検査後2時間は飲食を避けます。脳脊髄液を採取した場合、低髄液圧症候群を予防するために、検査後1〜2時間は頭部を水平にした仰臥位で安静にします。

X線検査

X線検査とは

X線は**放射線の一種**で、物質を通り抜ける（透過する）性質があります。**X線検査**は、**X線を身体に照射し身体をすり抜けたX線を検出器で捉えて画像化する生体検査**です。身体内部の構造を画像で確認できるので、骨や関節、臓器の位置や形状、病変や気体、液体の有無や位置などの情報を得るために用いられます。

X線検査は造影剤使用の有無によって2種類に分けることができます（**表5**）。

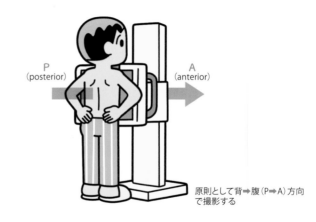

原則として背⇒腹（P⇒A）方向で撮影する

表5 X線検査の種類

単純X線撮影	造影X線撮影
造影剤を使用しないX線検査	造影剤を使用するX線検査
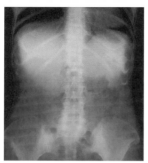	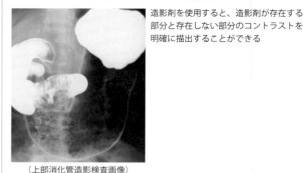 造影剤を使用すると、造影剤が存在する部分と存在しない部分のコントラストを明確に描出することができる
（腹部単純X線画像）	（上部消化管造影検査画像）

画像の見えかた

身体の各部位でのX線の透過しやすさの違いによって、X線画像では濃淡が変わります（**表6**）。

表6 X線画像の見えかた

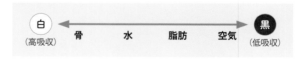

白（高吸収）　骨　水　脂肪　空気　黒（低吸収）

X線検査での注意点

撮影の部位によって体位を変えたり、息を止めたりする必要があります。

X線を透過しにくい金属などが撮影部位にある場合には、画像化したときの読影（画像の所見を読むこと）のじゃまになるので、外してもらいます。

ヨード系の造影剤を使用する場合は、吐き気や嘔吐、アレルギーによる蕁麻疹などの副作用の出現に注意します。

放射線被曝と放射線防護について[7]

X線は放射線の一種のため、**放射線被曝**が生じます。病院の放射線業務従事者の被曝線量は厳格に管理されており、日常生活において受ける自然放射線の線量より少ない量となっています。

放射線防護では、次の3原則が重要です（**表7**）。

表7 放射線防護の3原則

遮蔽の利用	距離の確保	時間の短縮
放射線源と自分との間に遮蔽物をおく	放射線源からできるだけ遠ざかる	被曝する時間を短くする

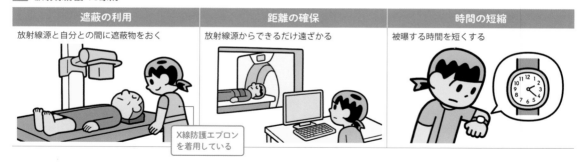

X線防護エプロンを着用している

≋ コンピュータ断層撮影（CT）

コンピュータ断層撮影（CT）とは

　X線は放射線の一種で、物質を通り抜ける（透過する）性質があります。**コンピュータ断層撮影（CT）**は、**X線を多方向から身体に照射し身体をすり抜けたX線を検出器で捉えてコンピュータ処理し、3次元的に画像化する生体検査**です。身体内部の構造を断層面の画像で確認できるので、骨や関節、臓器の位置や形状、病変や気体、液体の有無や位置などのより細かい情報を得るために用いられます。

　コンピュータ断層撮影（CT）には、**造影剤を使用しない単純CT**と、**造影剤を使用する造影CT**があります。造影剤を使用すると、造影剤が存在する部分と存在しない部分のコントラストを明確に描出することができるという利点がありますが、造影剤の副作用が出現する可能性があるという欠点もあります。

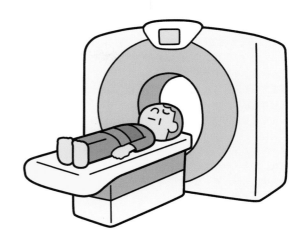

画像の見えかた

　身体の各部位でのX線の透過しやすさの違いによって画像の濃淡が変わるのはX線検査と同様ですが、X線検査よりも濃淡を細かく調整して臓器などをより見やすくすることができます。画像の濃淡を決めるための数値を**CT値**（単位はHU）と呼びます（**図4**）。

コンピュータ断層撮影（CT）での注意点

　金属類は撮影した写真に写り込んで読影の妨げになるため、外すことのできる**金属類は撮影前に外して**おきます。

　撮影の部位によって体位を変えたり、息を止めたりする必要があります。

　ヨード系の造影剤を使用する場合は、吐き気や嘔吐、アレルギーによる蕁麻疹などの副作用の出現に注意します。

図4 CT写真の見えかた[8]

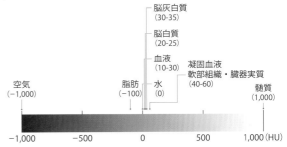

　狭い筒状の機械の中に入って撮影をするため、**閉所が苦手でないか**どうかを事前に確認します。

　コンピュータ断層撮影（CT）ではX線を使用するため、**放射線被曝**が生じます。

≋ MRI検査

MRI検査とは

　MRIは磁気共鳴画像ともいい、MRI検査は強い磁場の中に患者さんの身体をおき、**電磁波を照射して身体内のさまざまな部分を画像化する生体検査**です。身体内部の構造をさまざまな断層面で画像化できるので、骨や関節、臓器の位置や形状、病変や気体、液体の有無や位置など、さらには、血流の情報などの情報を得るために用いられます。

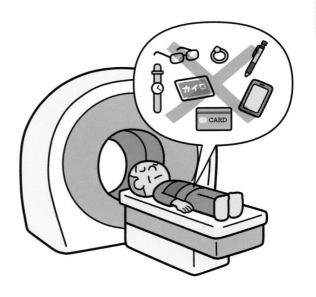

MRI検査での注意点

MRI機器には常に強力な磁場が形成されているため、**磁性体を近づけてはいけません**（表8）。

CTと比較して検査時間が長いため、事前に排泄を済ませておくようすすめますが、撮影部位によっては排尿を制限する場合もあります。

検査中は継続して**大きな音が出るため**、耳栓やヘッドホンを装着します。

造影剤を使用する場合には、副作用の出現に注意します。

狭い筒状の機械の中に入って撮影をするため、**閉所が苦手でないか**どうかを事前に確認します。

検査中に気分が悪くなったときに知らせる方法を事前に伝えておきます。

- めがね、ヘアピン、指輪やイヤリングなどのアクセサリー、金属の入った義歯・かつら、カイロ
- 金属製のボタンや金属のついた衣類・下着
- 時計、携帯電話、補聴器、カギやボールペン
- クレジットカードやキャッシュカードなどの磁気記録媒体
- ストレッチャー、車椅子
- 酸素ボンベ、点滴台、輸液ポンプ・シリンジポンプ、聴診器
- 化粧、カラーコンタクト

体内埋め込み式の磁性体（ペースメーカー、人工関節、人工内耳、脳動脈クリップ・ステント、入れ墨など）がある場合には、事前に医師に確認します

超音波検査

超音波検査とは

超音波検査は、**超音波を利用して臓器などの構造や大きさ、動きなどを画像として描出する生体検査**です。体内の構造だけでなく、血流速度を観察することもできます。X線を使用しないため**被曝がなく非侵襲的**で、機器が移動できるため場所を選ばずに検査できるのが特徴です。

超音波検査での注意点

超音波検査を行う部位によって、飲食や排尿の制限などの事前準備が必要です。

探触子（プローブ）を当てる部位の皮膚を露出する必要があるため、羞恥心に十分配慮します。

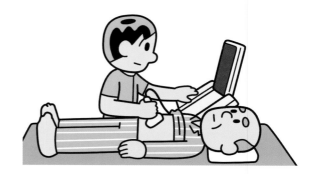

探触子（プローブ）と肌を密着させるため超音波用ゼリーを塗布します。ゼリーは使用前に温めておき、検査終了時には温タオル等でゼリーを拭き取ります。

内視鏡検査

内視鏡検査とは

内視鏡とは**人体内部を観察するために体内に挿入するチューブ型や棒型、カプセル型の医療機器**で、内視鏡検査は**内視鏡を使って人体を内部から観察する生体検査**です。観察だけでなく組織の採取や、薬剤散布ができる内視鏡もあります（**表9**）。

表9 内視鏡検査の種類

検査の名称	観察部位
上部消化管内視鏡	食道、胃、十二指腸
下部消化管内視鏡	大腸
気管支鏡検査	気管支
関節鏡検査	関節
膀胱尿道鏡検査	膀胱、尿道、腎盂

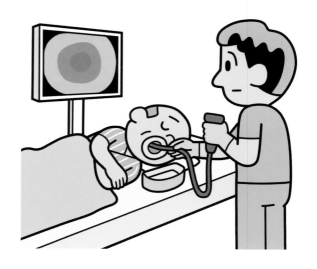

内視鏡検査での注意点

上部消化管内視鏡検査と下部消化管内視鏡検査に分けて注意点を**表10**に示します。

表10 内視鏡検査での注意点

上部消化管 内視鏡検査	●口腔または鼻腔から内視鏡を挿入し消化管内を観察するため、検査前12時間は禁飲食とする ●検査前に義歯は外しておく ●内視鏡挿入時の嘔気や嘔吐を予防するために、検査前に咽頭麻酔を行う ●検査は左側臥位で行う ●経口内視鏡の場合は、内視鏡を噛まないようにマウスピースをくわえて検査を行う ●検査中の唾液は誤嚥しないよう、口の外に出す ●検査後は咽頭麻酔の効果がなくなる約1時間以降にむせなければ飲食を再開できる ●消化管運動を抑制させるために抗コリン薬を使用した場合、散瞳作用によって視力が低下するため、車や自転車などの運転は控える
下部消化管 内視鏡検査	●肛門から内視鏡を挿入し消化管内を観察するため、検査前に経口腸管洗浄剤を内服し、腸内の内容物をすべて排出する ●検査は左側臥位で行うが、途中で体位を仰臥位や右側臥位に変える場合もある ●鎮静薬を使用した場合は、しっかり覚醒するまで臥床させておく ●消化管運動を抑制させるために抗コリン薬を使用した場合、散瞳作用によって視力が低下するため、車や自転車などの運転は控える

心電図検査

心電図検査とは

心電図は**心筋が興奮したときに発する電位を測定しグラフ化したもの**で、心電図検査はそのグラフを得るための生**体検査**です。心電図検査には**表11**のような種類があります。

表11 心電図検査の種類

モニター心電図	標準12誘導心電図
●心筋の動きを簡易的に継続して観察するために行う ●体位は問わない ●数分間から数日間まで測定時間に制限はない	●心筋運動を詳細に記録し異常を発見するために行う ●仰臥位で測定する ●測定にかかる時間は数分
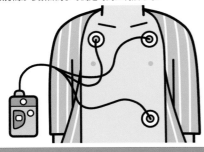	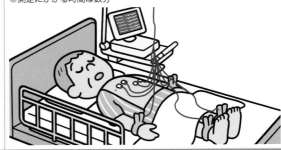
24時間携帯心電図（ホルター心電図）	**運動負荷心電図**
●24時間心電図を記録し、日常生活の中で生じる心筋運動の異常を明らかにするために行う ●体位は問わないためふだんと同じように日常生活を送ることができる ●測定時間：24時間	●安静時では明らかにならない心筋運動の異常を、運動負荷をかけて明らかにするために行う ●運動している状態で測定する ●測定時間は数十分
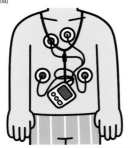	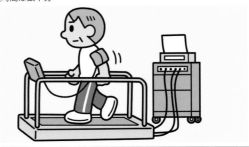

基本的な心電図

図5 基本の心電図波形と心臓の動き

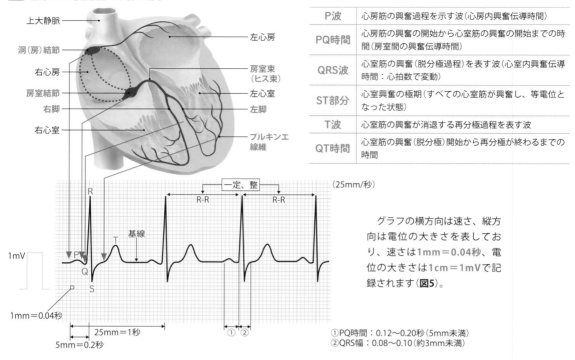

P波	心房筋の興奮過程を示す波（心房内興奮伝導時間）
PQ時間	心房筋の興奮の開始から心室筋の興奮の開始までの時間（房室間の興奮伝導時間）
QRS波	心室筋の興奮（脱分極過程）を表す波（心室内興奮伝導時間：心拍数で変動）
ST部分	心室興奮の極期（すべての心室筋が興奮し、等電位となった状態）
T波	心室筋の興奮が消退する再分極過程を表す波
QT時間	心室筋の興奮（脱分極）開始から再分極が終わるまでの時間

グラフの横方向は速さ、縦方向は電位の大きさを表しており、速さは1mm＝0.04秒、電位の大きさは1cm＝1mVで記録されます（**図5**）。

①PQ時間：0.12〜0.20秒（5mm未満）
②QRS幅：0.08〜0.10（約3mm未満）

心電図検査での注意点

　正確な心電図を測定するためには、電極を正しい位置に装着する必要があります（**図6**）。電極は直接皮膚に張り付けるようにします。標準12誘導心電図を測定する場合には胸部全体を露出する必要があるため、羞恥心に配慮します。緊張やふるえがあると筋緊張による筋電図という異常波が描出されてしまうため、室温を整え、測定中はリラッ

クスできるようにします。
　電極に電気毛布などの電気機器が触れると交流波という異常波が描出されてしまうため、電気毛布の電源は切っておきます。
　長時間心電図を測定する場合には電極を24時間ごとに交換し、皮膚トラブル防止のため新しい電極の貼付位置はずらすようにします。

図6 モニター心電図と標準12誘導心電図の電極装着部位

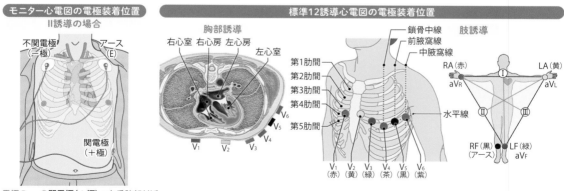

電極の貼付位置
- ●関電極（＋極）：左季肋部付近
- ●不関電極（－極）：右鎖骨下付近
- ▲アース（E）：通常、左右の鎖骨下など邪魔にならない位置（動かしてもよい）

〈引用文献〉
1．奈良信雄，和田隆志 編：臨床検査 第8版．医学書院，東京，2019：4．
2．和田攻 他 編：看護大事典 第2版．医学書院，東京，2010：954，1695．
3．奈良信雄，和田隆志 他 編：臨床検査 第8版．医学書院，東京，2019：9．
4．和田攻 他 編：看護大事典 第2版．医学書院，東京，2010：685．
5．有田清子 著者代表：基礎看護学[3]基礎看護技術II 第17版．医学書院，東京：417．
6．Nursing Canvas編集室 編：説明できる 検体検査・生体検査．学研メディカル秀潤社，東京，2021：8-9．
7．茂野香おる 著者代表：基礎看護学[2]基礎看護技術I 第18版．医学書院，東京，2021：124．
8．日本放射線技術学会 監修：CT撮影技術学 改訂3版．オーム社，東京，2017：19．

21

静脈血採血

採血とは、**検査や輸血のための血液を採取すること**をいいます[2]。採血は、患者さんに針を刺すために痛みが生じるだけでなく、**重篤な合併症のリスクもある侵襲性の高い技術**です。

採血には静脈血採血、動脈血採血、毛細血管採血があります（**表1**）。ここでは、看護師の実施頻度の高い、静脈血採血を解説します。

目的

静脈血採血は、**静脈から採取した血液を検査して患者さんの身体の状態を知る**ことを目的に行います。また、輸血を目的として静脈血採血をすることもあります。採血は医師の指示のもとに実施します。血液検査には多くの項目があり、**健康診断のスクリーニングや疾患の診断、治療効果の判定、予後推定**などのために行われます。

表1 採血の種類と特徴

静脈血採血	動脈血採血	毛細血管採血
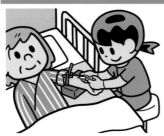	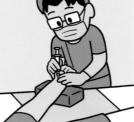	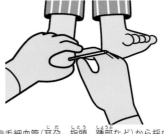
●静脈から採血する ●看護師が実施できる ●採取した血液は血液検査や輸血に用いられる	●動脈から採血する ●動脈への穿刺は医師が実施する ●採取した血液は血液ガス検査などに用いられる	●毛細血管（耳朶〈じだ〉、指頭〈しとう〉、踵部〈しょうぶ〉など）から採血する ●看護師が実施できる ●採取した血液は血糖測定などに用いられる

注意事項

●本人確認

採血後の検査データから患者さんの病態などを把握するためには、その**検体（血液）が間違いなく対象の患者さんから採取されている**ことが重要です。患者さんの取り違えがないように対策を実施します（P.162参照）。

●検体の管理

採血後の血液は、**検体が変質**して検査結果が不正確になることがないように、**すみやかに検査室に運びます**。保管・運搬方法に指定がある場合には、**冷暗所保存や凍結保存**などの指示に従って保管・運搬します。

●針刺し事故の防止

針刺し事故とは**血液で汚染された針や刃物**によって看護師が受傷することです[3]。感染症がある患者さんに使用した針や刃物で受傷すると看護師が感染するリスクがあります。採血では針刺し事故のリスクをゼロにはできません。予防策を講じても万が一針刺し事故を起こした場合には、**迅速に対応する**ことが求められます。

＊針刺し事故の予防策と針刺し事故発生時の対応は、P.115参照

静脈血採血の基礎知識

患者取り違え防止策

　患者さんの取り違えを防止するためには、**図1**のような対策が必要です。医療者が患者さんの名前を呼ぶ場合、たとえ間違った名前で呼んだとしても患者さんは「はい」と返事をしてしまう可能性があります。取り違えを防止するためには、患者さん自身に名乗ってもらうなど注意が必要です。

図1 患者取り違え防止策

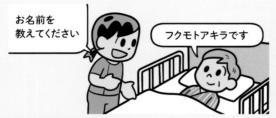

お名前を教えてください

フクモトアキラです

●患者さん自身にフルネームで名乗ってもらう
●リストバンドやベッドネームで患者氏名を確認する

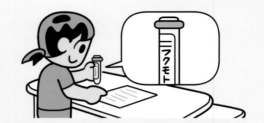

フクモト

●採血指示書と真空採血管に貼られたシールの名前を確認する

静脈血採血で使用する器具

●真空採血管（スピッツ）

　真空採血管は**滅菌**されており、このなかに採取した血液を入れます。真空採血管は必要な採血量が入る分だけ管内が減圧されています。真空採血管にはいくつかの種類があり、血液検査の種類に応じて採血量や封入されている薬剤などが異なります。

真空採血管ごとに凝固促進剤などの薬剤が封入されており、この薬剤が正しく作用するように採血量も決められています。真空採血管には適切な採血量が記載されています

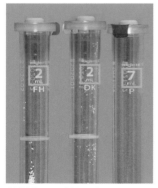

●採血管ごとに採血量が決まっている

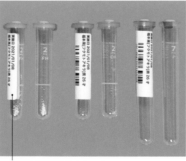

患者名などが書かれたシール
※人名は、実在の人物を示すものではない

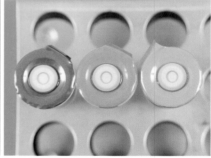

●採血管ごとにフィルムシールの色が異なる

●採血ホルダー・採血針

　真空採血管による静脈血採血を実施する際に、採血針を接続して使用します。ホルダー内に真空採血管を押し込むと血液を採取することができます。

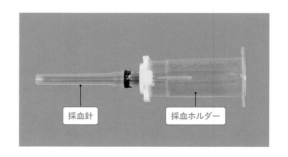

採血針　　　採血ホルダー

静脈血採血での採血方法の種類

静脈血採血の採血方法には、**表2**のような種類があります。患者さんの状態などによって選択します。

表2 静脈血採血の採血方法

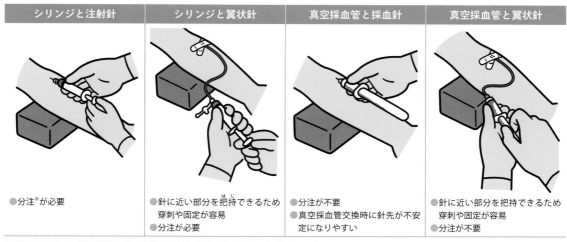

シリンジと注射針	シリンジと翼状針	真空採血管と採血針	真空採血管と翼状針
●分注※が必要	●針に近い部分を把持できるため穿刺や固定が容易 ●分注が必要	●分注が不要 ●真空採血管交換時に針先が不安定になりやすい	●針に近い部分を把持できるため穿刺や固定が容易 ●分注が不要

※分注とは血液をシリンジから真空採血管に移し替えることで、針刺し事故の原因の1つと考えられている

観察ポイント

静脈血採血によるおもな合併症

静脈血採血では**表3**のような合併症が起こる場合があります。

表3 静脈血採血のおもな合併症と症状、対応策

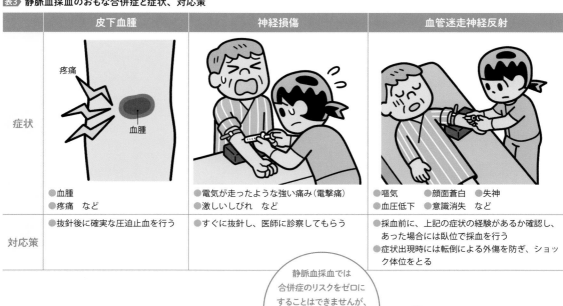

	皮下血腫	神経損傷	血管迷走神経反射
症状	●血腫 ●疼痛　など	●電気が走ったような強い痛み（電撃痛） ●激しいしびれ　など	●嘔気　●顔面蒼白　●失神 ●血圧低下　●意識消失　など
対応策	●抜針後に確実な圧迫止血を行う	●すぐに抜針し、医師に診察してもらう	●採血前に、上記の症状の経験があるか確認し、あった場合には臥位で採血を行う ●症状出現時には転倒による外傷を防ぎ、ショック体位をとる

静脈血採血では
合併症のリスクをゼロに
することはできませんが、
正しい技術を身につける
ことでリスクをより小さく
することができます

シリンジと注射針による静脈血採血

必要物品

❶採血指示書
❷真空採血管
❸採血管立て
❹速乾性擦式アルコール手指
　消毒薬
❺シリンジ（採血量にあわせ
　て容量を選択する）
❻注射針（21〜23G）
❼トレー
❽ビニール袋（ゴミ袋）
❾ディスポーザブル手袋
❿肘枕
⓫防水シーツ
⓬アルコール綿（2枚）
⓭ディスポーザブル膿盆
⓮駆血帯
⓯針廃棄容器
⓰止血テープ

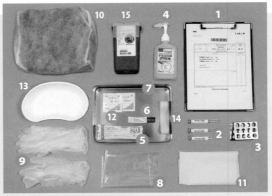

※人名は、実在の人物を示すものではない

手順

静脈血採血の準備

① 採血指示書と真空採血管のラベルを確認し、**患者氏名が一致している**ことを確認する。

（根拠）検体の取り違え防止のため。

② 採血指示書を確認し、**採血量の合計**を計算する。

（根拠）血液検査の種類によって真空採血管の数や種類が異なる。そのため、採血すべき血液の合計量を計算する。

③ 真空採血管は採血管立てに立てておく。

（根拠）このあとの分注の手順で針刺し事故を防止するため。

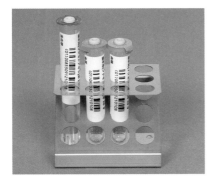

④ シリンジと注射針を準備し接続しておく（ シリンジと 注射針の準備 〜 シリンジと注射針の接続 P.121〜123参照）。

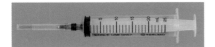

静脈血採血の実施

患者さんに説明し同意を得て、
援助環境を整える

① 必要物品を持ち、ベッドサイドに向かう。

② 患者さんに**フルネーム**で名乗ってもらい、注射指示書・真空採血管の患者氏名と一致していることを確認する。

（根拠）患者本人であることを確認するため。検体の取り違え防止のため。

③ これから静脈血採血をすることを説明し、同意を得る。

④ 採血ではアルコールによる皮膚消毒を行うことを説明し、過去に**アルコールによるアレルギーや皮膚トラブルの経験**があったかを確認する。

（根拠）アルコールによってアレルギー反応が生じる場合があり、過去に症状があった場合にはアルコールの使用を避ける必要があるため。

⑤ 静脈血採血では**駆血帯を巻く**ことを説明する。以下にあてはまる場合には、**もう一方の腕**を選択する。

●血液透析のシャント造設を行っている場合
　（根拠）シャント側を駆血帯で駆血してしまうと、シャント閉塞につながる恐れがあるため避ける
●リンパ節郭清を伴う乳房切除術を受けた場合
　（根拠）術側を駆血帯で駆血してしまうと、リンパうっ滞の原因となる可能性があるため避ける
●麻痺がある場合
　（根拠）麻痺側の知覚鈍麻によって神経損傷が発生しても患者さんが認知できない可能性があるため避ける

（6）使用物品を適切に配置する。

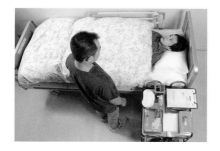

（7）衛生的手洗いを行い、ディスポーザブル手袋を装着する。

（根拠）手指の病原体を減少させるため。また、看護師の手指が血液に曝露しないようにするため。

（8）患者さんの状態に合わせて体位を整え、穿刺部位を露出する。必要時は肘枕を使う。このとき、穿刺しようとする部位が**心臓よりも高くならない**ようにする。

（根拠）穿刺部位を心臓より低くすることでこのあとの手技で**血管が怒張しやすくなる**ため。

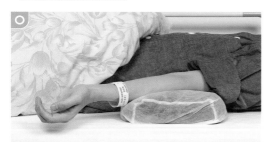

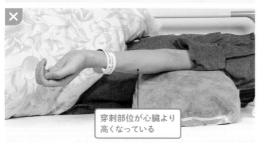

> 穿刺部位が心臓より高くなっている

（9）防水シーツを敷く。

（根拠）抜針時等に出血し、テーブルやシーツを汚染する可能性があるため。

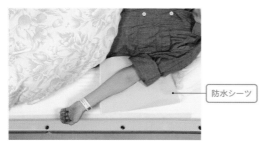

> 防水シーツ

穿刺位置を決定し、駆血帯を巻き消毒する

（10）穿刺する血管と位置を決定する。

（根拠）神経損傷を起こさないように、太い神経から離れている部位を穿刺位置とする。

上肢での静脈血採血で使用される代表的な血管

❶橈側皮静脈（とうそくひじょうみゃく）
❷肘正中皮静脈（ちゅうせいちゅうひ）
❸尺側皮静脈（しゃくそくひ）

（ポイント）目視できる血管に触れて、穿刺可能かを判断する。触れてみて弾力があり、ある程度の太さがあり、まっすぐな血管が適している。血管が見えにくい場合は**駆血帯**を巻いて駆血すると血管が怒張して見やすくなる。

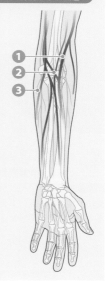

（11）アルコール綿を開封し、ディスポーザブル膿盆の上で軽く絞る。アルコール綿はトレーに置く。

（根拠）止血の手順ですぐに使用できるようにするため。

（12）穿刺部位よりも**7〜10cm中枢側**に駆血帯を巻き、**母指を中にして手を軽く握ってもらう。**

（根拠）駆血し、母指を中に握ってもらうことで血管がより怒張してよく見えるようになり、穿刺しやすくなるため。

（注意）血液検査の検査値に影響する場合があるため、駆血する時間は**1分以内**となるようにする。

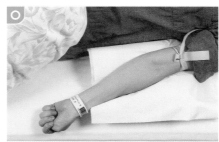

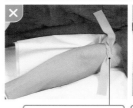

> 駆血帯が固結びで、片手で駆血帯を外せない

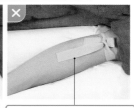

> 穿刺部位に駆血帯がかかっており、穿刺部位を不潔にしてしまう

⑬ 新しくアルコール綿を開封し、ディスポーザブル膿盆の上で軽く絞り、**穿刺位置の中心から外側**に円を描くように消毒し、消毒後は廃棄する。

根拠 一番清潔にしたい穿刺部位から消毒するため、中心から外側に消毒する。

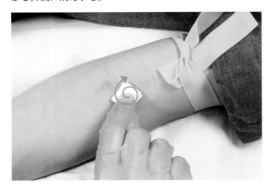

⑭ 手であおいだり息を吹きかけたりせず、アルコールが完全に乾燥するまで待つ。

根拠 手であおいだり息を吹きかけたりすることで、不用意に不潔にならないようにするため。アルコールは乾燥することで消毒効果が発揮されるため。

穿刺する

⑮ 注射針のキャップを外し、外したキャップは廃棄する。

⑯ 刃面を**上向き**にして、利き手でシリンジを把持する。

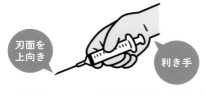

刃面を
上向き

利き手

⑰ 穿刺部位の**3〜5cm手前**（末梢側）の皮膚を手前（末梢側）に引っ張る。

根拠 皮膚を引っ張ることで皮膚のたるみがとれて穿刺しやすくなるため。

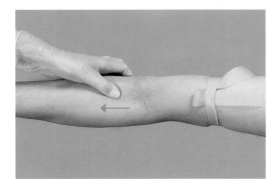

⑱ 患者さんに穿刺することを告げる。

⑲ 刺入角度を**15〜20°**として刺入する。

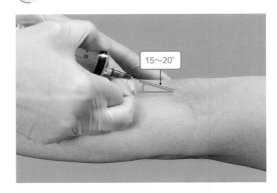

15〜20°

⑳ **強い痛みやしびれ**がないかを患者さんに確認する。

根拠 強い痛みやしびれがある場合は、**神経損傷**の恐れがある。神経損傷が生じていないことを確認するため、患者さんに確認する。

㉑ 針基に血液の逆流（逆血）が確認できたら**針を寝かせてさらに2〜3mm刺入する**。

根拠 針を寝かせることで、針を血管内に正しく押し進められるようになるため。2〜3mm進めることで針先を確実に血管内に位置させることができるため。

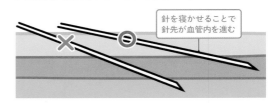

針を寝かせることで
針先が血管内を進む

血液を採取し、駆血帯を外す

㉒ **皮膚を伸展させていた手**を患者さんの皮膚から離して、内筒を引き、必要な採血量を採取する。

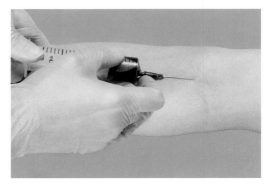

㉓ 患者さんに握っている手を広げるように伝え、**内筒を引いた側の手**で駆血帯を外す。

根拠 これ以降の手順では、血管を怒張させる必要がないため。

抜針し、圧迫止血する

(24) アルコール綿をトレーから取る。

(25) 針の角度を変えずに引き抜き、アルコール綿で圧迫する。

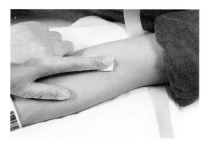

(26) 25に引き続いてアルコール綿で患者さんに圧迫してもらう。このとき、**揉まずに5分間は圧迫する**ように説明する。

根拠 血管を穿刺しており、十分止血するためには5分間の圧迫が必要なため。**抗凝固薬を使用**している患者さんの場合には、**20分は圧迫**するように説明する。

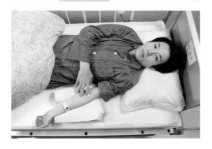

採血管に血液を分注し、転倒混和する

(27) 真空採血管を**手で把持しない**ようにして、真空採血管に注射針を刺す。

根拠 真空採血管を手で把持すると針刺し事故の原因となるため。

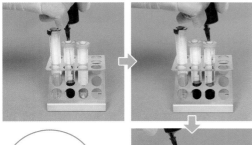

針刺し事故防止のために、分注用の専用器具を用いる場合もあります

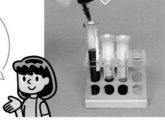

(28) 真空採血管内に**規定量の血液**が注入されたら注射針を抜き、針廃棄容器に廃棄する。

(29) 血液を分注した真空採血管は、**5回程度**静かに**転倒混和**させる。

根拠 真空採血管内に封入された薬剤と血液が混ざり合うように転倒混和を行う。検査データに影響する可能性があるため上下には振らない。

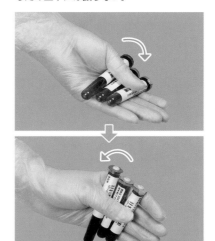

(30) 採血が終わったことを患者さんに伝える。

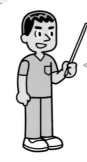

静脈血採血は針を刺入するため、患者さんによっては極度に緊張したり、恐怖を感じたりします。そのような場合には、患者さんの緊張をやわらげる声かけなどを行いましょう

採血後の確認～あと片づけ

(1) 穿刺位置が止血できていることを確認できたら止血テープを貼り、アルコール綿を廃棄する。

(2) ディスポーザブル手袋を外し、衛生的手洗いを行う。

根拠 手指の病原体を減少させるため。

(3) 使用物品を片づける。

(4) 血液の入った真空採血管を検査室に運ぶ。保管や運搬方法が指示されている場合には、**指示された保管方法**で保管する。

根拠 検体が変質して**正確な検査結果が得られない**ことがあるため。採血した時間や部位、観察した内容などを記録する。

真空採血管による静脈血採血

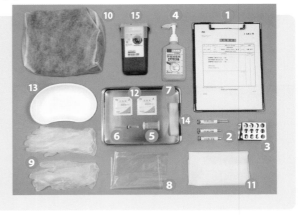

必要物品

❶採血指示書
❷真空採血管
❸採血管立て
❹速乾性擦式アルコール手指
　消毒薬
❺採血ホルダー
❻採血針
❼トレー
❽ビニール袋(ゴミ袋)
❾ディスポーザブル手袋
❿肘枕
⓫防水シーツ
⓬アルコール綿(2枚)
⓭ディスポーザブル膿盆
⓮駆血帯
⓯針廃棄容器
⓰止血テープ

※基本な手順はシリンジと注射針を用いた場合と同様なため、ここでは手順の概要のみ示す。

手順

●あらかじめ、採血ホルダーと採血針を接続しておく。
●P.164〜166 静脈血採血の実施 の手順①〜⑭と同様の手順を
　行う。

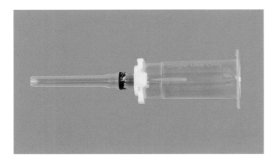

① 真空採血管を採血ホルダーにのせ、採血針のキャッ
　プを外す。刃面を**上向き**にして、**利き手**でホルダー
を把持し、**15〜20°**で刺入する。

15〜20°

② **強い痛みやしびれ**がないかを患者さんに確認する。

③ 血管に刺入した感覚があったら、**針を寝かせてさら
に2〜3mm**刺入する。

④ ホルダーをしっかり固定し、**真空採血管をまっすぐ
差し込み**、血液の流入を確認する。

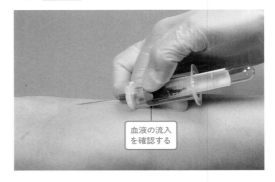

血液の流入
を確認する

⑤ 血液の流入が止まったら真空採血管を**引き抜き**、次
の真空採血管を差し込む。

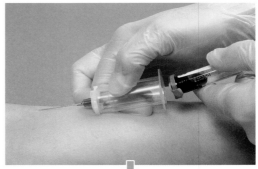

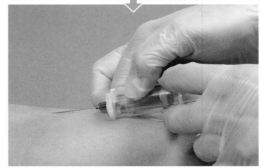

⑥ 血液の流入が止まったら真空採血管を**引き抜く**。

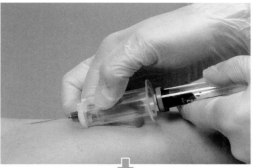

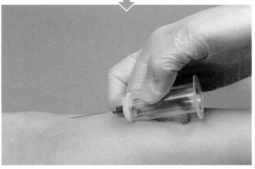

⑦ 患者さんに握っている手を広げるように伝え、**真空採血管を引き抜いた側の手**で駆血帯を外す。

● P.167 静脈血採血の実施 の手順㉔以降と同様の手順（㉗、㉘の分注を除く）を行ったのちに、採血後の確認〜あと片づけ を行う。

真空採血管による静脈血採血は、血管に刺入した際の逆血が確認できないため難易度が高い技術でした。しかし、近年では逆血を確認できる採血針が開発され、手技の困難さは改善しています

P.167 静脈血採血の実施 の手順㉔以降

真空採血管による静脈血採血で複数の真空採血管を用いて採血する場合の採血の順番[1]

採血管を交換するごとに、前の採血管の添加物が次の採血管に入ることによる検査値への影響を防ぐ観点から、右のような順番が望ましいとされています。

1 凝固検査用採血管		1 血清用採血管	
2 赤沈用採血管		2 凝固検査用採血管	
3 血清用採血管		3 赤沈用採血管	
4 ヘパリン入り採血管	または	4 ヘパリン入り採血管	
5 EDTA入り採血管		5 EDTA入り採血管	
6 解糖阻害剤入り採血管		6 解糖阻害剤入り採血管	
7 その他		7 その他	

シリンジで採血した血液を分注する場合の順番[1]

シリンジで採血した血液を分注する場合、時間が経過するほど血液が凝固してしまいます。そこで、血液の凝固の影響が大きい検査項目ほど早く採血管内に分注する必要があるため、右のような順番が推奨されています。

1 凝固検査用採血管
2 赤沈用採血管
3 ヘパリン入り採血管
4 EDTA入り採血管
5 解糖阻害剤入り採血管
6 血清用採血管
7 その他

〈参考〉
1. 渡邊卓 編：標準採血法ガイドライン（GP4-A3）. 2019：32-33.

〈引用文献〉
1. 厚生労働省：看護基礎教育における技術教育のあり方に関する検討会報告書. 2003. https://www.mhlw.go.jp/shingi/2003/03/s0317-4.html（2022.10.24アクセス）
2. 和田攻, 南裕子, 小峰光博 編：看護大事典 第2版. 医学書院, 東京, 2010：1155.
3. 和田攻, 南裕子, 小峰光博 編：看護大事典 第2版. 医学書院, 東京, 2010：2397-2398.

症状・生体機能管理技術

21 静脈血採血

22 血糖自己測定

血糖自己測定（SMBG：self-monitoring of blood glucose）は、**血糖値を患者さん自身が測定すること**です。患者さんが穿刺器具を用いて毛細血管から採血を行い、血糖測定器具で血糖値を測定します。

目的

糖尿病など血糖値の変動が大きい疾患をもつ患者さんは、血糖値を適切な範囲内にコントロールする必要があります。これは、血糖値が低すぎると**低血糖状態**に、高すぎると**高血糖状態**になり、さまざまな弊害が生じるためです（表1）。

適切な血糖コントロールのためには**血糖値を患者さん自身が把握する必要**があり、このために行うのが血糖自己測定です。血糖自己測定で得られる血糖値は、患者さんの**日常生活での血糖値変動**を医療者が知るための大切なデータにもなります。

表1 高血糖症状と低血糖症状[1]

高血糖症状	低血糖症状	
	交感神経刺激症状 血糖値が正常の範囲を超えて 急速に下降した結果生じる症状	中枢神経症状 血糖値が50mg/dL程度に低下し、 中枢神経のエネルギー不足により生じる症状
●口渇　●易疲労性 ●空腹感　●糖尿病昏睡 ●全身倦怠感　●多尿 ●瘙痒感　●体重減少 ●多飲　●易感染性 ●過食	●発汗　●不安　●手指振戦 ●頻脈　●動悸　●顔面蒼白 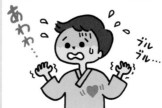	●頭痛　●眼のかすみ　●空腹感　●眠気（生あくび） さらに血糖値50mg/dL以下では、 ●意識レベルの低下　●異常行動　●けいれん などが出現し、やがて昏睡に至る

注意事項

血糖自己測定で得られた血糖値は、血糖コントロールの指標となり、医療者が治療方針を決定するためのよりどころともなるため、**正確に測定する**必要があります。患者さんの一連の手技を観察して、正確に実施できているか確認しましょう。

低血糖は、インスリン注射をしている糖尿病患者さんに起こりやすく、さまざまな症状を引き起こし、生命にも危険が及びます。患者さんが**低血糖の際の対処法**を理解できているかを確認し、習得できるようにする必要があります。

血糖自己測定の基礎知識

血糖値の推移

　健康な人の場合、**空腹時の血糖値は80～99mg/dL**です。健康な人は、食事を摂取して血糖が上昇するとインスリンが適切に分泌され、血糖値は食事摂取から約3時間程度経つと元どおりになります。

　糖尿病患者さんの場合、食事を摂取して血糖値が上昇して

もインスリンが分泌されなかったり、インスリンの分泌量が少なかったり、または、インスリンが分泌されても十分効果が得られないために、血糖値が図1のような推移となってしまいます。

図1 健康な人と糖尿病患者さんの血糖値の推移

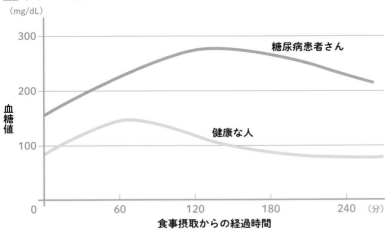

糖尿病患者さんはインスリン分泌量の低下やインスリン抵抗性により高血糖状態になります

血糖自己測定に用いる器具

　毛細血管から採血するために穿刺器具（穿刺ペンと穿刺針）を使用します。また、採血した血液から血糖値を測定するために簡易血糖測定器（簡易血糖測定器と測定用チップ）を使用します（**図2**）。

図2 血糖自己測定に使用する器具

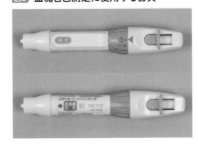

穿刺ペン
（テルモ社製メディセーフ®ファインタッチ®）

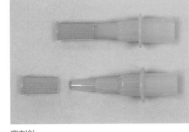

穿刺針
（テルモ社製メディセーフ®針）

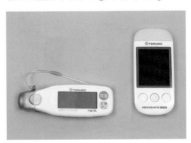

簡易血糖測定器
（テルモ社製メディセーフフィット®：左下）
（テルモ社製メディセーフフィットスマイル®：右）

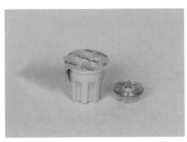

測定用チップ
（テルモ社製メディセーフフィット®チップ：右）

観察ポイント

患者さんが自己申告で血糖値を教えてくれるからといって、血糖自己測定ができていると判断してはいけません。**「患者さんが1人で血糖値を測定できていること」と「測定した血糖値が正確であること」とはまったく別です**。正確な血糖値を測定するためには正確な手技や手順が必要不可欠ですので、看護師は患者さんの血糖自己測定の手技をしっかりと観察して、どこができているのか、どこができていないのかを正確に把握することが必要です。

次に患者さんができていない手技に注目して、**「なぜできないのか？」の理由を探りましょう**。その理由を明確にして看護師が解決のための援助を提供することで、患者さんが正しい血糖自己測定の手技を習得することができます。

表2 血糖自己測定の観察ポイント

観察ポイント	根拠
患者さんの身体能力	血糖自己測定は患者さんが正しい手技を習得して、正確な血糖値を測定できることが重要である。しかし、患者さんのなかには糖尿病の合併症などにより**目が見えなかったり**、**指先の感覚が十分ではなく細かな動作ができない**場合がある。このような身体的な問題がある場合には、**補助具を利用**したり、**家族の協力を得る**などのケア計画を立案する必要がある
患者さんの病気や血糖値への理解	糖尿病で運動療法や食事療法を取り入れている患者さんにとって、血糖自己測定で得られた血糖値のデータは**運動療法や食事療法の効果を数字でみることができる**よい指標となる。しかし、血糖値を指標とするためには患者さん自身の**病気の知識が必要不可欠**である。血糖値の変動はなぜ起こるのか、どのように起こるのかなど、血糖値についての知識とともに、自分の病気についてどの程度理解しているのかを日々の行動などから観察する

適切な血糖コントロールは患者さんの予後、生命のために重要です。そのためには正確な血糖自己測定ができる必要があります

血糖自己測定の基本技術

血糖自己測定 (テルモ社製 メディセーフフィットスマイル®、メディセーフ®ファインタッチ®を使用した場合)

必要物品

① 穿刺ペン
② 穿刺針
③ 簡易血糖測定器
④ 測定用チップ
⑤ アルコール綿
⑥ 自己管理ノート
⑦ 筆記用具
⑧ 測定チップ・穿刺針廃棄容器※
⑨ 針廃棄容器※
⑩ ディスポーザブル手袋（介助が必要な際に看護師が着用）

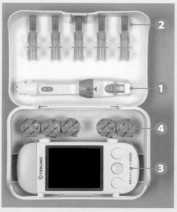

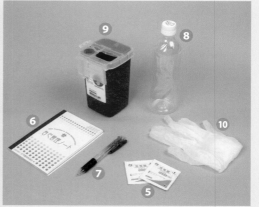

※患者さんが自宅で血糖自己測定を行う場合には、ペットボトルなどの空き容器を「⑧測定チップ・穿刺針廃棄容器」として利用します。施設や病院内では「⑨針廃棄容器」を使用する場合もあります。

穿刺ペン（テルモ社製 メディセーフ®ファインタッチ®）

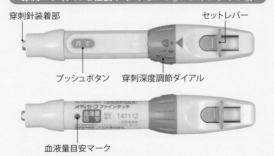

穿刺針装着部
セットレバー
プッシュボタン
穿刺深度調節ダイアル
血液量目安マーク

穿刺針（テルモ社製 メディセーフ®針）

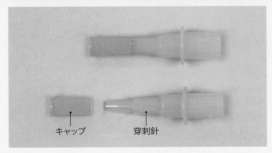

キャップ
穿刺針

簡易血糖測定器（テルモ社製 メディセーフフィットスマイル®）

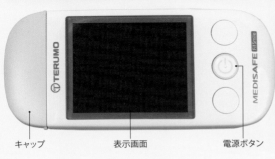

キャップ
表示画面
電源ボタン

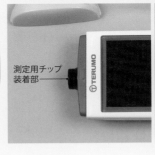

測定用チップ
装着部

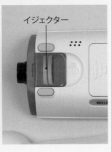

イジェクター

手 順

準備～測定器具のセット

① 寒い部屋に保管していた簡易血糖測定器と測定用チップを暖かい部屋で使用する場合には、簡易血糖測定器と測定用チップを**20分以上測定する部屋に置いて、室温になじませてから**測定する。

根拠 温度変化により正確な血糖値が測定できないため。

② 流水で手を洗い、水気をよく拭き取る。

根拠 手指に水分が残っていると血液が希釈されて正確な血糖値が測定できない。また、穿刺部位が不潔だと感染の危険がある。さらに、果物など糖分を含む食品などに触れた後に手洗いをしないまま血糖を測定すると血糖値が高値を示す場合（**偽高値**）がある。

③ キャップの両端の突起に指をかけ、キャップを外す。キャップを外すと電源が自動的に入る。

ピーッ（電源が入る）

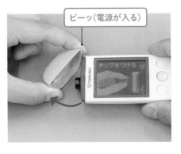

④ 測定用チップの**シールが破れたり剝がれたりしていないか**を確認し、問題がなければすべて剝がす。

根拠 シールが破れたり剝がれたりしている測定用チップは、すでに使用した可能性があるため使用せずに廃棄し、新しい測定用チップを使用する。また、使用していない測定用チップでもシールを剝がして時間が経ってしまうと**測定用チップが湿気を吸ってしまい**、正しい血糖値が測定できない。

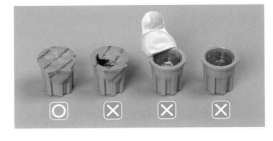

○ ✕ ✕ ✕

⑤ 測定用チップを簡易血糖測定器の装着部にまっすぐ押し込む。

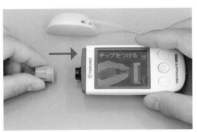

⑥ 測定用チップのケースのみをまっすぐに引き抜く。「**ピピッ**」と鳴って、「**血液をつける**」と表示される。

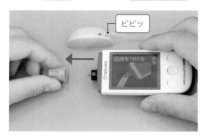

⑦ 穿刺ペンのダイヤルを回し、▼マークと目盛りを合わせて穿刺の深さを調整する。

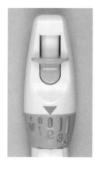

目盛りを選ぶときの目安

皮膚の厚さ	目盛り
やわらかく、薄い皮膚	♥〜1
平均的な皮膚	2〜3
厚くて、硬い皮膚	4

⑧ 穿刺ペンの穿刺針装着部に穿刺針をまっすぐ差し込み、**突き当たるまで**押し込む。

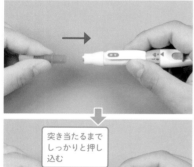

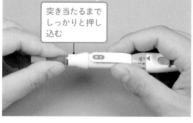

突き当たるまでしっかりと押し込む

⑨ 穿刺針の**根元を指で押さえ**、オレンジ色の**キャップのみ**をねじりながら引き抜く。

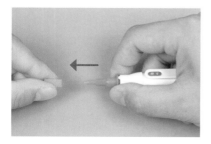

穿刺

① 穿刺する指を選択する。穿刺する指は**利き手ではない手**の指がよい。

（根拠）利き手の指先は使う機会が多く、穿刺した指先を使うと痛みなどが生じる恐れがあるため。

② 穿刺する部位を選択する。穿刺場所は指の中心は避け、側面を選ぶ。また、前回穿刺した位置と**同じ位置にならないように**注意する。

（根拠）指の中心はふだんの生活で触れる機会が多い場所であり、触れたときに痛みを生じる可能性があるため、穿刺場所は指の側面を選ぶ。また、同じ位置に穿刺を繰り返すと皮膚が硬くなって血液が採取しにくくなる。

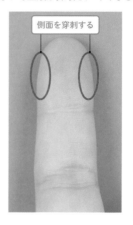

側面を穿刺する

③ 穿刺する指をアルコール綿で消毒し十分に乾かす。

（根拠）手指にアルコールが残っていると血液が希釈されてしまい正確な血糖値が測定できないため。

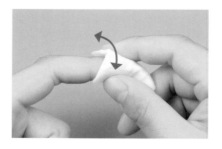

④ 穿刺針の先端を穿刺部位に軽く当てて、穿刺ペンのプッシュボタンを押す。

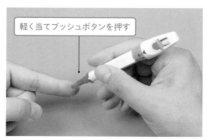

軽く当てプッシュボタンを押す

⑤ 穿刺部位周辺の指先を軽く押して血液を出す。血液量は**直径約2.5mmの球状**を目安とする。穿刺ペン側面の血液量目安マークを参考にするとよい。

根拠 血液量が足りないと正確な測定ができない。また、血液が多すぎてもムダになってしまう。

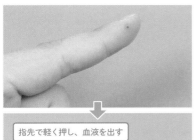

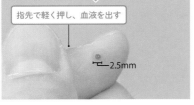
指先で軽く押し、血液を出す
2.5mm

穿刺ペン側面の血液量目安マーク（原寸）

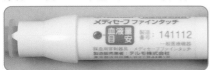

測定と記録

① 測定用チップの先端に血液を軽くつける。このとき、簡易血糖測定器を手に持っても、テーブルなどに置いてもどちらでもよい。「ピーッ」と鳴るまで先端はつけておく。「ピーッ」と**音が鳴ったら血液から離す**。

根拠 「ピーッ」と鳴るまで測定用チップの先端に血液をつけていないと、測定に必要な血液が測定用チップに吸引されないため。

〈手に持って行う場合〉

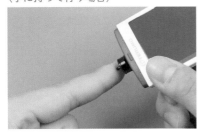

〈テーブルなどに置いて行う場合〉

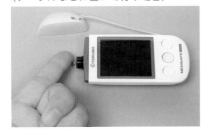

② 穿刺した部位にアルコール綿を押し当て止血する。

根拠 穿刺した部位はごく小さい傷であるが、しっかりと押さえて止血しないと**出血が続く場合**がある。

③ 「ピーッ」と音が鳴り、血糖値が表示される。

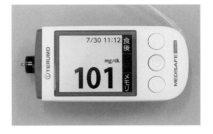

④ 血糖値を自己管理ノートに記録する。

根拠 血糖値のデータは測定器にも自動的に記録されるが、患者さんが自分でノートに記載することで**自分の血糖値の推移を把握する**ことができる。

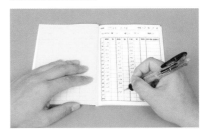

あと片づけ

① 空の測定用チップケースを測定用チップにかぶせ、簡易血糖測定器の裏面にあるイジェクターを**押し出すように**スライドさせてチップを外す。

根拠 ケースをかぶせてから測定用チップを外さないと血液が飛び散る可能性がある。

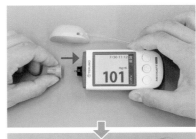

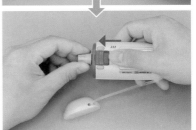

②キャップを簡易血糖測定器にかぶせる。キャップを
かぶせると**自動的に**電源が切れる。

③オレンジ色の穿刺針のキャップを穿刺針にかぶせ
る。

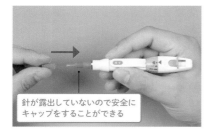

> 針が露出していないので安全に
> キャップをすることができる

④穿刺針の根元から持ち上げて穿刺針を穿刺ペンから
引き抜く。

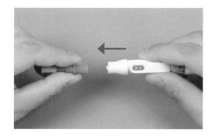

⑤使用した測定用チップと穿刺針を捨てる。使用した
測定用チップと穿刺針は、家庭ゴミとして捨てては
ならない。次回の受診時にまとめて医療施設に持参する。
根拠 使用した測定用チップと穿刺針は**医療廃棄物として
処理**しなければならない。廃棄方法は施設や病院の取り決
めに従う。

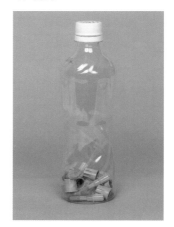

こんな場合は正しく測定できない！

● **十分な血液が得られないと正しく測定できません**
対処法 穿刺前に穿刺部位周辺を**温めたり**、**マッサージ**
したりする
根拠 温めたりマッサージすると毛細血管が拡張し、
血流が増えるので血液が採取しやすくなる

● **測定用チップの先端を血液から離すタイミングが早い
と正しく測定できません**
なぜ? 測定に必要な血液の量が得られないため
対処法 「ピーッ」と鳴るまで測定用チップを血液から離
さない

● **測定用チップの先端を血液から離すタイミングが遅い
と正しく測定できません**
なぜ? 測定に必要な量以上の血液を吸引してしまうた
め
対処法 「ピーッ」と鳴ったら**すぐに測定用チップを血液
から離す**

● **穿刺器具で血液を出してから時間が経ってしまうと正
しく測定できません**
なぜ? 血液は**空気に触れるとすぐに凝固し始め**、凝固
が進んだ血液では正しく測定することができないため
対処法 穿刺後はできるだけ早く血液を吸引する

● **血液を一度吸引したにもかかわらず測定が始まらない
場合に、再び血液をつけ足してしまうと正しく測定で
きません**
なぜ? いったん測定用チップを血液から離したあとに
再度血液を吸引してしまうと、**空気が測定用チップの
中に入ってしまい**正しく測定することができないため
対処法 新しい測定用チップに交換して、血液を適量
（直径約2.5mmの球状）出し、1回で吸引して測定する

● **血液がなかなか出ないときに無理やり絞り出してしま
うと正しく測定できません**
なぜ? 無理やり血液を絞り出すと血液以外の**組織液が
混入**してしまい、正確な血糖値が測定できないため
対処法 穿刺針を新しいものと交換して、穿刺深度調整
目盛りで穿刺の深さを調整してから再度穿刺を行う

> このような手技
> を行わないように、
> 理由とともに
> 患者さんに説明する
> ことも重要です

〈参考文献〉
1. 任和子：糖尿病. 病期・発達段階の視点でみる疾患別看護過程. 照林社，東京，2020：362-381.

23 一次救命処置 (BLS)

BLSとは、Basic Life Supportの略称で、**心停止、または呼吸停止に対する一次救命処置**のことをいいます[1]。BLSは特殊な器具や医薬品を使用せず、また医師や医療従事者（ヘルスケアプロバイダー）ではない一般市民（バイスタンダー）でも行うことができます。

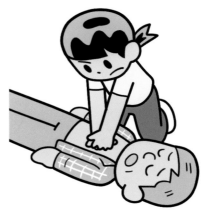

目的

病院外で突然心停止を起こした人は予後不良であることが多く、救急医療による治療を受けた非外傷性心停止の成人患者のうち、生存して退院できるのは約10%といわれています[1]。心停止を起こしてから**時間が経てば経つほど救命率は低下**していき、命は助かっても社会復帰を果たすことはできない状態に陥ることもあります。BLSは、医療従事者ではない一般市民でも行うことができることから、**傷病者の生存率を高めること**を目的に行われます。

BLSは
日本蘇生協議会や
アメリカ心臓協会などが
最新の知見に基づいて
手順を作成、公開
しています

注意事項

BLSを開始する前に安全確認と感染防止について注意を払わなければなりません。人が倒れているのを発見したとき、"なんとか救命しないと"、と思うでしょう。しかし、倒れている人の命を救うことは大切ですが、バイスタンダー自身の安全確保と感染防止ができない場合は、すぐにBLSを行わず、**他の救助者を待って二次被害を防ぐ必要があります**（表1）。

表1 BLSを開始する前に確認すること

安全確認	●室内に煙が立ち込めていないか？ ●道路の真ん中などで後続車にひかれる恐れがないか？ ●犯人がどこかに潜んでいる恐れがないか？
感染防止	●感染のリスクが高い状況で身を守る手袋やフェイスシールド等があるか？

人命救助も
重要ですが、まずは
二次被害を防止する
ことが重要です

一次救命処置（BLS）の基礎知識

質の高いCPR

CPR*とは、心肺停止の徴候を示す傷病者に対して行われる救命処置で、心肺蘇生法のことを指します。CPRを構成する重要な要素は胸骨圧迫と人工呼吸です。傷病者の生存率を高めるには、**質の高いCPR**を行う必要があります（**図1**）。

＊【CPR】cardio pulmonary resuscitation

図1 質の高いCPR

● 心停止を認識してから10秒以内に胸骨圧迫を開始する

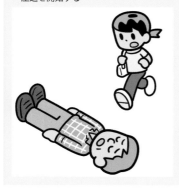

● 成人では、胸骨を約5cm、ただし6cmを超えない深さで強く押す

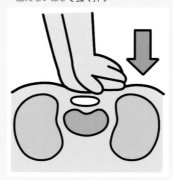

● 100〜120回/分のテンポで速く胸骨を押す

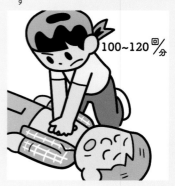

● 胸骨の圧迫を行うたびに胸郭が完全にもとに戻るまで待つ

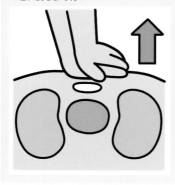

● 胸骨の圧迫から次の圧迫までの間に胸部にもたれかからない

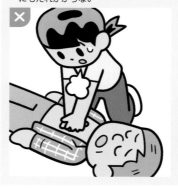

● 胸骨圧迫の中断は10秒未満になるよう心がける

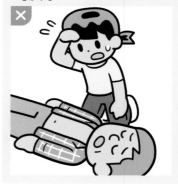

● 人工呼吸は、傷病者の胸が上がるように、1秒かけて送気を行う

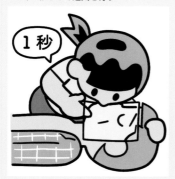

● 人工呼吸の際は過換気を避ける

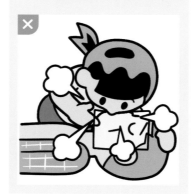

各種団体で開催されているBLSの講習会に参加することで、より質の高いBLSを身につけることもできます

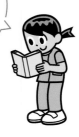

一般社団法人日本蘇生協議会：JRC蘇生ガイドライン2020 一次救命処置．2020．を参考に作成
https://www.jrc-cpr.org/jrc-guideline-2020/（2022.10.11アクセス）

自動体外式除細動器（AED）

AED*は、**軽量で携帯型の医療機器**で、異常な心臓の動きを電気ショックによって停止させ、正常な心拍を再開させることができます。

電気ショックが適応となる致死性不整脈には**無脈性心室頻拍**と**心室細動**があり、AEDはこれらの不整脈を判定して除細動を行い、正常な心拍に戻します。

* 【AED】automated external defibrillator

BLSのアルゴリズム

BLSにはアルゴリズムがあります（**図2**）。倒れている人を発見したとき、発見者がパニックになることもめずらしくありません。アルゴリズムはそのようなときに**何をすればよいのかガイドしてくれます**。

BLSのアルゴリズムに従って対応することで、傷病者の生存率はよい方向へ導かれます。

図2 市民用BLSアルゴリズム

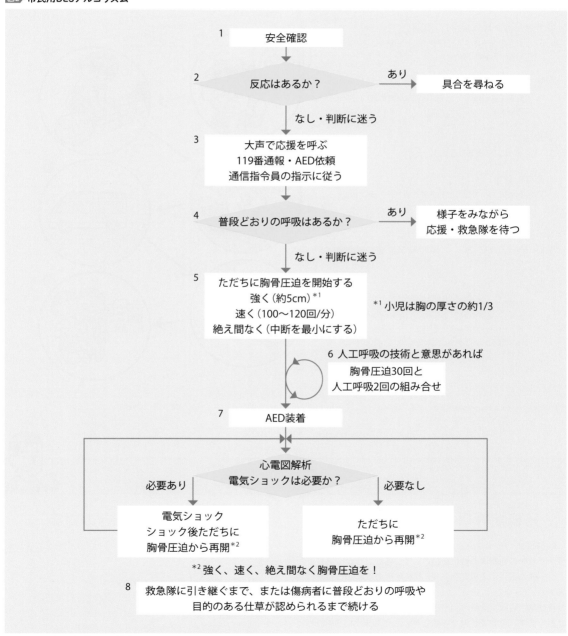

一般社団法人日本蘇生協議会：JRC蘇生ガイドライン2020. 医学書院, 東京, 2021：20. より転載

🌊 救命の連鎖

心停止は、いつ、どこで起こるかわかりません。**心停止が起こった場所や状況**によってどのように行動したらよいかの順序は異なります。また、傷病者が**成人か、小児か、乳児か**によっても異なります。

「救命の連鎖」とはアメリカ心臓協会（AHA：American Heart Association）が、救急心血管治療システムの概念の各要素を「鎖」にたとえてわかりやすく表現したものです。救命

の連鎖は、独立した鎖が前後の鎖とつながることで心停止傷病者の救命率を最善にできるようになっています。救命の連鎖に従って、**1つの鎖も外れないように行動すること**がよい結果をもたらします。

ここでは、成人が病院外で心停止を起こした場合（OHCA：Out-of-hospital cardiac arrest）の救命の連鎖を紹介します（**表2**）。

表2 「成人のOHCAに対するAHA救命の連鎖」の6項目[1]とその概要

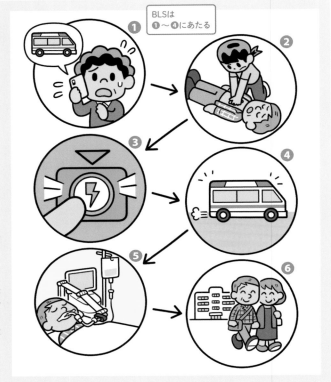

❶ 救急対応システムへの出動要請
大きな声でできるだけ多くの人を集め、119番に通報し救急車を呼んでもらいます

❷ 質の高いCPR
胸骨圧迫の中断を最小限に抑えた質の高いCPRを行います

❸ 除細動
AEDによる除細動を実行します

❹ 高度な蘇生
救急対応システムに引き継ぐまで質の高いCPRとAEDによる除細動を実施します

❺ 心拍再開後の治療
自己心拍再開後に人工換気や血圧管理などの治療が行われます

❻ 回復
心停止からの回復は、退院後も継続し長期に及びます。心臓リハビリテーションや神経学的リハビリテーションが必要とされることがあります。また、患者および家族に対する心理的サポートも大切です

BLSは❶～❹にあたる

6つの項目は、America Heart Association：BLSプロバイダーマニュアル AHAガイドライン2020準拠. シナジー，東京，2021：6．より引用

観察ポイント

🌊 死戦期呼吸の観察ポイント

BLSにおいて、倒れている人を発見したときに、CPRを行うかどうかの判断は**心停止を起こしているかどうか**にあります。一般市民によるBLSでは、それを**呼吸の状態から判断**します。

死戦期呼吸は、突然の心停止から数分間は認められることがあります。それを正常な呼吸と判断してしまいCPRを行わないと、傷病者の生存率が著しく低下します。死戦期呼吸は心停止の徴候で、正常な呼吸ではないからです。

死戦期呼吸と考えられるサインは**表3**のとおりです。

🌊 異常を発見したときの対応

死戦期呼吸を発見したら、ためらわずにCPRを実施します。

表3 死戦期呼吸と考えられるサイン

● 急速に息を吸い込んでいるようにみえる
● 口を開き、あえぐように下顎呼吸をする
● 頭部や頸部を動かしながらあえぐような呼吸をする
● 弱々しい呼吸をする
● 呼吸のテンポが遅く、不規則で、呼吸と呼吸の間が長い
● 鼻息、いびき、うめきのように聞こえる呼吸

一次救命処置（BLS）の基本技術

病院外での成人に対するBLS

ここでは使える器材がない状況を想定し、**胸骨圧迫のみを行う**ハンズオンリーCPRを行う場合の手順を説明します。

必要物品

❶携帯電話　など
❷AED※

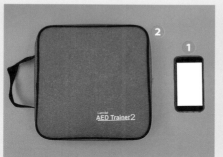

バッグから取り出したAED本体

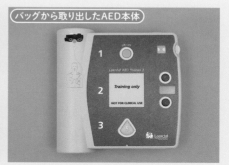

※今回はトレーニング用の機器を使用しています。

手 順

準備

●心停止を起こしている傷病者を発見したときに有効な行動がとれるよう日ごろから訓練しておく。
●AEDが設置されている場所をふだんから確認しておく。

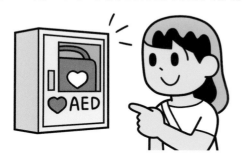

倒れている人を発見したとき

① 周囲の安全を確認する。

根拠 救助者の安全を確保するため。

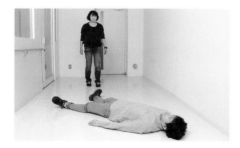

② **両肩をたたいて大きな声をかけ**、意識を確認する。

根拠 片手だと麻痺（まひ）による知覚鈍麻（どんま）がある場合に刺激が伝わりにくい。両手でしっかりと刺激を与えて反応をみるため。

大丈夫ですか？
大丈夫ですか？

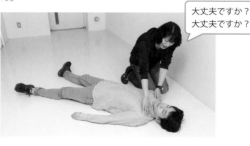

③ 意識がないことを確認したら、できるだけ多くの人を集める。

根拠 1人ではできないことも、多くの人を集めることで同時にできるようになるため。

誰か来てください！

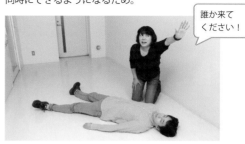

傷病者からは離れず、大きな声で人を集めましょう

④ 人が集まってきたら、**人を指さし、目を合わせて119番通報してもらうよう依頼する**。

（根拠）やじうまなど大勢の人が集まっていると、誰かがやるだろうという気持ちになってしまい、最終的に誰も救急車を呼んでいない、または何台も呼んでしまうということがあるため、人を特定して依頼する必要がある。

「救急車を呼んで」というと、あせっているときには110番に電話をしてしまったり、何番に電話すればよいか、迷ってしまうことなどがあるため。

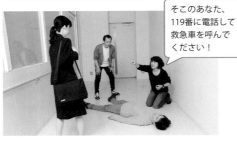

> そこのあなた、119番に電話して救急車を呼んでください！

⑤ **人を指さし、目を合わせてAEDを持ってくるよう依頼する**。

（根拠）やじうまなど大勢の人が集まっていると、誰かがやるだろうという気持ちになってしまい、最終的に誰もAEDを取りに行っていない、などということが起こるため。

（注意）人が1人しか集まらなかった場合には、1人の人に対して、119番通報とAEDの両方を依頼する。

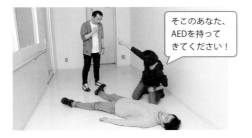

> そこのあなた、AEDを持ってきてください！

呼吸の確認と心停止の判断

① 傷病者の胸郭と腹部の動きを**10秒以内**で確認する。

（根拠）CPR開始までの時間を最小限にするため。
（注意）死戦期呼吸（P.180「観察ポイント」を参照）や判断に迷う正常な呼吸ではない場合は心停止の徴候とし、CPRの適応とする。

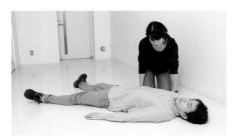

ハンズオンリーCPRの開始

① 呼吸がないことを確認したら、**ただちにCPRを開始**する。

（根拠）倒れたばかりでは肺と血液にまだ十分な酸素がある。停止していた血流を急いで再開し、脳と心筋に酸素を送り込むため。

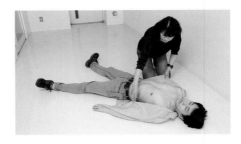

② 傷病者が固い平らな場所に仰臥位になっていることを確認し、側胸部の位置にひざまずく。

（根拠）有効な胸骨圧迫を行うため。

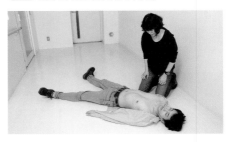

③ 救助者の**片方の手のひらの付け根**を、傷病者の**胸部中央・胸骨の下半分**に置く。

（根拠）有効な胸骨圧迫を行うため。

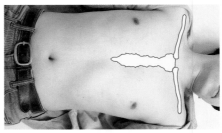

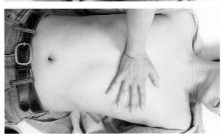

> 圧迫部位は胸の真ん中をめやすとします

④ ③で置いた手の上に、もう一方の手のひらの付け根を置く。

根拠 両手で有効な胸骨圧迫を行うため。

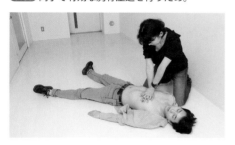

⑤ **肘を伸ばし、手の真上に救助者の肩が来る姿勢**をとる。

根拠 胸骨を真上から圧迫する必要があるため。救助者の体重を利用することで有効な胸骨圧迫ができ、また救助者が疲れにくくなるため。

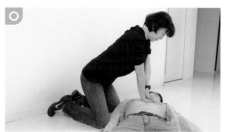

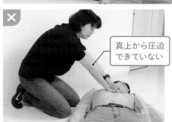

真上から圧迫できていない

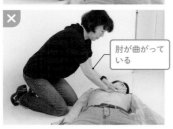

肘が曲がっている

⑥ AEDが到着するまで、絶え間なく胸骨圧迫を続ける。

根拠 胸骨圧迫を中断すると心停止の時間が長くなるため。
注意 P.178・**図1**のとおり、質の高いCPRを行う。

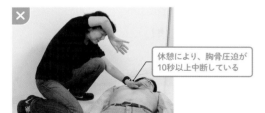

休憩により、胸骨圧迫が10秒以上中断している

AEDの実施

① AEDが到着したら、AEDを操作する救助者の側で傷病者に近い場所に置く。

根拠 AEDの操作がしやすく、AEDパッドが貼りやすい位置であるため。
注意 胸骨圧迫の中断を最小限にするため、**胸骨圧迫を継続したまま**AEDの準備を行う。

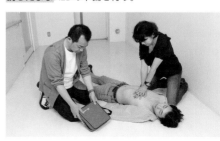

② AEDのバッグを開け、AEDの電源を入れ、AEDから流れる電子音声の指示に従う。
注意 AEDを開けると自動で電源が入るものもあるが、手動で電源を入れるものであれば電源を入れる必要がある。

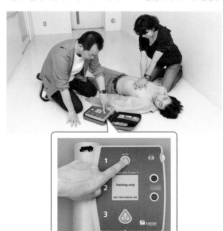

③ 傷病者にAEDパッドを貼る準備をする。

注意 **下表**の場合は、AEDパッドを貼る前に特別な準備が必要となる。

胸毛が濃い	●剃刀があれば剃毛する ●なければ予備で入っているAEDパッドを脱毛テープがわりに使用する
傷病者が水に浸かっている、または胸部が濡れている	●傷病者が水に浸かっている場合は水から引き上げ、胸部が水や汗で濡れている場合はすばやく拭き取る
ペースメーカーが埋め込まれている	●AEDパッドを指定の位置より右上か、または腹側の皮膚にずらし、ペースメーカーから最低3cm離してAEDパッドを貼る
貼付薬を貼っている	●貼付薬を剥がしてその部分を拭き取ってからAEDパッドを貼る

④ AEDパッドを取り出し、粘着面のシールを剥がす。

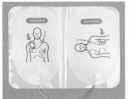 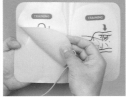

⑤ AEDパッドに書かれている貼り付け位置の図に従ってAEDパッドを貼り付ける。

根拠 AEDが正常に作動するようにするため。

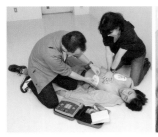

貼付部位

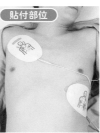

⑥ 接続ケーブルをAED装置に接続する。

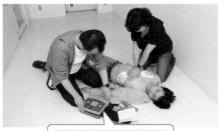

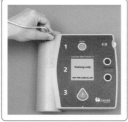

⑦ AEDの電子音声が「体に触れないでください」と言ったら、胸骨圧迫をしていても**中断して離れる**。

根拠 傷病者に触れているとAEDが正しい解析をできないため。

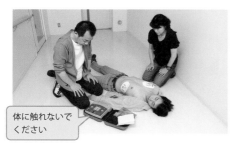

体に触れないでください

⑧ AEDの電子音声が「ショックが必要です」と言ったら、「離れてください」と大声で指示し、**傷病者に誰も触れていないことを確認する**。

根拠 電気ショック中に傷病者に触れていると、触れている人も感電するため。

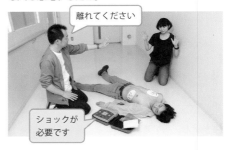

離れてください

ショックが必要です

⑨ AEDの電気ショックボタンを押す。

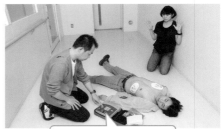

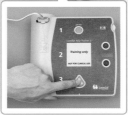

⑩ 電気ショックの終了後、AEDの電子音声に従い、すみやかに胸骨圧迫を再開する。

根拠 胸骨圧迫の中断を最小限にするため。

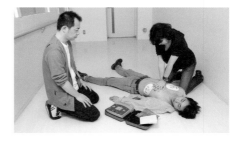

⑪ このあともAEDを装着したままAEDの電子音声の指示に従い、胸骨圧迫の中断を最小限にし、救急車の到着を待つ。

〈引用・参考文献〉
1. America Heart Association：BLSプロバイダーマニュアル AHA ガイドライン2020準拠. シナジー、東京，2021：1-41.
2. 一般社団法人　日本蘇生協議会：JRC蘇生ガイドライン2020. 一次救命処置（BLS）．2021. https://www.jrc-cpr.org/jrc-guideline-2020/（2022.10.11アクセス）

24

輸液ポンプ・シリンジポンプ

輸液ポンプは、**一定の速度で薬剤を持続的に投与するための機器**で、病棟でよく用いられます。クレンメを使い手動で点滴の輸液スピードを管理するよりも、より正確な輸液管理ができます。

シリンジポンプは、輸液ポンプよりもさらに**精密に微量の薬剤を投与する際**や**高濃度の薬剤を投与する際**に用いられる機器です。

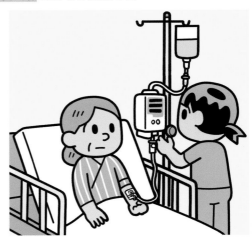

目的

輸液ルートのクレンメで輸液のスピードを調整する場合、患者さんの腕の向きなどによって大きく流量が変化してしまうことがあります。また、薬剤によっては微量の薬液を継続的に注射する必要があるものもあ

ります。このような問題が生じないように、**輸液スピードを厳密に管理することを目的**に、輸液ポンプやシリンジポンプを使用します。

注意事項

輸液ポンプやシリンジポンプは、機械で体内に強制的に薬剤を注入するため、血管外漏出が起こっても薬剤を注入し続けてしまいます。また、輸液ポンプ・シリンジポンプは医療機器なので、正しく取り扱わないと患者さんの生命にかかわる重大な事故が起こる可能

性もあります。輸液ポンプやシリンジポンプを使用する前に取扱説明書をよく読んで**使用方法を熟知しておく**とともに、輸液開始後は機械に任せきりにするのではなく、**定期的に観察を行い、正しく薬液が体内に注入されているか確認**する必要があります。

輸液ポンプ・シリンジポンプの基礎知識

輸液ポンプ各部の名称

テルフュージョン®輸液ポンプ TE-161S
（テルモ株式会社）

気泡検出部
輸液ルート内の気泡を検出する部分。
気泡を検出すると、ポンプが停止し、
「気泡アラーム」が鳴る

フィンガー部
輸液ルートを押圧し、薬剤を送る

チューブガイド
この溝に輸液ルートをはめることで、
輸液ルートを正しく装着することがで
きる

閉塞検出部
輸液ルートの閉塞を検出する部分。
閉塞を検出するとポンプが停止し、
「閉塞アラーム」が鳴る

チューブクランプ部
ドアが開くと自動的に輸液ルート
（チューブ）をクランプ（閉塞）して、
輸液が自然落下するのを防ぐ

解除レバー
チューブクランプを解除するレバー。
輸液ルート交換時などに使用する

シリンジポンプの各部の名称

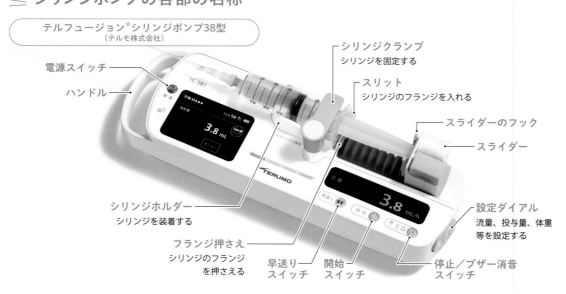

テルフュージョン®シリンジポンプ38型
（テルモ株式会社）

電源スイッチ
ハンドル

シリンジクランプ
シリンジを固定する

スリット
シリンジのフランジを入れる

スライダーのフック
スライダー

シリンジホルダー
シリンジを装着する

設定ダイアル
流量、投与量、体重
等を設定する

フランジ押さえ
シリンジのフランジ
を押さえる

**早送り
スイッチ**

**開始
スイッチ**

**停止／ブザー消音
スイッチ**

観察ポイント

輸液ポンプの管理と観察ポイント

　輸液ポンプの管理では、**輸液製剤と輸液ポンプの位置関係
を正しく設置すること、輸液ルートの変形を最小限にするこ**と、**フリーフローによる急速投与を起こさないこと**が重要で
す。

表1 輸液ポンプの管理と観察ポイント

輸液製剤と輸液ポンプの位置関係	●輸液製剤が輸液ポンプの真上に来ないように設置する。また、輸液ルートは一直線にせずにたるみをつくって輸液ポンプにセットする。 **根拠** 輸液製剤から漏れ出した輸液が輸液ポンプに垂れて濡れたり固着した場合に、輸液ポンプが誤作動を起こす恐れがあるため。 参考：平成14年3月　日本医師会 医療安全器材開発委員会「輸液ポンプ等使用の手引き」3ページ	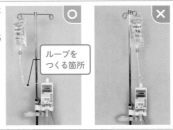
輸液ルートの変形を最小限にする	●輸液ポンプのフィンガー部に当たっている輸液ルートの位置を**24時間ごとに15cmずらす。** **根拠** 輸液ポンプに装着している輸液ルートは、長時間同じ位置がしごかれ続けるためその部分のチューブがつぶれて変形してしまう。つぶれて変形したチューブ内にたまる輸液はチューブが変形する前と比べて量が少なくなり、**設定された輸液スピードで輸液を正しく送り出すことができなくなる。**	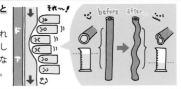
フリーフローを起こさない	●フリーフローとは、輸液ルートのクレンメを止めないまま輸液ポンプから輸液ルートを外すなどして、輸液が自然落下で**急速に患者さんに投与**されてしまうことをいう。 ●輸液ポンプから輸液ルートを外すときは、**必ず輸液ルートのクレンメを閉じてから**操作する。 **根拠** フリーフローによって意図しないスピードで輸液が患者さんに投与されると、使用している薬剤によっては患者さんの命にかかわる事態を招くため。	

シリンジポンプの管理と観察ポイント

●シリンジが正しくセットされているか

シリンジの内筒頭がスライダーのフックに固定されていない場合やフランジがスリットに入っていない場合、**患者さんとシリンジポンプの高低差によって薬剤が患者さんに過剰投与**されてしまいます。これを**サイフォニング現象**といいます。

サイフォニング現象を防ぐための対策は、患者さんと高低差がない状態で使用すること、セッティングを確実に行うことなどが挙げられます。

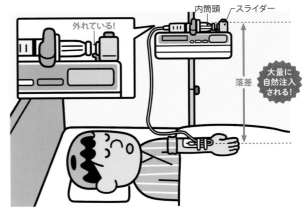

輸液ポンプ・シリンジポンプ共通の観察ポイント

表2 輸液ポンプ・シリンジポンプ使用患者の観察ポイント

●輸液ポンプ・シリンジポンプが正しく作動しているか	●静脈留置針の刺入部に発赤、腫脹、疼痛、輸液の漏れがないか	●患者さんの全身状態に変化がないか
輸液ポンプやシリンジポンプは機械ですので誤作動などの動作不良を起こす可能性があります。そのため輸液ポンプやシリンジポンプを使用していても、必ず**定期的な観察**を行います。とくに、**輸液製剤の残量から患者さんに投与された輸液量を計算**して、表示されている**積算量と一致**しているかどうかは必ず定期的に確認します。	何らかの原因で薬液が血管外に漏れ出すことを血管外漏出といいます。血管外漏出が起こった場合、疼痛などの苦痛が患者さんに生じます。 輸液ポンプやシリンジポンプには血管外漏出を検知する機能はなく、血管外漏出が起こっていても投与を続けてしまいます。 血管外漏出を見逃さないために**定期的**に患者さんの静脈留置針刺入部を確認し、**発赤、腫脹、疼痛、輸液の漏れ**など、血管外漏出を疑う徴候がある場合にはただちに輸液ポンプ・シリンジポンプを停止し、静脈留置針を抜く必要があります。	輸液ポンプやシリンジポンプを使用して輸液する必要がある薬剤には、誤って大量投与した場合に生命にかかわる副作用を引き起こす薬剤が少なくありません。 通常の点滴と同様に、輸液を開始してしばらくは**副作用が出現しないか**どうか患者さんを注意深く観察する必要があります。また、その後も副作用出現の有無やバイタルサインの変化を定期的に観察し、異常があった場合にはすぐに医師に報告します。

輸液ポンプを使用した輸液管理の準備から完了まで

必要物品

❶輸液ポンプ（テルフュージョン®輸液ポンプTE-161S）
❷電源コード
❸ポンプ用輸液セット（輸液ルート）
❹三方活栓 ❺延長チューブ
❻輸液製剤 ❼アルコール綿
❽ディスポーザブル手袋
❾点滴スタンド
❿速乾性擦式アルコール手指消毒薬

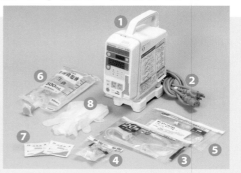

手順

患者さんに説明し同意を得て、援助環境を整える

（1）これから輸液ポンプを使用した輸液を行うこと、輸液中や輸液後に生じる副作用や看護師を呼ぶことを説明し、同意を得る。

（根拠）輸液直後からアレルギーや副作用出現の可能性があるため、輸液開始前に説明しておく。

輸液ルートの準備

●「19　静脈内注射」薬剤の準備 点滴ボトルへの輸液セットの接続 を参照（P.146）。

（注意）輸液ポンプを使用する場合には、必ず**指定された輸液ルート**を使用する。

（根拠）輸液ポンプは「フィンガー」と呼ばれる押し子で輸液ルートのチューブを押しつぶしてチューブ内の輸液を押し出している。指定の輸液ルートを使用しないと、フィンガーがチューブを押しつぶしたときの輸液の量が変化してしまい、正確な輸液スピードを保持できなくなってしまう。

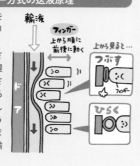

フィンガー方式の送液原理

●フィンガーがチューブを「つぶす」・「開く」を繰り返し下流に輸液を送る。
●使用するチューブの太さが一定であることを前提に、何回しごけば設定された輸液量を送り出せるかを輸液ポンプが計算しているので、太さが違うチューブを使用してしまうと実際に送り出した輸液量が変わってしまう。

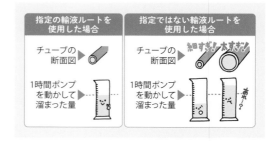

指定の輸液ルートを使用した場合	指定ではない輸液ルートを使用した場合
チューブの断面図▶	チューブの断面図▶ 細すぎ！太すぎ！
1時間ポンプを動かして溜まった量▶	1時間ポンプを動かして溜まった量▶

輸液ポンプの準備

（1）輸液ポンプを点滴スタンドに取り付け固定する。

（注意）点滴スタンドに輸液ポンプを取り付けるときは、できるだけ**安定する位置と高さ**を選ぶ。点滴スタンドの高い位置に取り付けると重心が高くなって転倒しやすくなる。また、点滴スタンドの脚と同じ方向で取り付けると転倒しにくい。

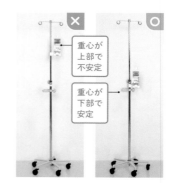

重心が上部で不安定

重心が下部で安定

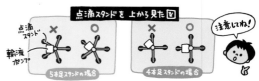

点滴スタンドを 上から見た図

5本足スタンドの場合　4本足スタンドの場合

注意してね！

② 輸液ポンプの接続口に電源コードを接続し、プラグをAC100Vのコンセントに接続する。このとき必ずアース端子付コンセントを使用する。

根拠 アース端子付コンセントを使用しないと感電の危険がある。

注意 コンセントに接続したとき「バッテリ」ランプが点灯し、充電中を表示することを確認する。

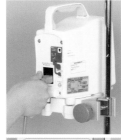
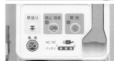

③ ドアロックレバーを手前に引き、ドアを開けた状態で「電源」ボタンを約1秒以上押し電源を入れる。

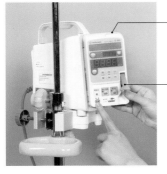

— 動作インジケータ

— ドアロックレバー

注意 電源を入れたときに、下記のようなランプの点滅やブザーの鳴動があるかを確認する。異常があった場合はただちに使用を中止する。

> **電源を入れたときの点滅や鳴動**
> ❶ すべてのランプが3回点滅し「動作インジケータ」ランプが緑色と赤色とで交互に点灯してブザーが鳴る。同時に、フィンガーが少しの間動く。
> ❷ ❶のあと、「気泡」、「閉塞」、「ドア」の警報ランプが点滅している。
> ❸ 「AC/DC」ランプが点灯している。

チューブの装着

① 輸液ポンプのドアを開け、チューブクランプを解除する。

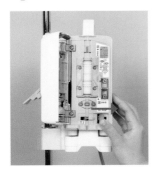

② 最初に気泡検出部に強く輸液ルートを押し込む。次にチューブガイドの奥までしっかりと輸液ルートを入れる。そのまま輸液ルートを軽く下方に引きながらまっすぐに閉塞検出部、チューブクランプ部を通過させる。

根拠 輸液ルートを輸液ポンプにセットする際にチューブに折れやつぶれ、たるみがあると、輸液スピードが不正確となるため。

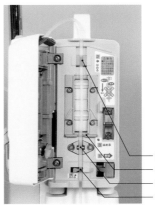

— 気泡検出部
— チューブガイド
— 閉塞検出部
— チューブクランプ部

③ ②では、輸液ルートの**点滴ボトル側、患者側を確認してから**行う。

根拠 輸液ボトル側と患者側を逆にセットしたまま輸液ポンプを作動すると、患者さんの血液が吸引されることになり危険である。

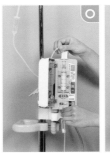
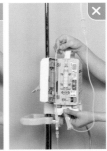

④ 輸液ルートのクレンメの位置が**輸液ポンプより下流**にあるか確認する。

根拠 輸液ポンプより上流にクレンメがあると、クレンメの開け忘れがあった場合に輸液の未投薬が検出されず、警報ブザーも鳴らないので危険である。

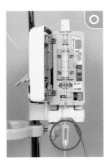
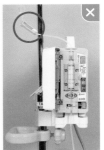

⑤ ドアを閉じ、ドアロックレバーを押し下げ確実にロックする。

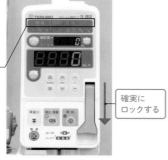

警報ランプ
（閉塞、流量異常、気泡、バッテリに関するアラームがある）

確実にロックする

注意 ドアを閉じるときには、輸液ルートが溝から外れた位置で挟まれていないことを確認する。また、すべての警報ランプが消灯していることを確認する。

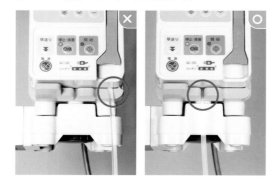

流量と予定量の設定

① 「流量設定」ボタンを押す。流量の表示部分が点滅するので、「アップ」「ダウン」ボタンを押して流量（1時間あたりに滴下する輸液の量）を入力する。

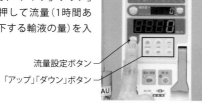

流量設定ボタン
「アップ」「ダウン」ボタン

② 「予定量設定」ボタンを押す。予定量の表示部分が点滅するので、「アップ」「ダウン」ボタンを押して指示された輸液の総量を入力する。

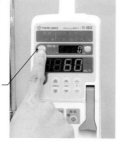

予定量設定ボタン

注意 ①②は流量（輸液スピード）と予定量（輸液の総量）を決める重要な手順である。ここで指示と異なる値を入力すると誤った流量や予定量で点滴を行うことになり、患者さんの生命に重大な影響を及ぼす。数値が合っていることを繰り返し確認し、できれば2人以上で指示された値と同じであることを確認する。

輸液の開始

① 輸液ルートのクレンメを全開にする。

注意
● このとき、**輸液ルートの点滴筒内で滴下がないこと、輸液ルートの先端から輸液の滴下がないこと**を確認する。
● もしクレンメを開いた後に輸液の滴下があった場合は、指定の輸液ルートを使用していない、輸液ルートが正しく輸液ポンプに装着されていない、輸液ルートが破損しているなどの原因が考えられる。

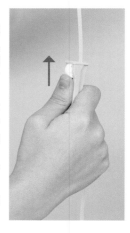

② 接続部分を消毒し、患者さんに輸液ルートを接続する（接続する際には衛生的手洗いを行い、ディスポーザブル手袋を装着する）。

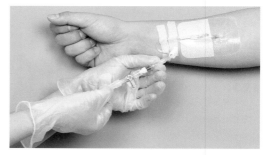

注意 患者さんに輸液ルートを接続するときは、**輸液ポンプが停止状態であることを確認する**。

③ **流量と予定量の設定が正しいことを再度確認してから**「開始」ボタンを押す。

動作インジケータ

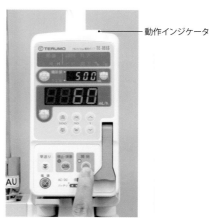

注意 「開始」ボタンを押すとブザーが鳴り、点滴が開始される。このとき「開始」ランプと「動作インジケータ」が緑色点滅していること、点滴筒内の滴下があることを確認する。

④ 患者さんがナースコールを使用できる位置にあることを確認する。

根拠 点滴実施中は行動が制限されるため、いつでもナースコールが使用できるように準備しておく。

⑤ 輸液ポンプによる点滴が開始されたことを患者さんに伝え、点滴中や点滴後に生じる副作用や看護師を呼ぶことを再度説明し、理解できていることを確認する。

根拠 点滴開始直後から継続してアレルギーや副作用出現の可能性があるため、説明し理解できているかどうかを再度確認する。

輸液の完了

① 積算量が設定した予定量に達すると「完了」表示が点滅し、ブザーが鳴る。**積算量が設定した予定量になっていることを確認する。**

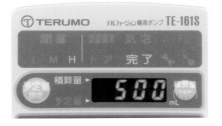

② 「停止・消音」ボタンを押しブザーを止める。再度「停止・消音」ボタンを押すとポンプの動作が停止する。このとき、**「動作インジケータ」が赤色に点灯することを確認する。**

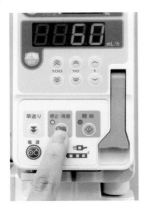

③ 輸液ルートのクレンメを閉じる。輸液ルートの接続部を患者さんから外す。

根拠 輸液ルートのクレンメを閉じる前に輸液ポンプのドアを開け、チューブクランプから輸液ルートを外してしまうと、フリーフローの状態となってしまう（「観察ポイント」P.186〜187を参照）。フリーフローの状態では輸液ボトル内に残った輸液が患者さんに急速に輸液されることになる。残った輸液内にインスリン製剤や抗がん剤などが入っている場合は、患者さんの身体に大きな影響を与えることになり危険である。

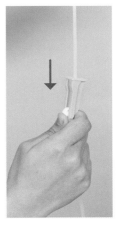

④ 輸液ポンプのドアを開け、解除レバーを押してチューブクランプを解除して輸液ルートを輸液ポンプから外す。

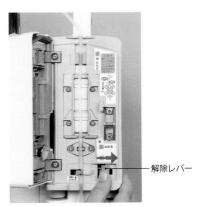

解除レバー

⑤ 「電源」ボタンを**約2秒以上押し続け**、電源を切る。

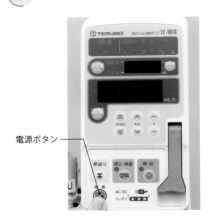

電源ボタン

シリンジポンプを使用した輸液管理の準備から完了まで

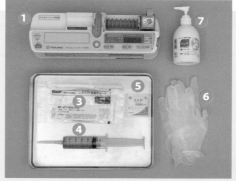
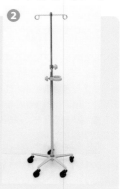

手 順

患者さんに説明し同意を得て、援助環境を整える

① これから輸液ポンプを使用した輸液を行うこと、輸液中や輸液後に生じる副作用や看護師を呼ぶことを説明し、同意を得る。

【根拠】輸液直後からアレルギーや副作用出現の可能性があるため、輸液開始前に説明しておく。

② 衛生的手洗いを行い、ディスポーザブル手袋を装着する。

薬剤入りシリンジの準備

① 薬剤の入ったロック式シリンジ(以下シリンジ)に、ロック式延長チューブを接続し、薬剤を先端まで満たす。

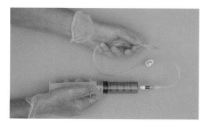

シリンジポンプの準備

① シリンジポンプを点滴スタンドに取り付け固定する。

【注意】シリンジポンプの高さは、輸液ルートの患者さん側の接続部との落差をできるだけ最小限にして固定する。

【根拠】薬剤が急速投与される(サイフォニング現象)のを防ぐため。

【注意】輸液ポンプを併用する際は輸液ポンプより下側に固定する。

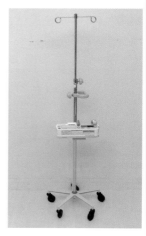

② シリンジポンプの接続口に電源コードを接続し、プラグをAC100Vコンセントに接続する。このとき必ずアース端子付コンセントを使用する。

【根拠】アース端子付コンセントを使用しないと感電の危険がある。

【注意】コンセントに接続したとき「バッテリ」ランプが点灯し、充電中を表示することを確認する。

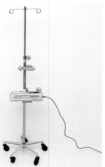

③ 電源スイッチを押し、電源を入れる。電源が入ると電源表示ランプの[AC/DC]ランプが点灯し、セルフチェックが自動で実施される。

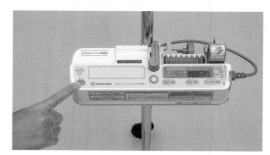

薬剤入りシリンジの装着

① シリンジクランプを開放する。

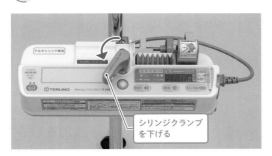

シリンジクランプ
を下げる

② 薬剤入りのシリンジのフランジをスリットに装着して、シリンジの内筒頭を**スライダーのフックで保持**する。

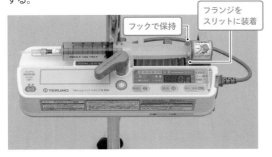

フックで保持

フランジを
スリットに装着

③ シリンジクランプで固定する。

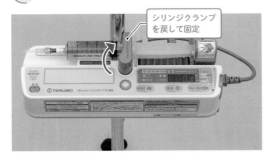

シリンジクランプ
を戻して固定

流量の設定

① 設定ダイアルを操作し、流量を設定する。

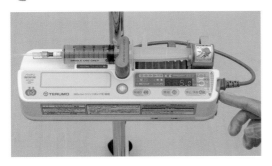

プライミング

① 早送りスイッチを押しながら、シリンジに接続した延長チューブの先端まで薬液を満たす。

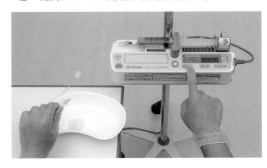

輸液の開始

① キャップを外し、接続部分をアルコール綿で消毒する。

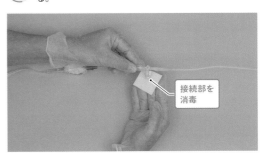

接続部を
消毒

② 薬剤入りシリンジの延長チューブを接続する。

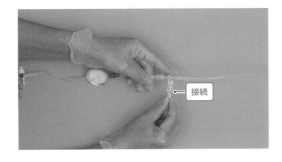

接続

③ 三方活栓を開放状態にする。

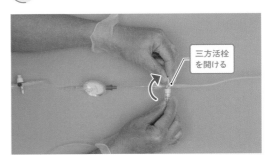

三方活栓
を開ける

④ 開始スイッチを押す。

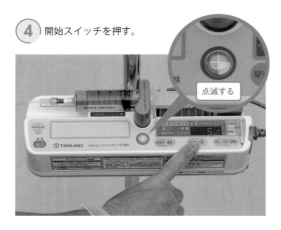

点滅する

⑤ 患者さんがナースコールを使用できる位置にあることを確認する。

根拠 輸液実施中は行動が制限されるため、いつでもナースコールが使用できるように準備しておく。

⑥ シリンジポンプによる輸液が開始されたことを患者さんに伝え、輸液中や輸液後に生じる副作用や看護師を呼ぶことを再度説明し、理解できていることを確認する。

根拠 輸液開始直後から継続してアレルギーや副作用出現の可能性があるため、説明し理解できているかどうかを再度確認する。

輸液の完了

① 停止スイッチを押し、輸液を停止する。

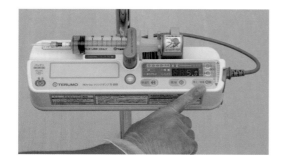

② 薬剤入りシリンジが接続されている側の三方活栓を「off」にする。

③ 薬剤入りシリンジの延長チューブを接続部分から外す。

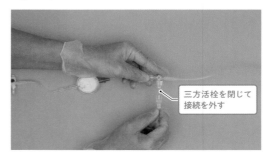

三方活栓を閉じて接続を外す

④ 三方活栓の接続部分をアルコール綿で消毒する。

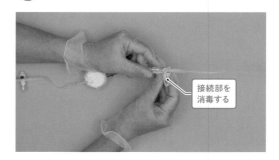

接続部を消毒する

⑤ 三方活栓に新しいキャップを装着する。

〈参考文献〉
1. 坂本すが，山元友子，井手尾千代美 監修：決定版 ビジュアル臨床看護技術. 照林社，東京，2011：92-100.
2. 日本生体医工学会 ME技術教育委員会 監修，ME技術講習会テキスト編集委員会 編集：MEの基礎知識と安全管理 改訂第5版. 南江堂，東京，2008：326-333.
3. 加納隆：フローチャートでみる ナースのためのME機器トラブルチェック. 南江堂，東京，2005：122-133.
4. TERUMO テルフュージョン® 輸液ポンプTE-161S 取扱説明書. 2008年3月改訂.

25 人工呼吸器：非侵襲的陽圧換気（NPPV）

　人工呼吸器は、呼吸状態の悪い患者さんの**換気を促進するために**使用する機器です（**図1**）。人工呼吸療法は、陽圧式人工呼吸と陰圧式人工呼吸に分けられ、陽圧式人工呼吸には侵襲的陽圧換気（IPPV[*1]）と非侵襲的陽圧換気（NPPV[*2]）があります。

　NPPVは、**マスクを用いて口や鼻を覆って気道に陽圧をかける人工呼吸の方法**です。

図1 人工呼吸器の分類

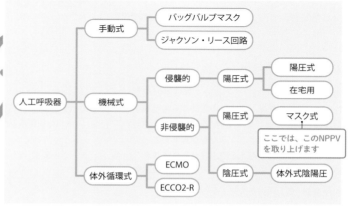

道又元裕：新　人工呼吸ケアのすべてがわかる本．照林社，東京，2016：7．より引用

目的

　非侵襲的陽圧換気（NPPV）は、呼吸障害や呼吸不全のある患者さんの、**肺胞換気量の改善・維持、呼吸仕事量の軽減、酸素化の改善**を目的に行われます。

注意事項

　NPPV装着中は、マスクによる圧迫感や呼吸に圧をかけられる不快感など（**図2**）があるため、**患者さんがストレスを感じやすい環境**となります。患者さんの協力を得るためにも、予想される不快感などを理解してもらい、ストレスの軽減に努めるとともに、不快症状が起こった際にはすぐに対処できることも伝えておきます。

　とくに**マスクによる皮膚トラブル**には注意が必要です。早期発見・対処ができるよう、定期的にマスクと皮膚の接触面の観察を行いましょう。

図2 NPPVに伴うおもな不快症状

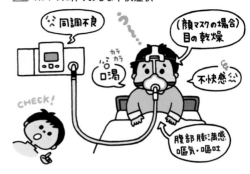

NPPVの基礎知識

NPPVの適応

NPPVの適応を**表1**に示します。

表1 NPPVの一般的な適応

意識があり協力的である	NPPVは患者さんの自発呼吸をサポートするようにはたらくため、**自発呼吸がある患者さんへの使用**が前提となる。また、NPPVはマスクを使用するため、患者さんの協力が得られるような状況でなければ安定して使用することができない
循環動態が安定している	循環動態が不安定な場合には、**意識消失や自発呼吸消失のリスク**があるためにNPPVは使用できない
●気道が確保できている ●喀痰の排出ができる	NPPVは気道が閉塞した状態では使用できない。また、マスク装着中は気管内吸引ができないので、**自分で喀痰を排出できる**ことが必要となる
●顔面の外傷がない ●マスクをつけることが可能である	マスクを装着できないような**外傷が顔面にある場合**にはNPPVは使用できない
消化管が活動している状態である（閉塞などがない）	NPPVでは肺だけでなく**胃へも空気を送ってしまう**場合がある。このとき、胃酸が逆流して**誤嚥性肺炎**を起こしたり**吐物で窒息**することがあるため、消化管が活動していることが必要である

NPPVの利点と欠点

侵襲的陽圧換気（IPPV）は、口や鼻から挿管チューブを気管に入れたり、気管切開をして人工呼吸器から酸素や空気を送り込む人工呼吸の方法です。NPPVではマスクを使用する点がIPPVとの大きな違いです。マスクを使用することでIPPVに比べて**患者さんのQOLやADLを向上させる**さまざまな利点があります。その反面、マスクを使用することによる欠点も存在しますが、**看護の介入によってこの欠点をより小さくすることができる**のもNPPVの大きな特徴です（**表2**）。また、NPPVを使用した換気では患者さんに不快症状が出現しますが、これについても看護の介入で不快症状を軽減することができます（**表3**）。

表2 IPPVと比較したNPPVの利点と欠点

利点	会話や食事が可能	IPPVでは挿管チューブという管を口や鼻から気管に入れる（気管挿管）ために会話や食事摂取はできない。NPPVではマスクを使用するので会話はいつでも可能。また、マスクを簡単に外すことができるので食事摂取が可能である
	気管挿管に伴う危険がない	気管挿管では食道への誤挿管などのリスクを伴うが、NPPVではマスクを使用するためこのリスクがない
	非侵襲的	IPPVでは人工呼吸を開始する際に侵襲性の高い気管内挿管や気管切開が必要だが、NPPVではマスクを装着するだけで**簡単に治療を開始することができる**
	体位変換が容易（沈下性肺炎のリスクを軽減）	IPPVでの体位変換では事故抜管のリスクが常に伴うが、NPPVでは**事故抜管のリスクがない**ために体位変換を自在に行うことができ、沈下性肺炎※のリスクを軽減できる
欠点	患者さんの協力が不可欠	マスクを適切に装着し続けることがNPPVの成功の秘訣である。このため、患者さんの協力が必要不可欠となる
	気道と食道が分離できない	NPPVではマスクを使用して肺に空気を送り込む。このとき、咽頭から**食道にも空気を送り込んでしまうリスク**がある。食道から胃に到達した空気が貯留してしまうと、嘔気や嘔吐の原因になる
	頻回の気管内吸引が困難	IPPVでは挿管チューブを介して頻回に気管内吸引を実施できるが、NPPVではそのつど**マスクを外さないと気管内吸引をすることができない**
	マスクの不適合、マスクによる障害	NPPVで使用するマスクのサイズが合わないと適切な換気を行うことができない。また、マスクは常に顔面の皮膚と接触しているため、**褥瘡や潰瘍発生のリスク**がある
	高い気道内圧を確保するのが困難	高い圧で空気を送り込もうとするとマスクと皮膚の間から空気が抜けてしまい、うまく換気ができないことがある

※長期間仰臥位を保持することが原因で、重力によって肺の背面に体液が浸潤してしまうことで起こる肺炎。

＊1【IPPV】invasive positive pressure ventilation
＊2【NPPV】noninvasive positive pressure ventilation

表3 NPPV装着中に発生するおもな不快症状とケア

症状	原因・ケア	症状	原因・ケア
マスクによる不快感	●マスクで顔や鼻を覆う不快感や、圧迫感が生じることがある **●再度マスクを装着し直す**ことで軽減する場合がある	腹部膨満感、嘔気・嘔吐	●NPPVでは気道だけでなく食道にも圧がかかってしまうため、空気が食道から胃に流入して腹部膨満感や嘔気、嘔吐をきたすことがある ●仰臥位ではなく**セミファウラー位やファウラー位をとったり**、**排便コントロール**で対処する
口渇	●機械から供給される空気の流量が多い場合には、加湿器を使用していても口渇が生じることがある ●口呼吸ではなく**鼻呼吸を促したり**、NPPVを中断できる場合には**うがい**などをして口渇を予防する。また、NPPVの設定で**加湿を強く設定**して対応する	同調不良	●患者さんの自発呼吸に合わせて換気を行うSモードやS/Tモード、CPAPモードでは、機械が患者さんの自発呼吸を正しく感知できないと、患者さんの呼吸に合わせた換気が行えない ●マスクと皮膚の接触面からのリークが多いことが原因となっていることが多いので、**再度マスクを装着し直してリークを減少させる**
目の乾燥	●顔マスクを使用している場合には、目に気流が当たって目の乾燥が生じる ●まばたきの回数を意識的に増やしたり、NPPVの設定で加湿を強く設定して対応する		

NPPVのマスク（インターフェース）の種類

NPPVではマスクを使用して気道に空気を送り込んで陽圧をかけるため、**顔面とマスクを密着させてリーク（空気の漏れ）をできるだけ減らすことが重要です**。患者さんの状態やリークの量に応じて適切なマスクを選択します（**表4**）。

表4 NPPVで使用するマスクの種類

マスクの種類	顔マスク	口鼻マスク	鼻マスク
形状	フィリップス・レスピロニクス社製 パフォーマックストータルフェイスマスク	フィリップス・レスピロニクス社製 AF811ジェル フルフェイスマスク	フィリップス・レスピロニクス社製 ピコネーザルマスク
利点	●（鼻マスクに比べて）口からのリークがない	●（顔マスクに比べて）圧迫感が少ない ●（鼻マスクに比べて）口からのリークがない	●鼻だけを覆うので圧迫感が少ない ●口から容易に排痰できる ●誤嚥の危険が少ない ●会話しやすい ●食事摂取が可能 ●リークが少ない
欠点	●送気によって目が乾燥する ●誤嚥の危険がある ●会話が聞き取りづらい ●食事摂取の際にはマスクを外す必要がある ●フィッティングが難しい	●誤嚥の危険がある ●会話が聞き取りづらい ●食事摂取の際にはマスクを外す必要がある ●フィッティングが難しい	●口からリークしてしまうことがある ●鼻腔閉塞があると効果が少ない

NPPVの設定

NPPVでは、患者さんの呼吸（換気）をどのようにサポートするかを決めるための設定があります。設定は医師の指示によります。

表5 設定圧の種類

IPAP（inspiratory positive airway pressure：吸気気道陽圧）
●**吸気**時にかける陽圧の圧力。単位はcmH_2O

EPAP（expiratory positive airway pressure：呼気気道陽圧）
●**呼気**時にかける陽圧の圧力。単位はcmH_2O ●通常の呼吸では呼気終末期圧は$0cmH_2O$だが、EPAPをかけることで**呼吸をし終わった後の肺胞を陽圧に保つことができ**、これにより機能的残気量を増加させ、酸素化を改善する。さらに、気道が閉塞することを防ぎ肺胞の虚脱を防ぐ ●EPAPをかけると胸腔内圧が上昇するため、静脈還流減少による血圧低下が生じる場合がある

医療機器の操作・管理技術

25 人工呼吸器：非侵襲的陽圧換気（NPPV）

表6 NPPVの換気モード

モード名	解説	模式図
通常の呼吸	健康な人の呼吸では、自発呼吸が繰り返されます。吸気では横隔膜が収縮して息を吸い込み、呼気では横隔膜が弛緩して息を吐き出します	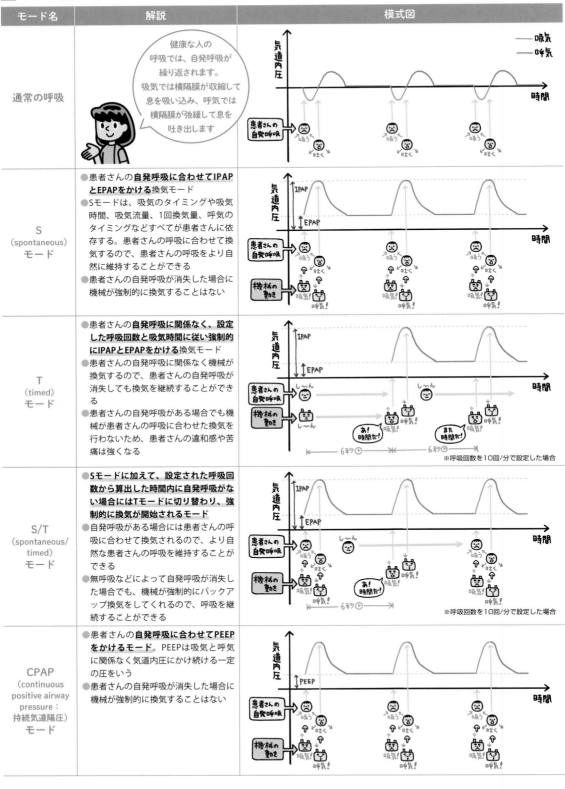
S (spontaneous) モード	●患者さんの**自発呼吸に合わせてIPAPとEPAPをかける**換気モード ●Sモードは、吸気のタイミングや吸気時間、吸気流量、1回換気量、呼気のタイミングなどすべてが患者さんに依存する。患者さんの呼吸に合わせて換気するので、患者さんの呼吸をより自然に維持することができる ●患者さんの自発呼吸が消失した場合に機械が強制的に換気することはない	
T (timed) モード	●患者さんの**自発呼吸に関係なく、設定した呼吸回数と吸気時間に従い強制的にIPAPとEPAPをかける**換気モード ●患者さんの自発呼吸に関係なく機械が換気するので、患者さんの自発呼吸が消失しても換気を継続することができる ●患者さんの自発呼吸がある場合でも機械が患者さんの呼吸に合わせた換気を行わないため、患者さんの違和感や苦痛は強くなる	
S/T (spontaneous/ timed) モード	●**Sモードに加えて、設定された呼吸回数から算出した時間内に自発呼吸がない場合にはTモードに切り替わり、強制的に換気が開始されるモード** ●自発呼吸がある場合には患者さんの呼吸に合わせて換気されるので、より自然な患者さんの呼吸を維持することができる ●無呼吸などによって自発呼吸が消失した場合でも、機械が強制的にバックアップ換気をしてくれるので、呼吸を継続することができる	
CPAP (continuous positive airway pressure：持続気道陽圧) モード	●患者さんの**自発呼吸に合わせてPEEPをかける**モード。PEEPは吸気と呼気に関係なく気道内圧にかけ続ける一定の圧をいう ●患者さんの自発呼吸が消失した場合に機械が強制的に換気することはない	

リークとは

NPPV専用機器では機械からマスクに伸びる管は1本です。機械から患者さんに常に空気を送り込んでいる状態なので患者さんの**呼吸を回路の外に逃がす機構**が必ず存在します。これを**呼気ポート**といい、マスクまたはマスクと管の接続部位に位置しています。呼気ポートからは常に空気が漏れている状態で、これを**インテンショナルリーク**（意図的な空気の漏れ）といいます。呼気ポートがないと呼気が排出できず窒息の原因となるため、絶対に塞いではいけません。患者さんに

も塞がないように説明しましょう。

NPPVでマスクと皮膚の周囲から空気が漏れてしまうことは**アンインテンショナルリーク**（意図しない空気の漏れ）といいます。多量のアンインテンショナルリークは同調不良の原因となるため、アンインテンショナルリークはなるべく小さくすることが重要です。ただし、NPPV専用機器ではある程度のアンインテンショナルリークは許容されているので、アンインテンショナルリークをゼロにする必要はありません。

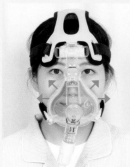

アンインテンショナルリークが生じやすい部位（➡）

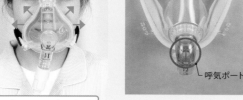

呼気ポート

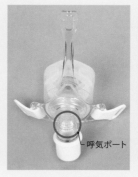

呼気ポート

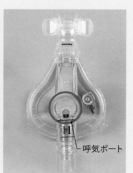

呼気ポート

観察ポイント

NPPVを使用中の患者さんの観察ポイントで重要なのは**呼吸状態**と**マスク接触面の皮膚の状態**です。NPPVによって適切な換気ができているかどうかを定期的に観察します。また、一度皮膚トラブルが生じてしまうとNPPVを中止しない限り皮膚トラブルは改善しないことが多いので、マスクと皮膚の接触面に皮膚トラブルが出現していないかどうかも定期的に観察します。

表7 NPPV使用中の患者さんの観察アセスメント、ケアと根拠

	観察ポイント	ケアと根拠
呼吸状態	●呼吸困難感の有無 ●チアノーゼの有無 ●四肢冷感の有無 ●SpO₂ ●人工呼吸器のデータ（1回換気量、分時換気量、リーク量、呼吸回数、気道内圧、I：E比） ●バイタルサイン ●人工呼吸器と自発呼吸との同調性 ●呼吸補助筋の使用の有無 ●患者の不快感の有無 ●気道分泌物の有無や量・性状、動脈血ガス検査　など	●マスクを装着し直す **根拠** 呼吸状態悪化の1番の原因は、**マスクがきちんと装着されていない**ことによってリークが増加して、適切な換気ができないことである。このような場合には、いったんマスクを外してから再度装着し直し、リークを減少させることが必要である
マスク接触面の皮膚の状態	●発赤 ●瘙痒感（そうようかん） ●痛み ●浸出液や出血の有無 ●潰瘍の有無　など	●マスクを装着し直す ●皮膚保護材を貼付する **根拠** 皮膚トラブルは、**マスクによる皮膚への強い圧迫**によって起こる。皮膚トラブルが発生したら、まずはマスクを装着し直して不要な圧が皮膚にかからないようにする。それでも皮膚トラブルが解消しない場合には、皮膚保護材を貼付して皮膚を保護する

NPPVを開始する際の看護

必要物品

❶NPPV機器（フィリップス・レスピロニクス社製
BiPAP A40システム）
❷マスク
❸滅菌蒸留水
❹パルスオキシメーター

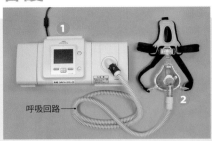

呼吸回路

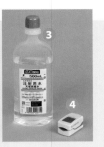

手順

NPPV機器の各部の名称

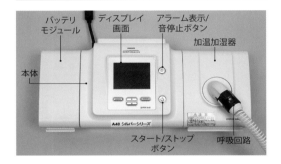

バッテリ
モジュール　ディスプレイ
画面　アラーム表示/
音停止ボタン
加温加湿器
本体
スタート/ストップ
ボタン　呼吸回路

患者さんに説明し、NPPVを準備する

① 患者さんにNPPVの必要性や効果、NPPV装着中に予
想される不快症状などについて説明する。

（根拠）マスクでの換気は少なからず不快感を伴うため、患
者さんがNPPVをスムーズに受け入れられるように、期待
する効果や予想される不快症状についてわかりやすく説明
する。

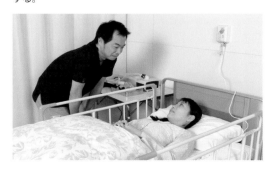

② 加温加湿器に滅菌蒸留水を給水する。

（根拠）加湿用の水が汚染されないように滅菌蒸留水を用いる。

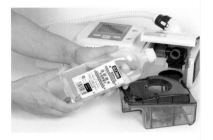

③ NPPVの電源を入れ、スタートさせる※。NPPVのス
タートや設定は医師や看護師が実施する。

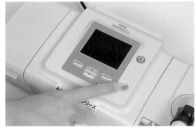

※患者さんがマスク
内の呼気を再吸入
するリスクを低減
するために、電源
を入れた後にマス
クを装着します。

マスクを装着する

顔マスクの場合

パフォーマックス トータルフェイスマスク
（フィリップス・レスピロニクス社製）

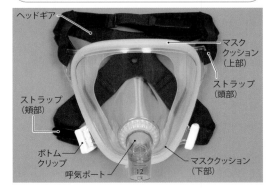

ヘッドギア
マスク
クッション
（上部）
ストラップ
（頭部）
ストラップ
（頬部）
ボトム
クリップ
呼気ポート
マスククッション
（下部）

① 頭部および頬部のストラップを広げ、ボトムクリップの片方を外す。

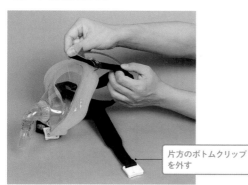

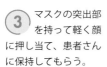
片方のボトムクリップを外す

② まず、マスククッションの下部を**口と顎の間に違和感なくぴったりとつくようにする**。次に、マスククッションの上部が**額中央のまゆの上に違和感なくぴったりつくようにする**。

（根拠）マスククッションの下部から顔に当てることでリークをより少なく装着することができる。

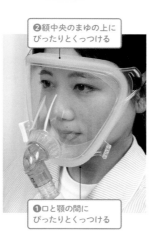
②額中央のまゆの上にぴったりとくっつける
①口と顎の間にぴったりとくっつける

③ マスクの突出部を持って軽く顔に押し当て、患者さんに保持してもらう。

（根拠）強く押し当ててしまうとマスクと皮膚の接触面に皮膚トラブルが生じる原因となるため、軽く押し当てる程度にする。

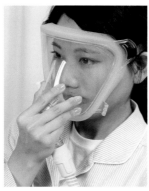

④ ヘッドギアを左右対称になるように調節して、各ストラップを締め、マスクを固定する。ヘッドギアがクロスしている箇所が後頭部の下方にくるようにする。

（根拠）左右対称になっていないと、マスクがずれる原因となるため。

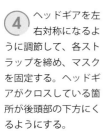
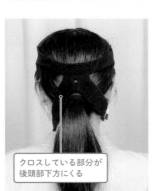
クロスしている部分が後頭部下方にくる

⑤ ボトムクリップをとめる。

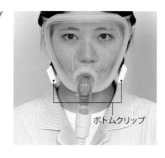
ボトムクリップ

⑥ 装着完成。
● ストラップと顔の間に指が1～2本入るくらいの余裕をもたせる。
● マスクと皮膚の接触面に強い圧迫感や痛みが生じていないことを確認する。

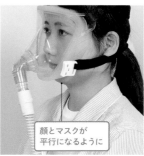
顔とマスクが平行になるように

口鼻マスクの場合

> AF811ジェル フルフェイスマスク
> （フィリップス・レスピロニクス社製）

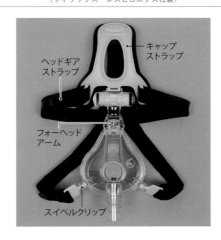
キャップストラップ
ヘッドギアストラップ
フォーヘッドアーム
スイベルクリップ

① 各ストラップを広げ、スイベルクリップを外す。フォーヘッドアームは最大になるように広げておく。

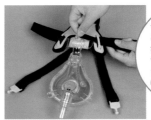

マスクを適切に装着するためには、着脱のたびに各ストラップをすべて広げておき、フォーヘッドアームも最大限に広げておきます

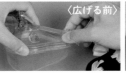
〈広げる前〉
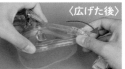
〈広げた後〉

② マスクの下部が口唇の下部に位置するようにマスクを顔面に軽く当ててキャップストラップを頭頂部にかぶせる。

根拠 マスクを当てる際に下部から当てることでよりリークを少なく装着することができる。

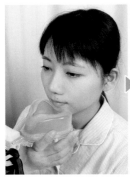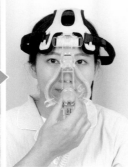

③ そのまま患者さんにマスクを軽く保持してもらう。

根拠 強く押し当ててしまうとマスクと皮膚の接触面に皮膚トラブルが生じる原因となるため、軽く押し当てる程度にする。

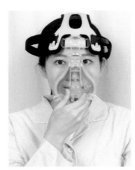

④ ヘッドギアを左右対称になるように調節する。各ストラップを締めてスイベルクリップを装着し、マスクを固定する。ヘッドギアがクロスしている箇所が後頭部の下方にくるようにする。

根拠 左右対称になっていないと、マスクがずれる原因となるため。

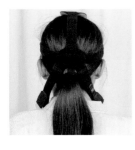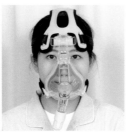

⑤ 装着完了。

●顔とマスクが平行になるようにする。
●ストラップと顔の間に指が1〜2本入るくらいの余裕をもたせる。
●マスクと皮膚の接触面に強い圧迫感や痛みが生じていないことを確認する。

顔とマスクが平行になるように

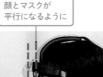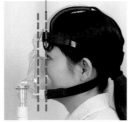

臥床してストラップを調整する

① 患者さんに臥床してもらい、きつすぎずゆるすぎない程度のフィット感が保たれるように各ストラップを調節する。

根拠 NPPVを使用する場合には臥床していることが多いので、実際に**臥床した状態でマスクの装着が保持できるかを確認する**。

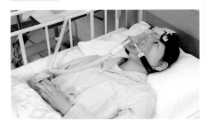

人工呼吸の開始

① 呼吸回路をマスクに接続する。

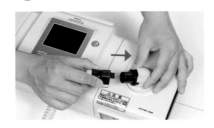

② インテンショナルリークがあることを確認する。

根拠 インテンショナルリークがないと**患者さんが窒息してしまう**ため。

インテンショナルリーク

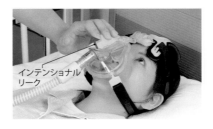

③ 患者さんの顔面を真横から見て、**呼吸に合わせてマスクが上下に動いているか**を確認する。できていなければ再度マスクを装着し直す。

根拠 マスクが上下に動いていればマスクの締め付けが適正である指標となる。上下に動いていない場合はマスクがきつすぎる。

吸気時に上がる　呼気時に下がる

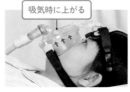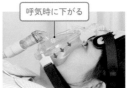

④ マスクの周囲に手を当てて多量のアンインテンショナルリークがないか確認する。とくに目に当たるアンインテンショナルリークは目の乾燥の原因となるので、ストラップなどを調節して目に当たるアンインテンショナルリークを最小にする。

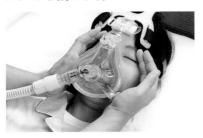

マスクの調節のポイント

頬がやせている場合
● 入れ歯を外している場合は装着してもらう。
● ストラップの頬後方の両側にタオルを入れて頬の肉を前方に寄せる。

経鼻管によってくぼみができている場合
● ハイドロサイトなどの厚みのある皮膚保護材を貼付する。

⑤ 患者さんの呼吸状態を確認する。

⑥ ナースコールの位置を確認し、呼吸困難などがあるときにはすぐに看護師を呼ぶように説明する。

NPPVを装着中の看護

① 患者さんの意識状態と呼吸状態を定期的に確認する。
根拠 NPPVを装着しているからといって観察を怠ると、生命の危機に直結する呼吸の異常に気づかないことがあるため。

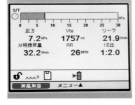

② マスクと皮膚の接触面に皮膚トラブルが生じていないかを定期的に確認する。
根拠 NPPV実施中は絶えず皮膚にマスクが押しつけられている状態のため皮膚トラブルが生じやすい。また、一度皮膚トラブルが生じると治りにくいため。

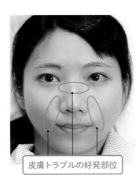

皮膚トラブルの好発部位

③ アンインテンショナルリークの量を定期的に確認する（**人工呼吸の開始**④と同様）。
根拠 アンインテンショナルリークは体位を変えた際など**にマスクが少しずれただけで多くなってしまう**ことがある。多量のアンインテンショナルリークは同調不良の原因となり患者さんの呼吸状態悪化につながるため、定期的に観察してアンインテンショナルリークを最小にする必要がある。

アラーム発生時の対応

● アラームが鳴ったら、すぐに患者さんの意識状態と呼吸状態を観察する。患者さんの意識状態や呼吸状態に異常があった場合には、すぐに看護師を呼ぶ。異常がない場合でも、ディスプレイに表示されているアラームの内容を確認し、すぐに看護師に報告する。

NPPVを中断、終了する際の看護

① ボトムクリップまたはスイベルクリップを外してからマスクを外す。

② NPPVの電源を切る。NPPVの電源を切るのは医師や看護師が実施する。

③ NPPVを中断する場合でも、すぐに使用を再開できるように準備しておく。
根拠 呼吸状態が悪化した場合などでもすぐに**NPPVを再開できるように**あらかじめ準備しておく。

④ NPPV終了直後だけでなく、その後も患者さんの意識状態や呼吸状態を観察する。
根拠 NPPVを外した直後だけでなく、しばらく経った後に呼吸状態が悪化することがあるため、終了直後だけでなく継続的に観察を続ける。

〈引用・参考文献〉
1. 日本呼吸器学会NPPVガイドライン作成委員会 編：NPPV（非侵襲的陽圧換気療法）ガイドライン改訂第2版. 南江堂, 東京, 2015：3.
2. 石原英樹 編著：はじめてのNPPV. メディカ出版, 大阪, 2012：8.

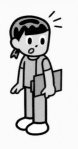
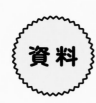

01 酸素療法

中央配管方式（セントラルパイピング方式）での酸素療法

必要物品

□酸素流量計
〈加湿する場合〉
□加湿器（滅菌水）
□必要時、接続アダプター

□酸素投与器具
〈加湿しない場合〉
□ニップルナットアダプター

手順

① 加湿器・アダプター・酸素流量計を組み立てる
● （加湿をしない場合）アダプター・酸素流量計のみを組み立てる

② 酸素流量計をアウトレットに接続する

③ 酸素投与器具を接続し酸素の流出を確認する
● このとき、いったん流量を4L/分に設定し酸素チューブを閉塞させアラームが鳴ることを確認する
● 医師の指示どおり酸素流量を設定する。酸素投与器具に手をかざすなどして酸素の流出を確認する

④ 酸素投与器具を患者さんに装着し、酸素投与を開始する

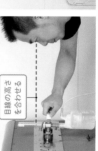
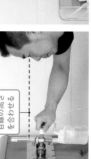

酸素が出ているか確認

目線の高さを合わせる

詳細は本書P.8

©照林社 わかるできる看護技術シリーズvol.2資料

酸素ボンベ方式での酸素療法

必要物品

□酸素ボンベ
□ボンベ架台
□圧力計付き酸素流量計

□ニップルナットアダプター
□酸素投与器具

手順

① 酸素ボンベに圧力計付き酸素流量計を取り付ける（しっかり固定する）
● 取り付ける前に流量計の流量設定がたまたは閉じていることを確認する

② 圧力計付酸素流量計を人のいない方向に向け、酸素ボンベのバルブをゆっくりと開けて、圧力計で酸素残量を確認する
● 〈MPaの場合〉酸素残量（L）＝酸素ボンベの容積（L）×圧力計の数値（MPa）×10×0.8（安全係数※）
● 使用可能時間（分）＝酸素残量（L）÷指示された酸素流量（L/分）
※安全係数を掛けないで計算する場合もある

③ 医師の指示どおり酸素流量を設定する
● このとき、酸素流量計の噴出口から酸素が流出していることを確認する

④ 酸素投与器具を酸素流量計に接続する
● 使用予定の酸素量に満たない場合は酸素ボンベを交換する

⑤ 酸素投与器具を患者さんに装着し、酸素投与を開始する

詳細は本書P.10

©照林社 わかるできる看護技術シリーズvol.2資料

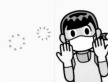

02 排痰援助　03 ネブライザーによる気道内加湿

体位ドレナージ

必要物品
- □速乾性擦式アルコール手指消毒薬
- □安楽枕
- □ティッシュペーパー
- □聴診器
- □ビニール袋（ゴミ袋）

手順

①呼吸音を聴取し、気道内分泌物が貯留している部位をアセスメントする

呼吸音の聴取部位：背面

呼吸音の聴取部位：前面

②気道分泌物の貯留部位によって、安楽枕などを用いて適切な体位に整える

援助のポイント
- ●1回約15分程度、1日2〜6回程度をめやすに実施する。
- ●食後は避け、食後2時間以上経過しているか確認して行う。

背臥位（仰臥位）
- ●肺尖区（S^1）、前上葉区（S^3）
- ●前肺底区（S^8）

腹臥位
- ●上-下葉区（S^6）、後肺底区（S^{10}）

側臥位
- ●外側肺底区（S^9）、患側上の肺野

45度前方へ傾けた側臥位
- ●後上葉区（S^2）、後肺底区（S^{10}）

45度後方へ傾けた側臥位
- ●中葉区（S^4、S^5）、舌区（S^4、S^5）

[上-下葉区（S^6）]

③体位を戻し、自己喀出を促す

詳細は本書P.17

©照林社　わかるできる看護技術シリーズvol.2資料

ネブライザーによる気道内加湿

必要物品
- □指示書
- □ネブライザー
- □フェイスタオル
- □ディスポーザブル手袋
- □ディスポーザブルエプロン
- □マスク
- □ティッシュペーパー
- □速乾性擦式アルコール手指消毒薬
- □トレー
- □薬剤（生理食塩水）

手順

①使用物品・薬剤を準備する
- ●ネブライザーは使用できるように組み立て、薬剤は6Rの確認を行う

②患者さんに同意を得てネブライザーを設置し、患者さんの体位を整える（座位またはファウラー位）

③衛生的手洗いを行い、エプロン、マスク、手袋を装着する

④薬剤を入れてネブライザーの電源を入れ、噴霧時間や霧化量などを設定する

⑤患者さんの首元をタオルで覆い、ティッシュペーパーを置く

⑥吸入デバイスを患者さんに渡し、吸入を開始する
- ●蛇腹管のつぶれがないことを確認する。エアロゾルが出たらゆっくり呼吸するよう伝える

⑦吸入中は患者さんの呼吸状態を観察する

⑧終了したら吸入デバイスを外し、ティッシュペーパーで口元を拭き、フェイスタオルを外し、体位を整え、片づける
- ●投与後も6Rを確認し、ネブライザーの部品は施設のルールに従って洗浄・消毒する

詳細は本書P.22

©照林社　わかるできる看護技術シリーズvol.2資料

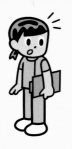
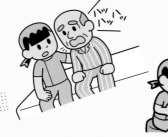
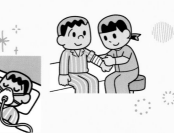

口腔・鼻腔内吸引

必要物品

□吸引器
□吸引カテーテル
□水道水の入った
　カップ
□速乾性擦式アルコール手指消毒薬
□ディスポーザ
ブル手袋
□ディスポーザ
ブルエプロン
□マスク
□ゴーグル
□ビニール袋（ゴミ袋）
□聴診器
□パルスオキシメーター

手順

① あらかじめ使用物品をベッドサイドに準備しておく
② 吸引が必要かアセスメントし、実施する場合は同意を得る
③ 衛生的手洗いを行い、個人防護用具を装着する
④ 吸引圧を調節し吸引カテーテルを接続する
●吸引圧は20kPa（150mmHg）
⑤ カテーテルを挿入し吸引する
●挿入の長さのめやす：口腔内吸引7〜10cm、鼻腔内吸引15cm程度
●気道分泌物が目視できない場合は吸引圧をかけながら挿入する
●吸引圧をかける時間は10秒以内
⑥ 吸引後に呼吸状態をアセスメントする
⑦ カップの水道水を吸引しカテーテルやチューブ内を洗浄し、接続を外す
⑧ カテーテルを廃棄し、吸引を停止し、片づける

詳細は本書P.29

©照林社 わかるできる看護技術シリーズvol.2資料

ストーマの装具交換

必要物品

□交換用のストー
マ装具
□ディスポーザブ
ル手袋
□速乾性擦式アルコール手指消毒薬
□はさみ
□ディスポーザ
ブルエプロン
□剥離剤
□石けん
□ガーゼ
□シャワーボトル（微温湯）
□防水シーツ
□フェイスタオル
□ビニール袋（ゴミ袋）

手順

① 患者さんに説明し同意を得る。必要物品を準備する
② 衛生的手洗いを行い、新しい装具を準備する
●面板のストーマ孔を患者さんのストーマの大きさに合わせてカット
する（ストーマの根元のサイズより2〜3mm大きめに）
二品系の装具の場合、面板とストーマ袋を接続しておく
③ 衛生的手洗いを行い、個人防護用具を装着する
④ 古い装具を外す
●剥離剤を使用し、面板をゆっくりと剥がす
●剥がした面板とストーマ、ストーマ周囲の皮膚を観察する
⑤ 防水ポリシーツを敷き、ガーゼに石けんをよく泡立て、
ストーマ周囲の皮膚をやさしく洗浄する
⑥ 微温湯で石けん成分を十分に洗い流す
⑦ 水分を拭き取る
⑧ 腹壁のシワを伸ばすようにして、新しい装具（面板）
を貼り付ける
⑨ 使用した物品を片づけ、衛生的手洗いを行う

詳細は本書P.35

©照林社 わかるできる看護技術シリーズvol.2資料

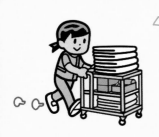
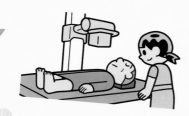
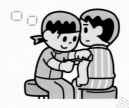

06 褥瘡のリスクアセスメント、予防

褥瘡のリスクアセスメントスケール

【ブレーデンスケール】

	1	2	3	4
知覚の認知　圧迫による不快感に対して適切に対応できる能力	1. 全く知覚なし　痛みに対する反応（うめく、避ける、つかむなど）なし。この反応は、意識レベルの低下や鎮静による。あるいは、体のおおよそ全体にわたり痛覚の障害がある。	2. 重度の障害あり　痛みにのみ反応する。不快感を伝える時には、うめくことや身の置き場なく動くことしかできない。あるいは、知覚障害があり、体の1/2以上にわたり痛みや不快感の感じ方が完全ではない。	3. 軽度の障害あり　呼びかけに反応する。しかし、不快感や体位変換のニードを伝えることが、いつもできるとは限らない。あるいは、知覚障害があり、四肢の1、2本において痛みや不快感の感じ方が完全ではない部位がある。	4. 障害なし　呼びかけに反応する。知覚欠損はなく、痛みや不快感を訴えることができる。
湿潤　皮膚が湿潤にさらされる程度	1. 常に湿っている　皮膚は汗や尿などのために、ほとんどいつも湿っている。患者を移動したり、体位変換するごとに湿気が認められる。	2. たいてい湿っている　皮膚はいつもではないが、しばしば湿っている。各勤務時間中に少なくとも1回は寝衣寝具を交換しなければならない。	3. 時々湿っている　皮膚は時々湿っている。定期的な交換以外に、1日1回程度、寝衣寝具を追加して交換する必要がある。	4. めったに湿っていない　皮膚は通常乾燥している。定期的に寝衣寝具を交換すればよい。
活動性　行動の範囲	1. 臥床　寝たきりの状態である。	2. 坐位可能　ほとんど、または全く歩けない。自力で体重を支えられなかったり、椅子や車椅子に座るときは、介助が必要であったりする。	3. 時々歩行可能　介助の有無にかかわらず、日中時々歩くが、非常に短い距離に限られる。各勤務時間中にほとんどの時間を床上で過ごす。	4. 歩行可能　起きている間は少なくとも1日2回は部屋の外を歩く。そして少なくとも2時間に1回は室内を歩く。
可動性　体位を変えたり整えたりできる能力	1. 全く体動なし　介助なしでは、体幹または四肢を少しも動かさない。	2. 非常に限られる　時々体幹または四肢を少し動かす。しかし、しばしば自力で動かしたり、または有効な（圧迫を除去するような）体動はしない。	3. やや限られる　少しの動きではあるが、しばしば自力で体幹または四肢を動かす。	4. 自由に体動する　介助なしで頻回にかつ適切な（体位を変えるような）体動をする。
栄養状態　普段の食事摂取状況	1. 不良　決して全量摂取しない。めったに出された食事の1/3以上を食べない。タンパク質・乳製品は1日2皿（カップ）分以下の摂取である。水分摂取が不足している。消化態栄養剤（半消化態、経腸栄養剤）の補充はない。あるいは、絶食であったり、透明な流動食（お茶、ジュースなど）なら摂取したりする。または、末梢点滴を5日間以上続けている。	2. やや不良　めったに全量摂取しない。普段は出された食事の約1/2しか食べない。タンパク質・乳製品は1日3皿（カップ）分の摂取である。時々消化態栄養剤（半消化態、経腸栄養剤）を摂取することもある。あるいは、流動食や経管栄養を受けているが、その量は1日必要摂取量以下である。	3. 良好　たいていは1日3回以上食事をし、1食につき半分以上は食べる。タンパク質・乳製品を1日4皿（カップ）分摂取する。時々食事を拒否することもあるが、勧めれば通常補食する。あるいは、栄養的におおよそ整った経管栄養や高カロリー輸液を受けている。	4. 非常に良好　毎食おおよそ食べる。通常はタンパク質・乳製品を1日4皿（カップ）分以上摂取する。時々間食（おやつ）を食べる。補食する必要はない。
摩擦とずれ	1. 問題あり　移動のためには、中等度から最大限の介助を要する。シーツでこすれず体を移動することは不可能である。しばしば床上や椅子の上でずり落ち、全面介助で何度も元の位置に戻すことが必要となる。痙攣、拘縮、振戦は持続的に摩擦を引き起こす。	2. 潜在的に問題あり　弱々しく動く。または最小限の介助が必要である。移動時皮膚は、ある程度シーツや椅子、抑制帯、補助具などにこすれている可能性がある。たいていの時間は、椅子や床上で比較的よい体位を保つことができる。	3. 問題なし　自力で椅子や床上を動き、移動中十分に体を支える筋力を備えている。いつでも、椅子や床上でよい体位を保つことができる。	

Total

©Braden and Bergstrom.1988
訳：真田弘美（東京大学大学院医学系研究科）／大岡みち子（North West Community Hospital.IL.U.S.A.）
©照林社 わかるできる看護技術シリーズvol.2資料

詳細は本書P.42

褥瘡の予防

【側臥位でのポジショニングの例】

- 頭部を前屈し、側屈させない
- 肩関節に腕の重さをかけない
- シーツや寝衣のシワを伸ばし、背中にもクッションを入れる
- 腕が身体の下に入り込まない
- 上側の足が下側の足を圧迫しない

【仰臥位でのポジショニングの例】

- シーツや寝衣のシワを伸ばし、背中にもクッションを入れる
- 肩関節と前腕の下にクッションを入れる
- クッションと身体の間に空間ができないようにクッションを入れる
- 踵が接地しないようにする

【ギャッチアップ後の背抜きの例】

① 患者さんの脇下に手を差し入れる。患者さんを前傾姿勢とし、頭から背中全体がベッドから離れるようにする。

② 背部の下のシーツと寝衣のしわを伸ばすように、背中を2〜3回大きく撫でる。

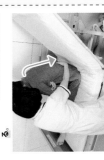
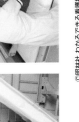

©照林社 わかるできる看護技術シリーズvol.2資料

詳細は本書P.45

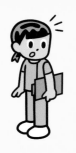
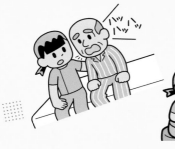
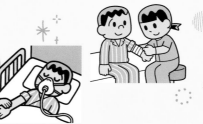
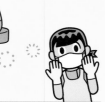

創部の洗浄と保護

必要物品

□ワゴン
□速乾性擦式アルコール手指消毒薬
□マスク
□ディスポーザブル手袋
□防水シーツ
□吸水パッド
□シャワーボトル（微温湯）
□洗浄剤
□トレイ
□滅菌ガーゼ（洗浄用、拭き取り用）
□交換用の被覆材
□ハサミ
□ノギス
□油性ペン
□ビニール袋（ゴミ袋）
□綿毛布
□フェイスタオル

手順

①患者さんに説明し同意を得て、物品と援助環境を準備する
・ベッドは援助しやすい高さに調整する
②衛生的手洗いを行い、個人防護用具を装着する
・布団を綿毛布と交換する
③創部を露出し、洗浄する部位の下に防水パッドと吸水パッドを敷き、じゃまにならない位置にビニール袋を置く
④観察してから創部の被覆材を剥がす
・出血・滲出液の染み出しの有無、創部の大きさ
⑤剥がした被覆材と創部の状態を観察する
・被覆材に付着している滲出液などの量・性状・におい、創・周辺皮膚の状態
⑥洗浄剤をよく泡立ててたガーゼで愛護的に洗う
⑦微温湯で洗い流し、清潔なガーゼで軽く押さえるようにして水分を拭き取る
⑧洗浄後の創部を観察する・創・周辺皮膚の状態、創の大きさ
⑨新しい被覆材を貼付し、日付を書く
⑩手袋を交換する
⑪手袋を交換し、防水シーツを外し、寝衣を整え、片づける

詳細は本書P.56

©照林社 わかるできる看護技術シリーズvol.2資料

巻軸包帯による包帯法①

必要物品

□ワゴン
□速乾性擦式アルコール手指消毒薬
□包帯（患部に適したサイズを選択する）
□テープ（または包帯止め）
□ハサミ
□ディスポーザブル手袋
□ビニール袋（ゴミ袋）

【環行帯の巻き方】
・包帯の巻き始めと巻き終わりに用いる

①帯尾を中枢側にずらして巻軸を持っていない手の親指で押さえておく

②包帯を1周巻き、①でずらしておいた帯尾を折り返す

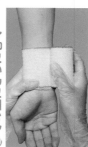

③その上にさらに巻く

詳細は本書P.64

©照林社 わかるできる看護技術シリーズvol.2資料

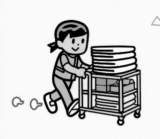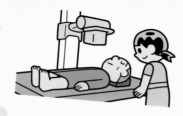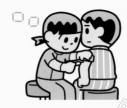

08 包帯法

巻軸包帯による包帯法②

[蛇行帯の巻き方]

・応急処置などで副木などをまず固定するときなどに用いる

①包帯を重ねず、同じ程度の間隔を置いて巻く

[らせん帯の巻き方]

・上腕部など、長さがあり太さの変化がない部位に用いる

①帯の幅の1/2〜2/3程度を重ねながららせん状に巻く

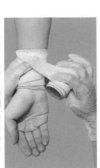

[折転帯の巻き方]

・下腿などで太さに変化がある部位に用いる

①折り返す部分に包帯を持っていない手の親指を添えせながら包帯を折り返す

②折り返した部分と同じ箇所で同様に折り返す

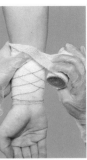

詳細は本書P.65

©照林社 わかるできる看護技術シリーズvol.2資料

巻軸包帯による包帯法③

[離開亀甲帯の巻き方]

・肘や膝などの関節を曲げた状態（良肢位）で巻くときに用いる

①関節の中央部から巻き始め、包帯の1/2〜2/3程度を重ねながら八の字を描くようにして巻く

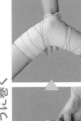

[集合亀甲帯の巻き方]

・肘や膝などの関節を曲げた状態（良肢位）で巻くときに用いる

①関節の末梢側から巻き始め、包帯の1/2〜2/3程度を重ねながら八の字を描くようにして巻く

[麦穂帯の巻き方]

・太さに変化がある部位に用いる

①末梢側に向かって包帯の角度をつけて巻く

②中枢側に向かって包帯の角の度をつけて巻き、繰り返す

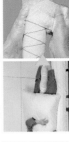

※巻き終わりは還行帯を2巻以上行い、帯頭を内側に折り返しテープや包帯止めで留める

詳細は本書P.65

©照林社 わかるできる看護技術シリーズvol.2資料

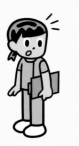
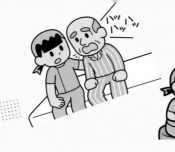
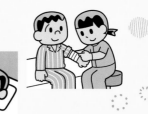

閉鎖式ドレーン：排液バックの排液①

必要物品

- □マスク
- □ディスポーザブル手袋
- □ディスポーザブルエプロン
- □回収瓶（ハルンカップなど）
- □アルコール綿
- □ビニール袋（ゴミ袋）
- □防水シーツ

手順

【J-VAC®ドレナージシステム：スタンダード型の場合】

①排出口を開け、排液量を計測してから排液する

- 排出口のキャップを開ける（逆流防止弁がついているため、ドレーンを閉鎖する必要はない）
- リザーバーを垂直に持ち、排液の性状を確認し、側面の目盛りでおおよその量を計測してから回収瓶に排液する

②リザーバーをロックしてキャップを閉める

- リザーバー表面にある親指マークの上に両手の親指を置いて強く押し、リザーバーをロックする
- フラップを親指マークが書いてある面とは逆の方向に少し折り曲げて（フラップダウン）ロックを確実にする
- 排出口のキャップをしっかり閉める

③フラップを親指マークのある面の方向に折り曲げ（フラップアップ）、吸引を開始する

- 再度きちんと吸引されているか確認する

詳細は本書P.72

©照林社 わかるできる看護技術シリーズvol.2資料

閉鎖式ドレーン：排液バックの排液②

手順

【J-VAC®ドレナージシステム：バルブ型の場合】

①排出口を開け、排液量を計測してから排液する

- 排出口のキャップを開ける（逆流防止弁がついているため、ドレーンを閉鎖する必要はない）
- リザーバーを垂直に持ち、排液の性状を確認し、側面の目盛りでおおよその量を計測してから回収瓶に排液する

②リザーバーを押しつぶしながらキャップを閉じる

- 排液口のキャップを開けた状態でリザーバーを絞るように押しつぶし、そのまままもう一方の手で排出口のキャップをしっかりと閉じる

③押しつぶしていた手を離すと、リザーバーが反発することで吸引が開始される

- 再度きちんと吸引されているか確認する

【SBバッグの場合】

①板クランプを閉じ、排液口を開け、排液する

②排液口を閉じ、吸引ボトル内のバルーンを膨らませてから吸引を開始する

- 排液ボトルの蓋をしっかり閉じる
- 吸引ボトルのゴム球をポンピングし、吸引ボトル内のバルーンを膨らませる
- 板クランプを開くことで吸引が開始される

【排液実施中の注意事項】

- 排液バッグを傾けるなどして排液バッグ内が完全に空になるようにする

- 排液中に、排液口が回収瓶に接しないようにする

詳細は本書P.73

©照林社 わかるできる看護技術シリーズvol.2資料

10 胸腔ドレナージの管理

胸腔ドレーン：バック交換の方法

必要物品

- □新しいチェスト・ドレーン・バック
- □ディスポーザブル手袋
- □30mLのカテーテルチップ
- □20mLのシリンジ
- □滅菌蒸留水
- □チューブ鉗子2本
- □ナイロン結束バンド
- □タイガン
- □イソジン綿棒
- □ディスポーザブル膿盆
- □防水シーツ

手順

①ディスポーザブル手袋を着用し、新しいチェスト・ドレーン・バックの水封室に滅菌蒸留水を注入する
- 吸引装置接続チューブから20mLのシリンジで滅菌蒸留水を規定量水封室に注入する（青色に着色）
- 吸引圧制御水のカテーテルへ注入口から30mLのカテーテルチップで滅菌蒸留水を設定の高さまで注入する（黄色に着色）
- 患者さんに接続する前に必ず気密性を確認する

②患者さん側の胸腔ドレーンをチューブ鉗子で2箇所クランプする

③吸引装置の吸引圧をゼロにし、古いチェスト・ドレーン・バックを外し、ドレーンの接続部をイソジン綿棒で消毒する

④新しいチェスト・ドレーン・バックに、吸引装置接続チューブを吸引装置に接続する
- 患者さんのドレーンに、ドレーン接続チューブを使用し、ナイロン結束バンドで接続部は外れないようにタイガンで固定する

⑤クランプしていたチューブ鉗子を外し、吸引を開始する
- 患者さん側の鉗子を先に外し、残りの鉗子を徐々にクランプを緩めて吸引を開始する
- 2本のチューブ鉗子はベッドサイドに常に準備しておく
- 臥床中は患者さんの胸腔より低い場所にドレナージバックを置く

詳細は本書P.78

©照林社 わかるできる看護技術シリーズVol.2資料

胸腔ドレーン：テープの固定の方法

必要物品

- □テープ
- □はさみ
- □滅菌Yガーゼ
- □滅菌ガーゼ
- □フィルム材
- □ディスポーザブル膿盆
- □防水シーツ
- （必要に応じて）
- □イソジン綿棒

手順

①ドレーンの挿入部をイソジン綿棒で消毒し、滅菌Yガーゼを挿入し、その上を滅菌ガーゼで覆う

②テープでガーゼを固定する

③チューブが抜けないように、刺入部とは別にもう1箇所テープ固定をする。その際、テープ固定をする皮膚にあらかじめテープを貼り付けておき、その上からチューブをテープで貼り付けて固定する

④チューブが引っ張られても抜けることがないように必ず2箇所以上テープで固定する

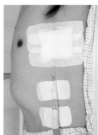

⑤皮膚の剥離や水疱、発赤がある場合は、フィルム材で保護する

詳細は本書P.80

©照林社 わかるできる看護技術シリーズVol.2資料

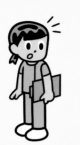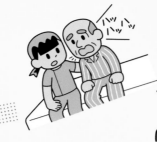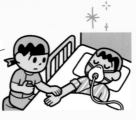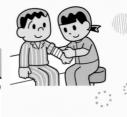

12 安全な与薬（6Rの確認） 　13 経口与薬・口腔内与薬

⑂ 6Rの確認

詳細は本書P.91

【6Rとは】

Right Patient：正しい患者さんか？

Right Time：正しい時間か？

Right Drug：正しい薬剤か？、
Right Dose：正しい量か？

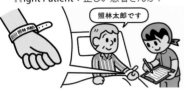
照林太郎です

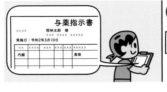
与薬指示書

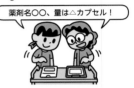
薬剤名〇〇、量は△カプセル！

Right Route：正しい投与方法か？、
Right Purposes：正しい目的か？

投与方法は経口投与、
鎮痛の目的で使用します！

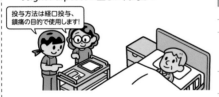

【6R確認のタイミング】

タイミング	何を6Rで確認するのか
薬剤を準備する前	指示書の内容を6Rで確認する
薬剤を保管場所から取り出すとき	指示書と薬剤（取り出す容器）を6Rで確認する
薬剤を準備するとき ●薬剤を手に取ったとき ●薬剤を容器から取り出す直前 ●薬剤を容器から取り出したあと	指示書と薬剤（取り出す容器）を6Rで確認する 指示書と薬剤（取り出す容器）を6Rで確認する 指示書と準備した薬剤（取り出した容器）を6Rで確認する
薬剤投与の直前にベッドサイドで	指示書と患者さん、準備した薬剤（取り出した容器）を6Rで確認する
薬剤投与のあと	指示書と使用後の薬剤（取り出した容器）を6Rで確認する

⑂ 経口与薬の援助

必要物品

- □指示書 □トレー
- □内服薬 □コップまたは
- □薬杯　　吸い飲み
- □水または微温湯
- □速乾性擦式アルコール手指消毒薬
- （必要時、ペンライト、舌圧子、
- ディスポーザブル手袋）

手順

【薬剤の準備～与薬直前】

① 6Rで確認した薬剤は患者名やID等を書いた薬杯に入れる

② 薬杯をトレーにのせ、そのほかの必要物品を持ちベッドサイドに向かう

③ 投与直前にベッドサイドでも6Rの確認を行う

④ 患者さんが服用可能であることを確認し、内服について説明し同意を得る

【与薬】

① 衛生的手洗いを行う

② 患者さんを座位か座位に近い体位とする

③ 水または微温湯を少し飲んでもらい、口腔内を湿らせる

④ 薬剤を手渡す（または口腔内にのせる）
- 口腔内に入れる場合は舌の中央にのせる

⑤ 十分な量の水または微温湯で薬剤を飲み込んでもらう

⑥ 口腔内の薬剤が飲み込めたか確認する

⑦ 内服が終わったことを告げ、あと片づけを行う
- 薬剤投与のあとも6Rの確認を行う
- アレルギーや副作用の出現がないか継続して観察する
- 内服した薬剤名、量、方法、時間や観察した内容を記録する

詳細は本書P.100

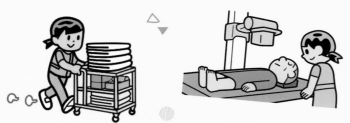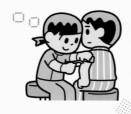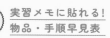

14 吸入 15 経皮与薬

吸入の援助

必要物品
□指示書 □薬剤 □トレー
□速乾性擦式アルコール手指消毒薬
□コップまたは吸い飲み
□水または微温湯 □ガーグルベースン
□ティッシュペーパー

手順

【pMDI(メプチンエアー®10μg吸入100回)の場合】
①6Rで確認した薬剤はトレーに入れる(1患者1トレーとする)
②トレーとそのほかの必要物品を持ちベッドサイドに向かう
③投与直前にベッドサイドでも6Rの確認を行う
④患者さんにこれから吸入すること、吸入後に生じる可能性のある副作用を説明し同意を得る
⑤衛生的手洗いを行う
⑥キャップを外し押しボタンが上になるように容器を正しく持つ
※新しい吸入器を初めて使用する場合は、空噴霧を行う
⑦容器をよく振ってから吸入口を構える
・オープンマウス法:吸入口を唇から3~4cm離して口を大きく開ける
・クローズドマウス法:吸入口を歯でかみ、かんだ歯の隙間から空気を吸入する
⑧息を吐いて、次に息を吸い始めると同時にボタンを1回押し、薬剤をゆっくり吸い込む
⑨薬剤を吸い込んだ状態で数秒間、息を止める
⑩息をゆっくり吐き出す
※複数回吸入する場合は、1分程度の間をおいて⑦～⑩を繰り返す
⑪含嗽を行い、キャップを付け、携帯袋に保管する
⑫吸入が終わったことを告げ、あとかたづけを行う
・薬剤投与の後も6Rの確認を行う
・アレルギーや副作用の出現がないか継続して観察する
・使用した薬剤名、量、方法、時間や観察した内容を記録する

詳細は本書P.104
©照林社 わかるできる看護技術シリーズvol.2資料

経皮与薬の援助

必要物品
□指示書 □薬剤 □トレー
□速乾性擦式アルコール手指消毒薬
□フェイスタオル
□ディスポーザブル手袋
□油性ペン □ビニール袋(ゴミ袋)

手順

【貼付剤(ホクナリン®テープ2mg)の場合】
①6Rで確認した薬剤はトレーに入れる(1患者1トレーとする)
②トレーとそのほかの必要物品を持ちベッドサイドに向かう
③投与直前にベッドサイドでも6Rの確認を行う
④患者さんにこれから貼付剤を貼付すること、貼付後に生じる可能性のある副作用を説明し同意を得る
⑤胸・背中・上腕のいずれかで皮膚に異常がない部位を貼付部位に選択する
・前回貼っていた部位と同じ部位は避ける
⑥衛生的手洗いを行い、ディスポーザブル手袋を装着する
⑦貼付部位の汗や汚れをフェイスタオルで除去する
⑧包装の表示に従って手で開封して貼付剤を取り出す
⑨油性ペンで貼付時間と貼付日時を記入する
⑩貼付剤の裏面を山折りにして片方のライナーを剥がす
⑪残りのライナーを把持しながら貼付剤を貼り付け、残りのライナーを剥がす
⑫手のひらでまんべんなく押さえる
⑬貼付が終わったことを告げ、あとかたづけを行う
・薬剤投与の後も6Rの確認を行う
・アレルギーや副作用の出現がないか継続して観察する
・使用した薬剤名、量、方法、時間や観察した内容を記録する

詳細は本書P.108
©照林社 わかるできる看護技術シリーズvol.2資料

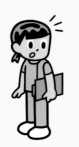
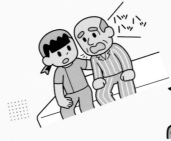
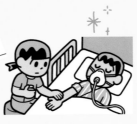
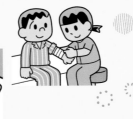

直腸内与薬の援助

必要物品
□指示書　□薬剤　□トレー
□速乾性擦式アルコール手指消毒薬
□ディスポーザブル手袋
□ビニール袋（ゴミ袋）　□綿毛布

手順

【坐剤（ボルタレン®サポ®25mg）の場合】

① 6Rで確認した薬剤はトレーに入れる（1患者1トレーとする）
② トレーとそのほかの必要物品を持ちベッドサイドに向かう
③ 投与直前にベッドサイドでも6Rの確認を行う
④ 患者さんにこれから坐剤を挿入すること、挿入後に生じる副作用を説明し同意を得る
⑤ 便意を確認する。
　●便意があれば排便を済ませてもらう
⑥ 援助環境を整える
　●カーテンを閉め、ベッドの高さを援助しやすい高さに調整する
　●衛生的手洗いを行い、ディスポーザブル手袋を装着する
　●掛け布団を外し綿毛布に変える
⑦ 患者さんを側臥位とし、腰と膝を曲げてもらう。寝衣と下着をおろし、殿部を露出する
⑧ 包装を開封して坐剤を取り出す
⑨ それから坐剤を挿入することを患者さんに告げ、口呼吸をしてもらう
⑩ 片手で殿裂を開き、坐剤を肛門から4〜5cm腸内に挿入する
　●坐剤が肛門から出てこないことを確認する
⑪ ディスポーザブル手袋を外し、衛生的手洗いを行う
⑫ 下着や寝衣、布団を戻し、カーテンを開けるなど環境を元に戻す
⑬ 坐剤の挿入が終わったことを告げ、あとかたづけを行う
　●薬剤投与の後も6Rの確認を行う
　●アレルギーや副作用の出現がないか継続して観察する
　●使用した薬剤名、量、方法、時間や観察した内容を記録する

詳細は本書P.111

©照林社 わかるできる看護技術シリーズVol.2資料

注射法の概要①

【代表的な注射部位】

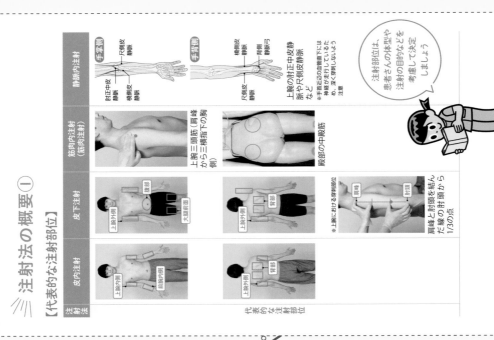

注射部位は、患者さんの体型や注射の目的などを考慮して決定しましょう

詳細は本書P.116

©照林社 わかるできる看護技術シリーズVol.2資料

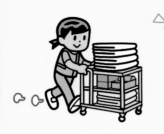 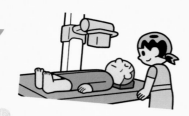 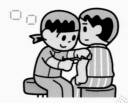
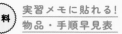

17 注射法の基本

注射法の概要② 【注射法の概要】

詳細は本書P.117

注射法	皮内注射	皮下注射	筋肉内注射（筋肉注射）	静脈内注射
薬液の注入部位と穿刺角度、深さ	●皮内（表皮と真皮の間）に薬液を注入する ●注射針は皮膚に対してほぼ水平	●皮下組織内（皮膚と筋肉層の間）に薬液を注入する ●注射針は皮膚に対して10～30°	●皮下組織より深部に位置する筋肉組織に薬液を注入する ●注射針は皮膚に対して45～90°	●薬液を直接静脈内に注入する ●注射針は皮膚に対して10～20°
適応	●ツベルクリン反応やアレルゲン検査など	●予防接種やインスリンの投与など	●種々の薬剤投与	●種々の薬剤投与
吸収過程	●毛細血管からゆるやかに吸収される	●毛細血管、末梢静脈から吸収される	●筋肉内の筋束間結合組織の豊富な毛細血管から吸収され末梢静脈に入る	●薬液は直接静脈内に注入される
体内への吸収速度	← 遅い		早い →	
注射針の太さ	26～27G	23～27G	21～25G	18～24G
注入できる薬液量	0.02～0.1mL	0.1～2mL	5mL以下	少量から多量までさまざま
	← 少ない		多い →	

©照林社 わかるできる看護技術シリーズ×vol.2資料

Illustration：Yuta Hino

アンプルからの薬液の吸い上げ①

必要物品

□注射指示書（処方箋）
□薬剤（アンプル）
□注射針・シリンジ □アルコール綿
□ディスポーザブル膿盆
□トレー □ディスポーザブル手袋
□速乾性擦式アルコール手指消毒薬

手順

【アンプルカットまで】

①6Rで確認した薬剤をもとにトレイに準備する

②注射指示書をもとに、適切な注射針・シリンジをトレイに準備する

③衛生的手洗いを行い、シリンジと注射針を開封し、汚染しないように接続しておく
・シリンジの目盛りと刃面の向きが一致するようにして接続する
・注射針を接続したシリンジはトレイ内に置く

④衛生的手洗いを行い、ディスポーザブル手袋を着用する

⑤アンプルの頭部を確認し、薬液が溜まっている場合は軽く指ではじいて体部に移動させる

⑥膿盆の上で軽く絞ったアルコール綿でアンプルのくびれ部分の全周を消毒する

⑦アンプル頭部のマークを看護師側に向け、マークとは反対側にアルコール綿でくびれ部分を折るように折る
・アンプルのくびれ部分とアルコール綿はトレー内に置く

⑧アンプル頭部とアルコール綿は膿盆に廃棄し、アンプルをトレー内に置く

詳細は本書P.121

©照林社 わかるできる看護技術シリーズ×vol.2資料

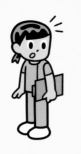
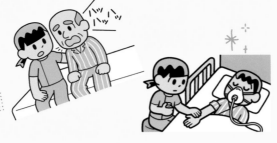
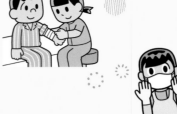

アンプルからの薬液の吸い上げ②

手順

【アンプルからの薬液の吸い上げまで】

①新しいアルコール綿を膿盆の上で軽く絞り、二つ折りにしてトレーの隅に近いところに置く

②針基やキャップの入り口に触れないようにキャップを外す

③外したキャップはトレー内のアルコール綿の上に、キャップの先端がトレーの隅にあたるように置く

④利き手でシリンジを、もう片方の手でアンプルを把持する

⑤アンプル入り口の縁に注射針が触れないように、注射針をアンプル内に挿入する

⑥注射針の刃面をアンプルの肩の部分に置き、シリンジとアンプルがV字になるように持つ

⑦シリンジの内筒を引き、指示書に書かれている量の薬液を吸い上げる

⑧アンプル入り口の縁に注射針が触れないように注射針をアンプルから引き抜き、アンプルをトレー内に置く

⑨シリンジを床に対して垂直になるように持ち、内筒を少し引いて注射針内の薬液をシリンジ内に移動させる

⑩指でシリンジをはじき、ガスケットやシリンジ内壁に付着した気泡を上部に移動させる

⑪再度、内筒を少し引いたあと、筒先の空気が見えなくなるまで内筒を押してシリンジ内の空気を抜く

⑫注射針が下になるように向きを変え、膿盆の上で、注射針の先に薬液のしずくができる程度まで静かに内筒を押す

⑬シリンジを軽く叩き、しずくを膿盆に落とす

⑭注射針にキャップを付ける

・キャップの入り口の縁に注射針が触れないようにする

・空になったアンプルはこの後実施する6Rの確認で使用するので廃棄しない

詳細は本書P.121

©照林社 わかるできる看護技術シリーズvol.2資料

バイアルからの薬液の吸い上げ

必要物品

□注射指示書（処方箋）
□薬剤（バイアル）
□注射針・シリンジ　□アルコール綿
□ディスポーザブル膿盆　□トレー
□ディスポーザブル手袋
□速乾性擦式アルコール手指消毒薬

手順

①6Rで確認した薬剤をトレーに準備する

②注射指示書をもとに、適切な注射針・シリンジをトレーに準備する

③衛生的手洗いを行い、シリンジと注射針を開封し、汚染しないように接続しておく

・シリンジの目盛りと刃面の向きが一致するように接続する

・注射針を接続したらシリンジはトレー内に置く

④衛生的手洗いを行い、ディスポーザブル手袋を着用する

⑤バイアルのキャップを外し、ゴム栓をアルコール綿で消毒する

⑥溶解液をシリンジに吸引し、バイアルは置いたままで、注射針をバイアルのゴム栓中央に垂直に刺入する

⑦バイアルとシリンジを写真のように把持し、内筒を指で押し込んで溶解液をバイアル内に注入する

⑧内筒を押さえている指の力を抜く。注射針を刺入したままバイアルを数回ゆっくりと上下反転する

⑨注射針が床に対して垂直になるようにして内筒をしっかり押し込む

⑩注射針の先端が液面よりも低くなるようにバイアル内の薬液を吸引する

⑪内筒を引きながら、注射針をバイアルから引き抜く。バイアルはトレー内に置く

⑫薬液を針先まで満たし指示量に調整、リキャップする

・アンプルからの薬液の吸い上げ②の⑨〜⑭と同様

詳細は本書P.127

©照林社 わかるできる看護技術シリーズvol.2資料

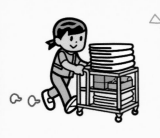
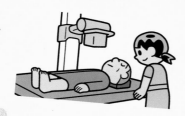
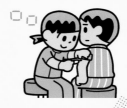
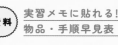

18 皮下注射、筋肉内注射

皮下注射

必要物品
□指示書　□トレー　□ビニール袋（ゴミ袋）
□速乾性擦式アルコール手指消毒薬　□シリンジ（指示書の薬液量に合わせて容量を選択する）　□ディスポーザブル手袋（2組）
□薬剤　□注射針　□アルコール綿（4枚）
□ディスポーザブル膿盆　□針廃棄容器

手順
①6Rで確認した薬剤はトレーに入れる（1患者1トレーとする）
②注射指示書をもとに、適切な注射針・シリンジをトレーに準備する
③衛生的手洗いを行い、シリンジと注射針を開封し、汚染することがないように接続しておく
④衛生的手洗いを行い、ディスポーザブル手袋を着用する
⑤薬剤をアンプルやバイアルからシリンジに吸引する
※詳細はアンプルからの薬液の吸い上げ／バイアルからの薬液の吸い上げを参照
⑥トレーに必要物品を持ちベッドサイドへ向かう
⑦投与直前にベッドサイドでも6Rの確認を行う
⑧患者さんにこれから注射をすること、注射後に生じる副作用を説明し同意を得る
⑨アルコールによるアレルギーや皮膚トラブルの有無を確認する
⑩使用物品を適切に配置し、衛生的手洗いを行い、ディスポーザブル手袋を装着する
⑪穿刺部位を露出し、穿刺位置を決定する
⑫膿盆の上で軽く絞ったアルコール綿で穿刺部位の中心から外側に円を描くように消毒し完全に乾燥させる
⑬新しいアルコール綿を膿盆の上で軽く絞り、トレー内に置く
⑭注射針のキャップを外して穿刺する（キャップは廃棄）
●刃面を上向きにして利き手でシリンジを持つ
●反対の手で穿刺位置を軽くつまみ上げ、10～30の角度で刺入する
⑮穿刺後すぐに強い痛みやしびれがないか確認し、血液の逆流がないことを確認し、薬液を注入する
⑯アルコール綿をトレーから取り、針を抜き、アルコール綿で軽く押さえる
⑰注射器は針がついたまま廃棄容器に捨てる
⑱注射が終わったことを告げ、あと片づけを行う
●止血が確認できたらアルコール綿を廃棄する
⑲使用済みディスポーザブル手袋を外し、衛生的手洗いを行う
●ディスポーザブル手袋を外したあとも6Rの確認を行う
●薬剤投与のあともアレルギーや副作用の出現がないか継続して観察する
⑳穿刺部位を露出し、穿刺位置を決定する
●注射した薬剤名、量、方法、時間や観察した内容を記録する

詳細は本書P.131

©照林社 わかるできる看護技術シリーズvol.2資料

筋肉内注射

必要物品
□指示書　□トレー　□ビニール袋（ゴミ袋）
□速乾性擦式アルコール手指消毒薬　□シリンジ（指示書の薬液量に合わせて容量を選択する）　□ディスポーザブル手袋（2組）
□薬剤　□注射針　□アルコール綿（4枚）
□ディスポーザブル膿盆　□針廃棄容器

手順
①6Rで確認した薬剤はトレーに入れる（1患者1トレーとする）
②注射指示書をもとに、適切な注射針・シリンジをトレーに準備する
③衛生的手洗いを行い、シリンジと注射針を開封し、汚染することがないように接続しておく
④衛生的手洗いを行い、ディスポーザブル手袋を着用する
⑤薬剤をアンプルやバイアルからシリンジに吸引する
※詳細はアンプルからの薬液の吸い上げ／バイアルからの薬液の吸い上げを参照
⑥トレーに必要物品を持ちベッドサイドへ向かう
⑦投与直前にベッドサイドでも6Rの確認を行う
⑧患者さんにこれから注射をすること、注射後に生じる副作用を説明し同意を得る
⑨アルコールによるアレルギーや皮膚トラブルの有無を確認する
⑩使用物品を適切に配置し、衛生的手洗いを行い、ディスポーザブル手袋を装着する
⑪穿刺部位を露出し、穿刺位置を決定する
●肩峰より三横指下の胸部（座位）、殿部の中殿筋（側臥位、仰臥位）
⑫膿盆の上で軽く絞ったアルコール綿で穿刺部位の中心から外側に円を描くように消毒し完全に乾燥させる
⑬新しいアルコール綿を膿盆の上で軽く絞り、トレー内に置く
⑭注射針のキャップを外して穿刺する（キャップは廃棄）
●刃面を上向きにして利き手でシリンジを持つ
●反対の手で穿刺位置の周囲を広げるようにして、45～90の角度で刺入する
⑮穿刺後すぐに強い痛みやしびれがないか確認し、血液の逆流がないことを確認し、薬液を注入する
⑯アルコール綿をトレーから取り、針を抜き、アルコール綿で軽く押さえる
⑰注射器は針がついたまま廃棄容器に捨てる
⑱注射が終わったことを告げ、あと片づけを行う
●止血が確認できたらアルコール綿を廃棄する
⑲使用済みディスポーザブル手袋を外し、衛生的手洗いを行う
●ディスポーザブル手袋を外したあとも6Rの確認を行う
●薬剤投与のあともアレルギーや副作用の出現がないか継続して観察する
⑳穿刺部位を露出し、穿刺位置を決定する
●注射した薬剤名、量、方法、時間や観察した内容を記録する

詳細は本書P.131

©照林社 わかるできる看護技術シリーズvol.2資料

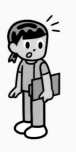
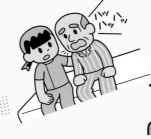
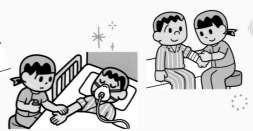

19 静脈内注射

静脈内注射：ワンショット①

必要物品

- □指示書
- □速乾性擦式アルコール手指消毒薬
- □薬剤入りの注射器（注射針は21G）
- □トレー
- □駆血帯
- □肘枕
- □ビニール袋（ゴミ袋）
- □ディスポーザブル手袋（2組）
- □アルコール綿（4枚）
- □ディスポーザブル膿盆
- □防水シーツ
- □針廃棄容器
- □止血テープ

手順

[準備まで]

①トレーに準備した薬剤入りの注射器とそのほかの必要物品を持ち、ベッドサイドへ向かう

②投与直前にベッドサイドでも6Rの確認を行う

③これから注射をすること、注射後に生じる副作用を説明し、同意を得る

④アルコールによるアレルギーや皮膚トラブルの有無を確認する

⑤静脈内注射では駆血帯を巻くことを説明する
- ●シャント造設、リンパ節郭清部者を伴う乳房切除術、麻痺などがある場合、もう一方の腕を選択する

⑥使用物品を適切に配置し、衛生的手洗いを行い、ディスポーザブル手袋を装着する

⑦患者さんの状態に合わせて体位を整え、穿刺部位を露出する
- ●必要時、肘枕を使う（穿刺部位が心臓より高くならないように注意）

⑧防水シーツを敷く

詳細は本書P.140

©照林社 わかるできる看護技術シリーズvol.2資料

静脈内注射：ワンショット②

手順

[穿刺～あとかたづけ]

⑨穿刺する血管と位置を決定する
- ●橈側皮静脈、肘正中皮静脈、尺側皮静脈
- ●太くてまっすぐ、弾力のある血管

⑩アルコール綿を開封し、膿盆の上で軽く絞り、トレーに置く

⑪穿刺部位より7～10cm中枢側に駆血帯を巻き、母指を中にして手を軽く握ってもらう
- ●駆血時間は1分以内

⑫新しくアルコール綿を開封し、膿盆の上で軽く絞り、穿刺位置の中心から外側に円を描くように消毒し完全に乾燥させる

⑬注射針のキャップを外し穿刺する（キャップは廃棄）
- ●刃面を上向きにして利き手でシリンジを持つ
- ●反対の手で穿刺位置の3～5cm手前（末梢側）の皮膚を手前に引っ張り10～20°の角度で刺入する

⑭穿刺後すぐに強い痛みやしびれがないか確認し、針基に血液の逆流が確認できたら寝かせてさらに2～3mm刺し込む

⑮皮膚を伸展させていた手で内筒を軽く引き、血液の逆流があることを確認する ※筋肉内注射では血液の逆流の確認を行わない場合もある

⑯内筒を引いた手で駆血帯を外し、患者さんに手を広げてもらう

⑰駆血帯を外した手で内筒をゆっくり押し、薬液を注入する

⑱アルコール綿をトレーから取り、針を抜く

⑲注射器は針がついたまま廃棄容器に捨てる

⑳アルコール綿を患者さんに渡し、穿刺部位を圧迫してもらう（揉まずに5分間）

㉑注射が終わったことを告げ、あとかたづけを行う
- ●止血が確認できたらアルコール綿を廃棄する
- ●ディスポーザブル手袋を外し、衛生的手洗いを行う
- ●薬剤投与後も6Rの確認を行う
- ●アレルギーや副作用の出現がないか継続して観察する
- ●投与した薬剤名、量、方法、時間や観察した内容を記録する

詳細は本書P.140

©照林社 わかるできる看護技術シリーズvol.2資料

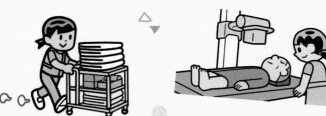

19 静脈内注射

点滴静脈内注射：静脈留置針の留置

必要物品

- □速乾性擦式アルコール手指消毒薬
- □トレー
- □静脈留置針
- □駆血帯
- □ビニール袋（ゴミ袋）
- □ディスポーザブル手袋
- □アルコール綿
- □ディスポーザブル膿盆
- □防水シーツ
- □針廃棄容器
- □延長チューブ
- □フィルムドレッシング材
- □ネット包帯
- □ガーゼ
- □油性ペン
- □注射針
- □20mLシリンジ
- □生理食塩水
- □肘枕

手順

①シリンジと延長チューブを準備する
- シリンジに生理食塩水を吸い上げる
- シリンジと延長チューブを接続し、延長チューブを生理食塩水で満たす

②患者さんにこれから静脈留置針を留置することを説明し、同意を得る
- 患者さんに静脈留置針を留置する

③穿刺（留置）部位を決定し、駆血帯を巻き消毒する
- 防水シーツを敷き、穿刺位置を決定する（橈側皮静脈、尺側皮静脈）
- 駆血帯で駆血し、患者さんに母指を中にして手を握ってもらう
- 穿刺部位をアルコール綿で消毒する

④穿刺する
- 消毒部位が乾いたら、10～20の角度で留置針を穿刺し、強い痛みやしびれがないか確認する
- 針基に血液の逆流が確認できたら針を寝かせてさらに2～3mm刺入する
- 駆血帯を外し、患者さんに手を広げてもらう
- 外筒を根元まで押し進める

⑤内筒を引き抜き、外筒に延長チューブを接続する
- 内筒を引き抜くとき、外筒の先端部分を指で圧迫し出血を抑える
- 延長チューブに接続したシリンジの内筒を引いて血液の逆流を確認する

⑥フィルムドレッシング材、ループをつくるように静脈留置針を固定する
- ドレッシング材に油性ペンで留置した日付を記入する
- ルートをガーゼかネット包帯でまとめておく

©照林社　わかる できる看護技術シリーズvol.2資料

詳細は本書P.144

点滴静脈内注射：点滴の実施①

必要物品

- □指示書
- □速乾性擦式アルコール手指消毒薬
- □薬剤
- □トレー
- □輸液セット
- □ディスポーザブル手袋（2組）
- □アルコール綿（2枚）
- □ビニール袋（ゴミ袋）
- □点滴スタンド
- □ディスポーザブル膿盆
- □秒針付きの時計

手順

【プライミングまで】※輸液セットと点滴ボトルの接続から

①衛生的手洗いを行い、ディスポーザブル手袋を装着する

②点滴ボトルに輸液セットを接続する
- 輸液セットを開封し、クレンメのローラーを下方へ移動して閉じる
- 点滴ボトルのふたを取り除き、ゴム栓をアルコール綿で消毒する
- 輸液セットのびん針のキャップを外し、点滴ボトルのゴム栓に垂直に刺す

③点滴ボトルをスタンドにかけ、チューブ内に薬液を満たす
- 点滴ボトルを指で押しつぶし、点滴筒内が1/3から1/2程度薬液で満たされるようにする
- 利き手でクレンメを持ち、もう一方の手でコネクタを持ち、膿盆の上に位置させる
- クレンメのローラーを上方に移動して開放し、チューブ内に薬液を満たす
- 薬液がコネクタまで到達したらクレンメのローラーを下方に移動し、クレンメを閉じる
- 輸液セットを接続した点滴ボトルはトレー内に置く
- ディスポーザブル手袋を外し、衛生的手洗いを行う

詳細は本書P.146

©照林社　わかる できる看護技術シリーズvol.2資料

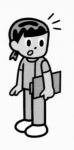
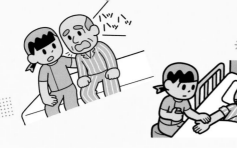

点滴静脈内注射：点滴の実施②

手順

【点滴の実施～あとかたづけまで】

①患者さんに説明し同意を得て、援助環境を整える
・トレーに準備した薬剤とそのほかの必要物品の確認を行う
・投与直前にベッドサイドで6Rの確認を行う
・これから点滴をすること、点滴中や点滴後に生じる副作用を説明し、同意を得る
・衛生的手洗いを行い、ディスポーザブル手袋を装着する
・点滴ボトルを点滴スタンドにかけ、点滴ボトルと静脈留置針の高低差が80～100cm程度になるように点滴スタンドの高さを調整する

②輸液セットを接続する
・患者さんに留置されている静脈留置針の延長チューブの先端をアルコール綿で消毒する
・輸液セットのコネクタのキャップを外し、延長チューブと輸液セットを接続する

③滴下数を調整する
・クレンメのローラーを上方に移動して開放し、点滴が滴下するか、また留置針の刺入部に痛みや発赤・腫脹がないかを確認する
・指示書を確認し、指示された輸液速度になるように、あらかじめ計算した1分間あたりの滴下数にクレンメで調整する

$$1分あたり \\ の滴下数 = \frac{1時間あたりの\,輸液量(mL)\,\times\,輸液セットの1mL\,あたりの滴下数}{60(分)}$$

④ナースコールを配置し、患者さんに説明する

⑤あとかたづけを行う
・ディスポーザブル手袋を外し、衛生的手洗いを行う
・薬剤投与のあとも6Rの確認を行う
・アレルギーや副作用の出現がないかを継続して観察する
・投与した薬剤名、量、方法、時間や観察した内容を記録する

詳細は本書P.146

真空採血管による静脈血採血①

必要物品

【準備】

□採血指示書　□採血ホルダー　□ディスポーザブル手袋
□採血針　□肘枕　□防水シーツ
□真空採血管　□トレー　□アルコール綿(2枚)
□採血管立て　□ビニール袋　□ディスポーザブル膿盆
　　　　　　　(ゴミ袋)　□駆血帯
□速乾性擦式アルコール手指消毒薬　□針廃棄容器

・採血指示書と真空採血管のラベルを確認し、患者氏名が一致していることを確認する
・採血指示書を確認し、採血量の合計を計算する
・真空採血管は採血管立てに立てておく
・あらかじめ採血針と採血ホルダーを接続しておく

手順

【患者さんに説明し同意を得て、援助環境を整える】

①必要物品を持ち、ベッドサイドに向かう
②患者さんにフルネームで名乗ってもらい、注射指示書・真空採血管の患者氏名と一致していることを確認する
③これから静脈血採血をすることを説明し、同意を得る
・アルコールによるアレルギーや皮膚トラブルの有無を確認する
・静脈血採血には駆血帯を巻くことを説明する
※シャント造設、リンパ節郭清を伴う乳房切除術後、麻痺などがある場合は、もう一方の腕を選択する
④使用物品を適切に配置し、衛生的手洗いを行い、ディスポーザブル手袋を装着する
⑤患者さんの状態に合わせて体位を整え、穿刺部位を露出する
・必要時、肘枕を使う(穿刺部位が心臓より低くならないように注意)
⑥防水シーツを敷く

詳細は本書P.168

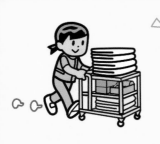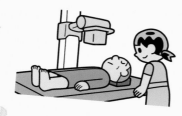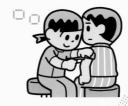

21 静脈血採血

真空採血管による静脈血採血②

手順

【穿刺位置を決定し、駆血帯を巻き消毒する】

⑦穿刺する血管と位置を決定する
・橈側皮静脈、肘正中皮静脈、尺側皮静脈

⑧アルコール綿を開封し、膿盆の上で軽く絞り、トレーに置く

⑨穿刺部位よりも7～10cm中枢側に駆血帯を巻き、母指を中にして手を軽く握ってもらう
・駆血時間は1分以内

⑩新しくアルコール綿を開封し、膿盆の上で軽く絞り、穿刺位置の中心から外側に円を描くように消毒し、完全に乾燥させる

【穿刺する】

⑪真空採血管を採血ホルダーにのせ、採血針のキャップを外す。刃面を上向きにして、利き手でホルダーを把持し、15～20°で刺入する

⑫強い痛みやしびれがないかを患者さんに確認する

⑬血管に刺入したら、針を寝かせてさらに2～3mm刺入する

⑭ホルダーをしっかり固定し、真空採血管をまっすぐ差し込み、血液の流入を確認する

⑮血液の流入が止まったら真空採血管を引き抜き、次の真空採血管を差し込む

⑯血液の流入が止まったら真空採血管を引き抜く

⑰患者さんに握っている手を広げるように伝え、真空採血管を引き抜いた側の手で駆血帯を外す

【抜針し、圧迫止血する】

⑱アルコール綿をトレーから取り、針の角度を変えずに引き抜き、アルコール綿で圧迫する

⑲アルコール綿で患者さんに圧迫してもらう(揉まずに5分間)

【転倒混和する】

⑳血液を分注した真空採血管は、5回程度静かに転倒混和させる

【採血後の確認～あと片づけ】

㉑採血が終わったことを患者さんに告げる
・止血が確認できたらアルコール綿を廃棄する
・ディスポーザブル手袋を外し、衛生的手洗いを行う
・血液の入った真空採血管を検査室に運ぶ

詳細は本書P.168

©照林社 わかるできる看護技術シリーズvol.2資料

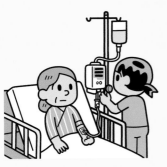
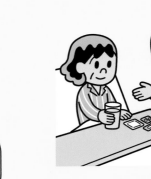
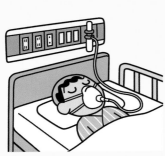
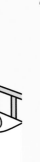
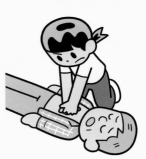

索引

数字・欧文

数字

欧文

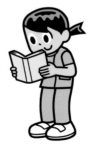

わかるできる看護技術 vol.2

根拠からわかる！ 実習で実践できる！ 臨床看護技術

2022年12月5日　第1版第1刷発行	著　者	中村充浩、北島泰子
	発行者	有賀　洋文
	発行所	株式会社 照林社
		〒112-0002
		東京都文京区小石川2丁目3-23
		電　話　03-3815-4921（編集）
		03-5689-7377（営業）
		https://www.shorinsha.co.jp/
	印刷所	大日本印刷株式会社

検印省略（定価はカバーに表示してあります）
ISBN978-4-7965-2573-2
©Mitsuhiro Nakamura, Yasuko Kitajima/2022/Printed in Japan